公共卫生与健康

（第二版）

主　编：席元第

副主编：王春雪　路　彬　宋建根

参　编：（排名不分先后）

赵　扬　陈玉娟　石　玮

霍　红　揭秉章　陈佰锋

武子婷　朱梅芳　张　轶

关博元　何培宇　刘一亚

沈　靖

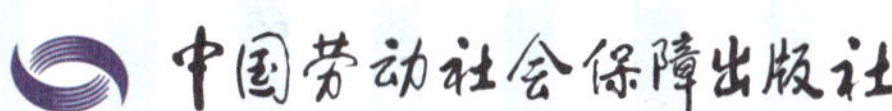

图书在版编目（CIP）数据

公共卫生与健康 / 席元第主编 . --2 版 . -- 北京：中国劳动社会保障出版社，2024
ISBN 978-7-5167-6271-4

Ⅰ. ①公…　Ⅱ. ①席…　Ⅲ. ①公共卫生学－技工学校－教材 ②健康教育－技工学校－教材　Ⅳ. ①R1

中国国家版本馆 CIP 数据核字（2024）第 036824 号

中国劳动社会保障出版社出版发行
（北京市惠新东街 1 号　邮政编码：100029）
*
北京市白帆印务有限公司印刷装订　　新华书店经销

787 毫米 ×1092 毫米　16 开本　13.75 印张　258 千字
2024 年 4 月第 2 版　　2024 年 4 月第 1 次印刷
定价：32.00 元

营销中心电话：400-606-6496
出版社网址：http://www.class.com.cn
http://jg.class.com.cn

前言

人民健康是民族昌盛和国家富强的重要标志，预防是最经济最有效的健康策略。党中央、国务院发布的《“健康中国 2030”规划纲要》，提出了健康中国建设的目标和任务。党的二十大提出推进健康中国建设，到二〇三五年建成健康中国。加强学生公共卫生与健康教育，为学生普及相关知识，使其了解影响健康的各种因素，是确保其健康成长、正常学习生活的有效手段。

公共卫生与健康教育的内容主要包括：常见传染病与非传染病的预防常识；饮食、生活习惯、环境、职业等因素对人体健康的影响，特别是常见职业健康防护知识；心理健康教育，包括正确认识和应对常见精神障碍及心理行为问题；应急救护及健康行为常识。

各技工院校可结合实际情况，采取课内课外、线上线下等多种教学形式，以学生易于接受的方式，开展寓教于学的主题活动，引导学生养成健康生活方式，能够科学有效预防疾病，实现自我健康管理，保障学生学习生活和未来职业生涯的顺利发展。

本教材配套课件资源及活动素材可在技工教育网（http://jg.class.com.cn）免费下载。

编者

2023 年 10 月

Contents 目录

绪 论

公共卫生是组织社会共同努力，通过改善环境卫生条件，预防控制传染病和其他疾病流行，培养良好卫生习惯和文明生活方式，提供医疗服务，达到预防疾病、促进人民身体健康目的的一项公共事业。

了解公共卫生

人类早期的公共卫生实践是从饮食、供水、个人卫生、社区居住和环境卫生及传染病的预防开始的。我国现存最早的医学典籍《黄帝内经》中已经出现了预防的思想。

帝曰："余闻五疫之至，皆相染易，无问大小，病状相似，不施救疗，如何可得不相移易者？"

岐伯曰："不相染者，正气存内，邪不可干，避其毒气。"

——《黄帝内经·素问·刺法论》

释义：黄帝问他的老师岐伯说："我听说疫病流行起来，具有很强的传染性，不管老少长幼，发病症状都相似，若不治疗，怎样才能防止其传染呢？"岐伯说："增强体质，以巩固正气，使外邪无法侵入，还要避开瘟气，不受其毒害。"

我国历史上在与天花的斗争中，发明并完善了人痘接种术。晋代葛洪在《肘后救卒方》中首次对天花的症状作了描述并提出了治疗方药。《本草纲目》中引用明初谈伦的“谈野翁方”用白水牛虱预防天花。清初俞茂鲲《痘科金镜赋集解》中云：“闻种痘法起于明朝隆庆年间（1567—1572 年）宁国府太平县，……”。

自新中国成立到 1965 年，我国在 10 多年的时间里基本控制了鼠疫、霍乱和结核病等严重危害人民健康的传染病和地方病，公共卫生体系已经基本建立健全。20 世纪 70 年代末，我国初步建立了覆盖县乡村三级医疗预防保健网的公共卫生服务体系，坚持预防为主，开展爱国卫生运动，取得了显著成效。

经过几十年的发展，目前我国已经形成了比较完善的以政府为主导，各级卫生行政部门、疾病预防控制机构、卫生监督管理机构、医疗救治机构和公共卫生研究机构为主体，多个部门配合，全社会参与的公共卫生服务体系。

公共卫生需要公众的参与

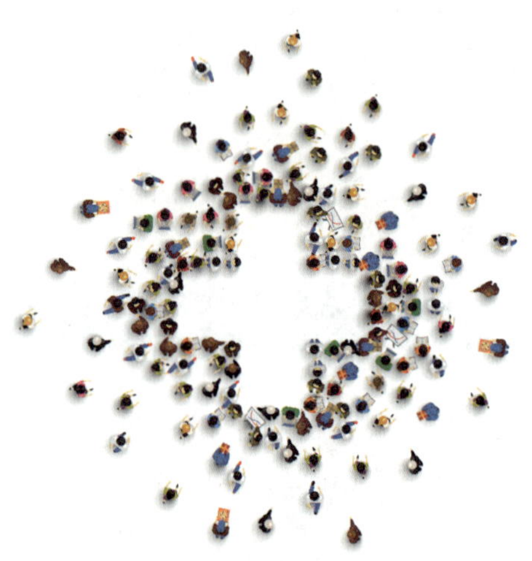

公共卫生是关系一国或一个地区人民群众健康的公共事业，具体包括对重大疾病尤其是传染病的预防、监控和治疗，对食品、药品、公共环境卫生的监督管制，以及相关的卫生宣传、健康教育、免疫接种等。

公共卫生同时具有公有、公用、公益三个属性，不仅为公众服务，也需要公众参与。公共卫生是人人努力、人人参与、人人享有的活动，缺少公众的参与，就达成不了公共卫生的宗旨。

树立积极的健康观

作为新时代即将走向工作岗位的青少年，树立自我健康管理意识，学会维护自身身体健康，既是个体健康的需要，也是社会和谐的需要，更是国家实现健康中国战略的需要。

1. 健康与健康观

健康是指在躯体上、心理上和社会适应上的一种完善状态，而不是没有疾病与虚弱。人们认识到的健康应该是整体的、全面的健康，即包括躯体健康、心理健康、心灵健康、行为健康、社会健康、智力健康、道德健康以及环境健康。

健康观是健康范畴的组成部分，涵盖社会或个体对健康各方面（生理、心理、社会、环境等）的价值进行评价的标准和主观看法。积极的健康观是一种相对稳定的健康理念取向，能促使个体通过遵循健康的生活方式，从而实现躯体健康、心理健康、履行社会责任的能力健康、道德健康，以及提高生命质量在内的整体的、全面的、全社会的健康，即促进自身的全面发展。

2. 如何树立积极的健康观

● **建立传染病日常防范意识，提高自身应对能力**

及时、按时进行必要的预防接种；培养良好的卫生习惯，勤洗手，多通风；膳食均衡，加强体育锻炼；如出现传染病症状应及时就医，主动向学校报告，不隐瞒病情，不带病上课。

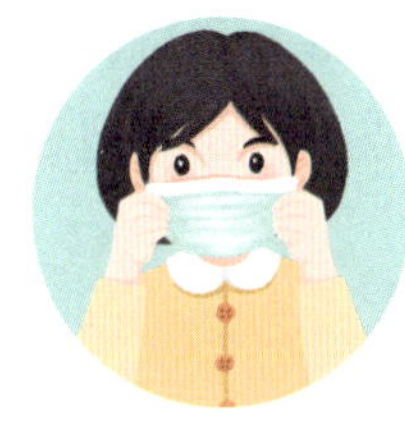
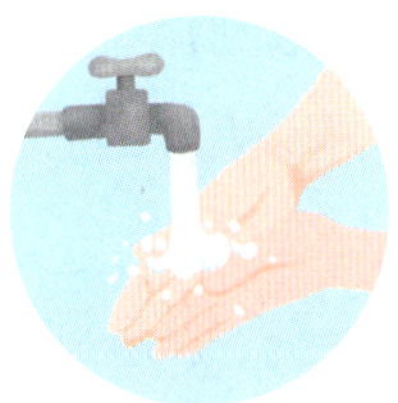
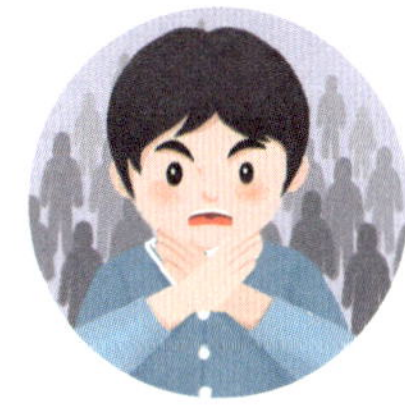
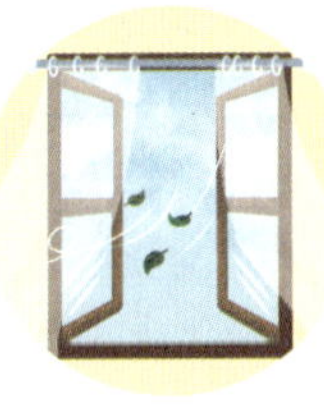
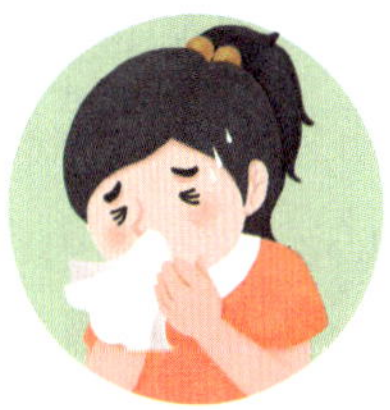

● **养成良好生活习惯，远离慢性病**

近年来，心脑血管疾病、糖尿病、癌症等已成为中国居民死亡和致残的主要原因，而且发病人群日趋年轻化。由于慢性病的自身特点，青少年期减少或远离慢性病的危险因素，即“治未病”，成为对抗慢性病的关键。

● **树立合理膳食观念，营养与食品安全并重**

《黄帝内经·素问》中提出：五谷为养、五果为助、五畜为益、五菜为充、气味和而服之，以补精益气。同学们要树立合理膳食观念，明确膳食不仅可以满足身体各个时期生长发育的需要，还可以增强免疫力、预防疾病和改善心情。除此之外，还应了解一般食品安全、预防食物中毒的常识，树立营养与食品安全并重的意识。

● **与环境和谐共处**

环境包括自然环境、人为环境和社会环境。知晓环境与人体健康的关系，理解它们之间相互作用的现象与规律，才能更好地控制环境因素，促进人类与环境的和谐发展。

● **树立职业健康防护意识**

当前，职业有害因素仍然是危害劳动者健康的重要危险因素之一。“加强劳动保护，改善劳动条件”，是载入《中华人民共和国宪法》的神圣规定。2001 年，我国第九届全国人民代表大会常务委员会审议通过了《中华人民共和国职业病防治法》，至今已进行了四次修正。同学们即将走向各行各业的工作岗位，应树立职业健康防护意识，保障身体健康。

我国早在宋朝对于职业卫生就有记载，孔仲平在《谈苑》中记载道：“贾谷山采石人，石末伤肺，肺焦多死”和“后苑银作镀金，为水银所熏头，手俱颤”，阐述了矽肺和汞中毒的病理改变与临床表现，这是人类历史上最早关于职业病的描述。

- **心理健康与身体健康同样重要**

同学们正值青春期，生理和心理正经历着快速的变化。同时，繁重的学业以及生活环境的改变，也让你们承受着来自周围环境的压力。学会认识自我、正视困难、释放压力，以及学习如何自我心理调适、科学有效利用心理咨询服务，将有助于你们保持乐观向上、珍爱生命的健康观和人生观，以更好的心态适应校园、适应社会。

- **掌握基本安全与卫生常识**

为什么要远离烟草？毒品为何碰不得？遇到意外伤害应该怎么办？了解基本安全与卫生常识，警钟长鸣，会帮助同学们实现健康目标。

公共卫生的新时代需要

现代医学体系主要由“三大家族”支撑：基础医学、临床医学和公共卫生。

基础医学：生物医学原理探索，为未来铺路。

临床医学：个体诊断和治疗，解决个体病痛。

公共卫生：注重预防和整体人群健康。

这“三大家族”呈“三足鼎立”之势，各有分工、互相联系、彼此渗透。

20 世纪以前，卫生是人类对抗传染病的主要武器，预防是医学活动的中心，而不是诊断和治疗。在一些地区，早期的医院主要是收容和隔离传染病及精神病病人的场所，医疗活动则是由很少走进医院的个体私人医生承担。

进入 20 世纪，随着人们生活水平的不断提高，慢性病取代传染病，成为影响人类健康的主要疾病。由于慢性病致病危险因素多是人们的不良生活习惯（吸烟、饮酒、高脂饮食等），公共卫生的预防手段短期内看不到显著效果，加之个体诊断和治疗技术突飞猛进，人类开始把注意力转向临床医学。

21 世纪，得益于现代科技和基础医学生物学的发展，临床医学取得巨大进步，成为现代医学体系的中心。然而，新时代需要的不仅是科技主导的现代医学，更重要的是把公共卫生知识融入人们的生活，使人们知晓如何预防各类疾病的发生，才能更有效地守护人体健康。

我国古代名医扁鹊有一次对魏文王讲述：自己兄弟三人，大哥治病于初始，二哥治病于渐发，自己则治病于严重，虽然从表面看自己的医术闻名天下，但实际上大哥的医术才是最好的，即所谓“上医治未病”。

现代医学体系“三大家族”模式变革在即，以公共卫生为轴心的新时代医学健康的 1+3 家族关系模式呼之欲出。公共卫生是全球健康的轴心，基础医学和临床医学是全球健康不可或缺的强力支撑，现代科技的发展是医学健康事业有力的驱动力。

人类健康事业既需要医学工作者的努力，更需要公众的共同参与。只有人们真正认识公共卫生、信任公共卫生，才能以公共卫生为轴心，提高人类的健康水平，建立医学健康新模式。

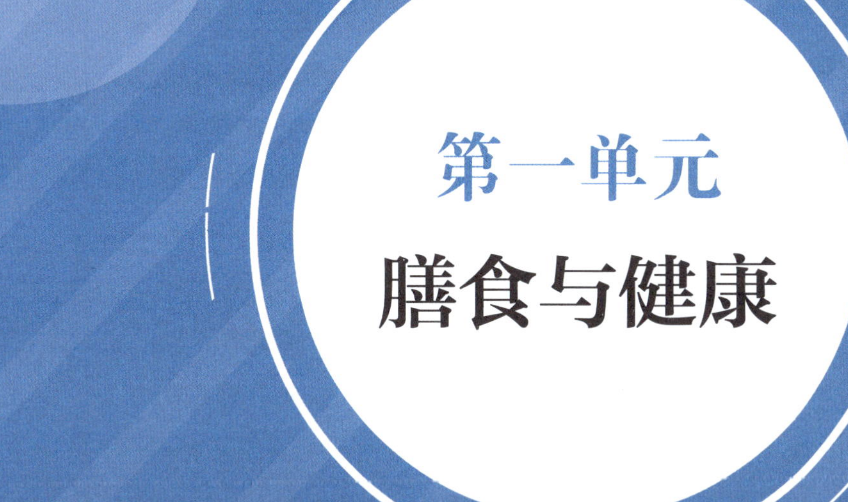

第一单元
膳食与健康

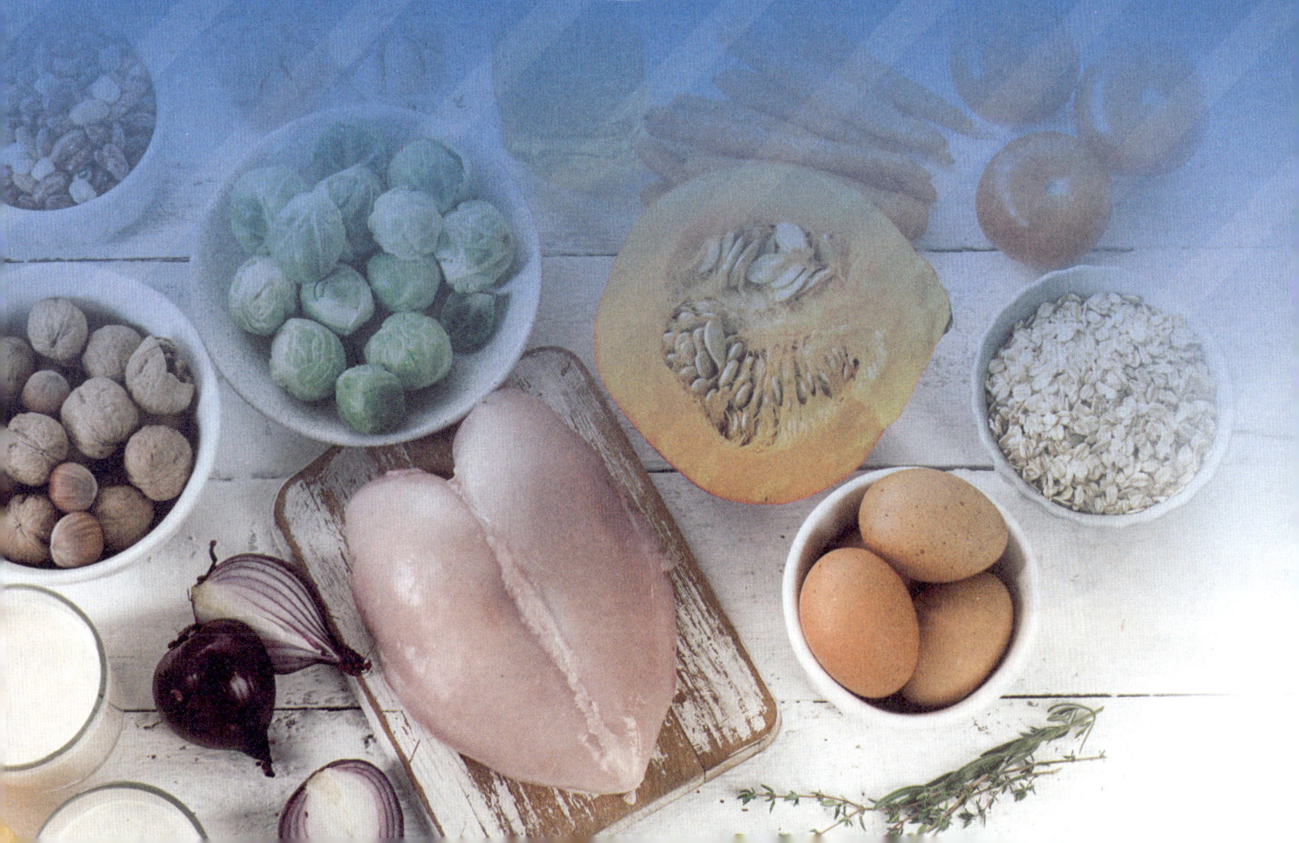

民以食为天，食以安为先，膳食营养与食品安全关乎每个人的健康和生命。食物是人类赖以生存的基本条件，它为人体提供了几十种必需营养素。这些营养素对于维持人体生长发育、促进健康是不可缺少的。它们或为人体提供能量，或构成人体组织的重要成分，或参与人体代谢与生理功能调节。人们通过对各类食物质与量的合理调配，利用科学的加工、烹调和贮藏方法，从食物当中获取人体所必需的各种营养素，以满足不同人群生长发育、增强免疫力、预防疾病、改善健康状况的需求。反之，不合理的膳食则会对人体健康产生诸多负面影响。如营养缺乏会导致婴幼儿、儿童、青少年生长发育迟缓，对疾病的抵抗力下降，严重时甚至出现各种营养缺乏症；营养过剩则会导致人体超重，甚至发展为肥胖，增加罹患高血压、糖尿病和心血管疾病等多种慢性病的风险。不安全的饮食同样严重威胁人体健康。由于食物种类多样，贮藏与烹调加工方法各不相同，食物过敏、细菌性食物中毒等食源性疾病屡见不鲜。如何才能吃得好、吃得营养、吃得安全、吃出健康，已经成为人们普遍的饮食追求。

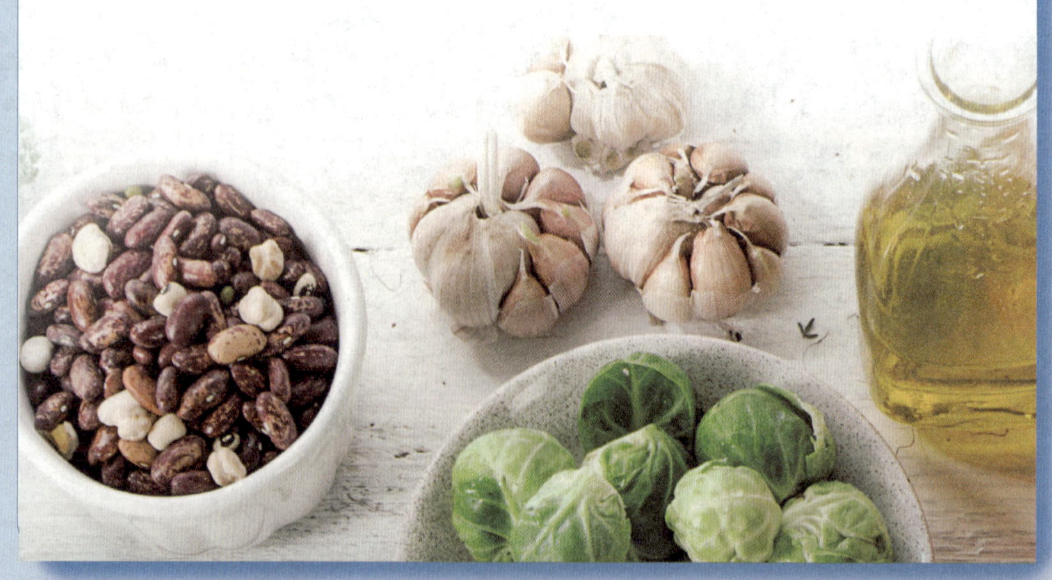

第1课 营养与健康

生活情境

下课后，王灿灿和同学一起去食堂吃午饭。食堂里有各式各样的饭菜：米饭、馒头、包子、西红柿炒鸡蛋、青菜豆腐……王灿灿买了西红柿炒鸡蛋、土豆炖牛肉和米饭，同学买了一份韭菜鸡蛋水饺。他们一边津津有味地吃饭，一边讨论起这些食物中都含有哪些营养素，这些营养素对人体健康起着什么作用，以及如何搭配一顿营养又健康的午饭。你能为他们解答一下吗？

免疫力是世界上最好的“医生”。人体必须从食物中摄取充足的营养素，才能增强自身的免疫力。

营养素及其食物来源

人体必需的营养素有42种，通常将这些营养素分为蛋白质、脂肪、碳水化合物、维生素、矿物质、膳食纤维和水七大类。

1. 蛋白质

蛋白质是一切生命的物质基础，没有蛋白质就没有生命。人体的每一个细胞和所有重要的组成部分都有蛋白质的参与，如肌肉、骨骼、毛发、血液等。人体的生长发育、受损细胞的修复，都需要蛋白质作为最重要的“建筑材料”。人体的能量缺乏时，蛋白质可以提供能量，它还组成了抵抗病毒所需的酶、抗体等生物活性物质。

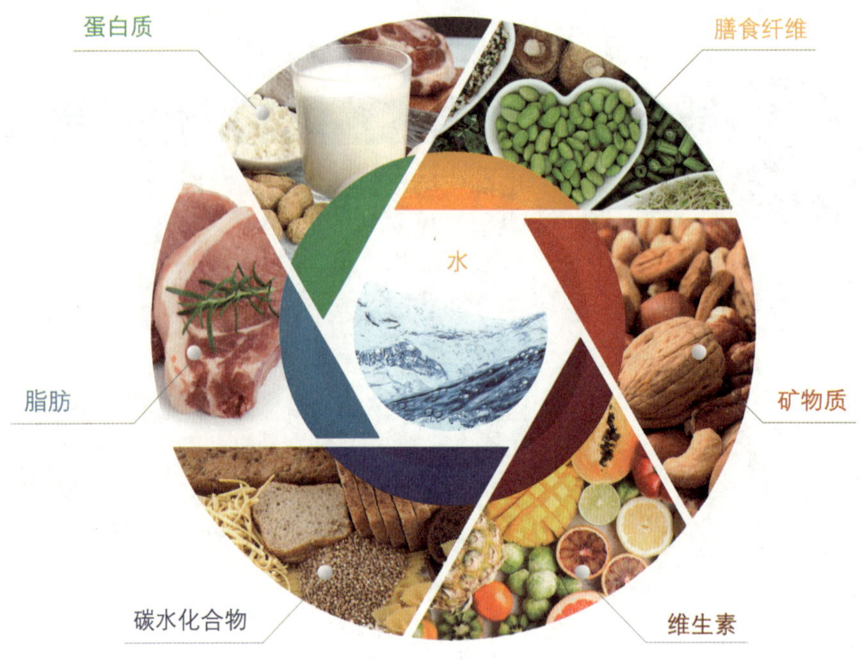

营养素的分类

正常成人体重的 16%～20%的物质是蛋白质，其基本组成单位是氨基酸。组成人体蛋白质的氨基酸有 20 种，其中有 9 种属于必需氨基酸，即人体自身不能合成或合成速度不能满足机体需要，必须从食物中获取的氨基酸。

长期蛋白质摄入不足或消化吸收不良，易患蛋白质－热能营养不良，婴幼儿尤为敏感。蛋白质－热能营养不良分为消瘦型、水肿型和混合型。

消瘦型：表现为身材消瘦、矮小，体重低下，毛发易脱落，无水肿等典型症状。

水肿型：表现为周身水肿、肌肉萎缩，甚至不能站立或行走。

混合型：病人体重下降明显且伴有水肿。

蛋白质广泛存在于动植物性食物中。根据组成蛋白质的氨基酸种类和数量不同，蛋白质可以分为完全蛋白质、半完全蛋白质和不完全蛋白质。

完全蛋白质：必需氨基酸种类齐全、数量充足、比例适当的称为完全蛋白质，即优质蛋白质。畜禽类、鱼类、鲜奶、蛋类及其制品，大豆及其制品等食物中含有丰富的优质蛋白质。建议优质蛋白质的摄入量应占蛋白质摄入总量的 1/3 以上。

半完全蛋白质：大多数植物性食物中的蛋白质质量较低，属于半完全蛋白质。

不完全蛋白质：不完全蛋白质是指那些含必需氨基酸种类不全、不能促进生长发育的食物蛋白质。如玉米、豌豆、肉皮、蹄筋中的蛋白质均属于不完全蛋白质。

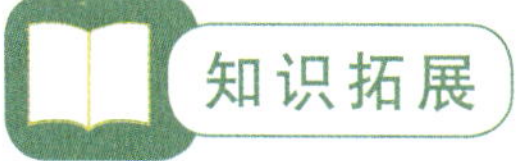

粮谷类食物中的蛋白质大多是半完全蛋白质。农历十二月初八，我国各地都有吃腊八粥的习俗。腊八粥中谷物和豆类等多种食物混合食用，可以相互补充含量缺乏或不足的氨基酸，起到很好的蛋白质互补作用。

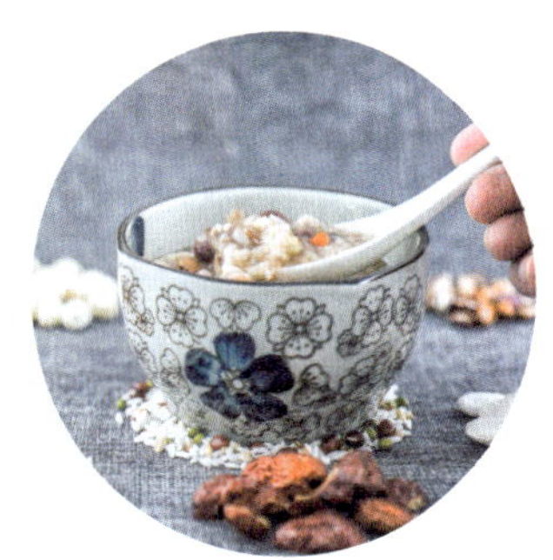

2. 脂肪

脂肪不仅是供给人体能量的主要营养素之一，也是人体细胞组织的组成成分。组成脂肪及决定其作用最重要的成分是脂肪酸。脂肪酸的基本结构是一条碳氢链，分子式为 $CH_3[CH_2]_nCOOH$，根据碳链长短、饱和程度和空间结构的不同，可以将其分成多个类型。

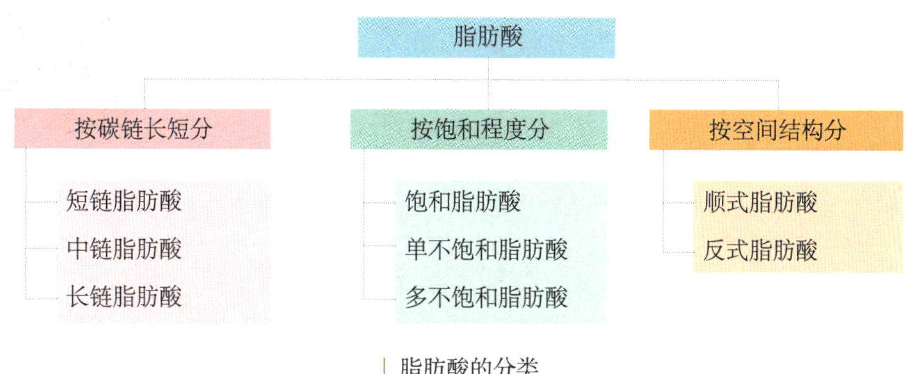

脂肪酸的分类

人体对脂肪酸的需求既需要数量，也需要质量。建议饱和脂肪酸、单不饱和脂肪酸、多不饱和脂肪酸的摄入比例为 1∶1∶1（见表 1-1）。人体所需的绝大多数脂肪酸自身可以合成，也有一些自身不能合成，必须由食物提供，即必需脂肪酸，包括亚油酸和 α-亚麻酸。

表 1-1 脂肪酸的摄入比例推荐

<table>
<tr><th>脂肪酸种类</th><th>主要食物来源</th><th>作用</th><th>摄入过多的危害</th><th>摄入比例</th></tr>
<tr><td>饱和脂肪酸</td><td>动物脂肪、乳类、蛋类、可可籽油、椰子油和棕榈油</td><td>有助于高密度脂蛋白质（主要为人体提供能量）的形成</td><td>容易引起肥胖及多种并发症，如高脂血症、糖尿病、高血压等</td><td rowspan="4">1∶1∶1</td></tr>
<tr><td>单不饱和脂肪酸</td><td>橄榄油与茶油中含量达 80%，棕榈油约为 40%</td><td>降低胆固醇，预防动脉硬化</td><td>能量过剩</td></tr>
<tr><td rowspan="2">多不饱和脂肪酸*</td><td>亚油酸普遍存在于植物油中，大豆、花生、油菜籽、葵花籽等食物中含量丰富</td><td>预防胆固醇过高，改善高血压，预防动脉硬化</td><td>引起过敏、衰老，抑制免疫力，促进化学致癌作用等</td></tr>
<tr><td>α-亚麻酸在紫苏籽油、亚麻籽油、大豆油中含量丰富</td><td>可转化为 EPA（二十碳五烯酸）和 DHA（二十二碳六烯酸），降低血脂与血压水平，降解血栓等</td><td>引起消化不良、恶心等</td></tr>
</table>

生活提示

反式脂肪酸是一种人体非必需脂肪酸，摄入太多会增加患心血管疾病的风险。反式脂肪酸主要是植物油氢化、精炼过程中产生的。含有反式脂肪酸的食物包括精炼的天然油和人造奶油、黄油等，以及使用氢化油制作的薯条、薯片、蛋糕等食品。此外，食物烹调过程中油温过高且时间过长也会产生少量反式脂肪酸。

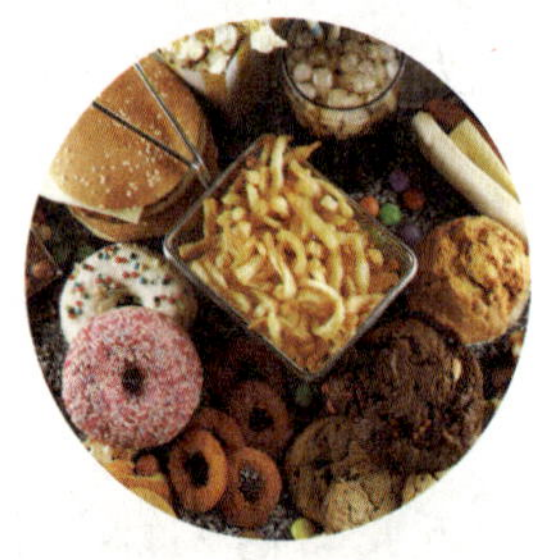

3. 碳水化合物

你一定听说过节食减肥，这种方法效果如何？又是否健康呢？

我们平常吃的主食，如馒头、米饭等都含有碳水化合物。碳水化合物是食物中的主要成分之一，由碳、氢、氧三种元素组成，因其所含氢氧的比例为 2∶1，与水的氢氧比例一样，故被称为碳水化合物。有些碳水化合物有甜味，所以又称糖类，可以将其分为糖、寡糖和多糖（见表 1-2）。

* 膳食中最主要的多不饱和脂肪酸为亚油酸和 α-亚麻酸，表中以二者为例说明。

表 1-2　主要碳水化合物分类和组成

分类	亚组	组成
糖（1～2 个单糖）	单糖	葡萄糖、半乳糖、果糖
	双糖	蔗糖、乳糖、麦芽糖
	糖醇	山梨醇、甘露糖醇
寡糖（3～9 个单糖）	异麦芽低聚寡糖	麦芽糊精
	其他寡糖	棉子糖、水苏糖、低聚果糖
多糖（≥10 个单糖）	淀粉	直链淀粉、支链淀粉、变性淀粉
	非淀粉多糖	纤维素、半纤维素、果胶、亲水胶质物

碳水化合物是细胞主要的供能物质，也是其结构的主要成分，具有调节细胞活动的重要功能。充足的碳水化合物可减少蛋白质作为能量的消耗，使其用于机体的代谢更新，即节约蛋白作用。脂肪在体内彻底被代谢分解需要葡萄糖的协助，体内充足的糖类可以使脂肪酸被彻底氧化而不产生酮体，防止发生酮症酸中毒，即抗生酮作用。因此，盲目的节食减肥不但容易反弹，还会导致机体出现营养不良症状，严重时发生酸中毒。

谷物、蔬菜、水果等都含有糖类，其中谷物中含淀粉和膳食纤维较多，薯类、豆类和根茎类食物含淀粉较多，糖果、糕点、水果、含糖饮料等食物则是单糖和双糖的主要来源。

膳食中缺乏碳水化合物会导致全身无力、疲乏、头晕等，严重者还会导致低血糖昏迷。而摄入过多时（尤其是单糖及双糖），它会转化成脂肪贮存于体内而发生肥胖，进而诱发高血脂、糖尿病等。因此，节食时不能完全拒绝糖类，应限制单糖和双糖类食物的摄入。

生活提示

你空腹喝牛奶后会拉肚子、排气吗？如果会，你很可能患有乳糖不耐受。有研究显示，95%以上的亚洲人患有乳糖不耐受。体内缺乏乳糖酶是乳糖不耐受的最主要原因。人体进食牛奶后，其中的乳糖如果在肠道内无法被消化酶分解，则会被肠道微生物分解，引起胀气、腹泻等症状。如患有乳糖不耐受，建议少量多次饮用牛奶，或食用酸奶等发酵乳制品代替牛奶。

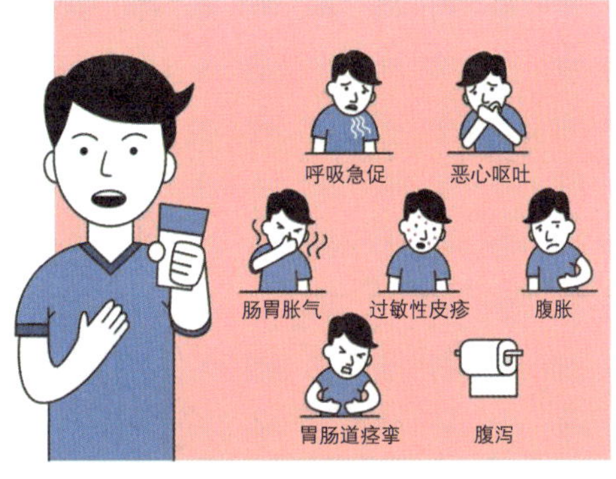

乳糖不耐受的症状

4. 维生素

维生素又称维他命，是维持人体生命活动过程所必需的一类营养素。人体需要的维生素共有 13 种，根据溶解性不同，可将维生素分为脂溶性和水溶性两大类（见表 1-3）。

表 1-3 脂溶性和水溶性维生素的特性

脂溶性维生素 （维生素 A、维生素 D、维生素 E、维生素 K）	水溶性维生素 （B 族维生素和维生素 C）
溶于脂肪，疏水	溶于水，亲水
以本体或前体形式存在于食物中*	一般无前体*
需脂性环境和胆盐帮助才易吸收	易吸收
吸收入淋巴系统	吸收入血液
易在体内蓄积，过量引起中毒	一般不会蓄积
缺乏时症状发展缓慢	缺乏时症状发展较迅速

维生素既不供给热能，也不构成人体组织，而是在人体生长发育、代谢过程中起调节作用。虽然人体每天需要的量很少，但每一种维生素在体内均履行各自特殊的功能，彼此之间不能替代。

饮食中长期缺乏某种维生素时，机体会出现相应体征和症状，如对疾病的抵抗力降低、学习效率下降、食欲差及视力降低等。由于这些症状不明显，很容易被人们忽视，故应提高警惕。

维生素广泛分布于各类食物当中。脂溶性维生素主要来源于动物性食物及含脂肪丰富的植物性食物，如豆类等；B 族维生素广泛存在于动植物性食品中；新鲜的蔬菜水果是维生素 C 的丰富来源。

---

* 维生素前体也叫维生素原，是没有活性的维生素，须在人体内经转化代谢才能成为真正的维生素。

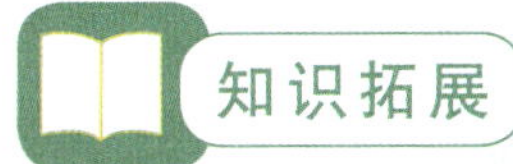

维生素A（抗干眼病维生素），缺乏时表现为生长迟缓、暗适应能力减退而形成夜盲症。

维生素D（抗佝偻病维生素），缺乏可引起婴儿佝偻病；对成人，尤其是对孕妇、乳母和老人，可引起骨质软化症和骨质疏松症。

维生素E（生育酚），缺乏时，机体细胞组织氧化损伤加重，免疫力下降，促使机体衰老或发生溶血。

维生素B_1（硫胺素），缺乏时易引起脚气病。干性脚气病以多发性神经炎症为主，表现为指、趾麻木，肌肉酸痛、压痛；湿性脚气病以下肢水肿和心脏症状为主。

维生素B_2（核黄素），缺乏时可引起口腔生殖系统综合征，表现为口角炎、唇炎、舌炎、阴囊炎等。

维生素B_3（烟酸、尼克酸、抗癞皮病因子），缺乏时引起癞皮病，典型症状是皮炎、腹泻及痴呆。

维生素B_6（吡哆素），缺乏时可引起口炎、唇干裂、舌炎，个别有精神症状，如易受刺激、抑郁，以及神志错乱等。

维生素B_9（叶酸、蝶酰谷氨酸），叶酸缺乏与神经管（人体神经系统中枢部分胚胎时期的原始结构）畸形、巨幼红细胞性贫血、唇腭裂等疾病有关。

维生素B_{12}（钴胺素），缺乏可引起巨幼红细胞性贫血及神经系统的疾患。

维生素C（抗坏血酸），缺乏可引起坏血病，表现为牙龈肿胀与出血，牙齿松动、脱落，皮肤出现瘀血点与瘀斑。

有些维生素摄入过量时会表现为中毒症状，如皮肤干燥脱屑、瘙痒、毛发枯干、脱发、恶心、呕吐等。

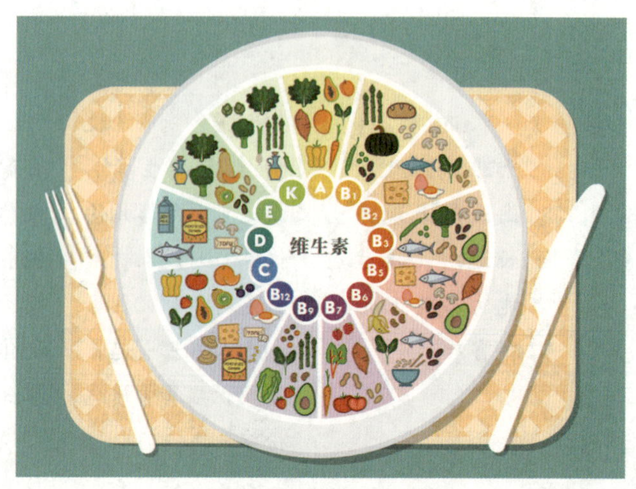

各种维生素的食物来源

5. 矿物质

人体中有60余种化学元素，除碳、氢、氧、氮以外，其余元素统称为矿物质，又称无机盐。人体自身无法合成矿物质，每天又有一定数量的矿物质排出体外。通常将矿物质分为常量元素和微量元素。

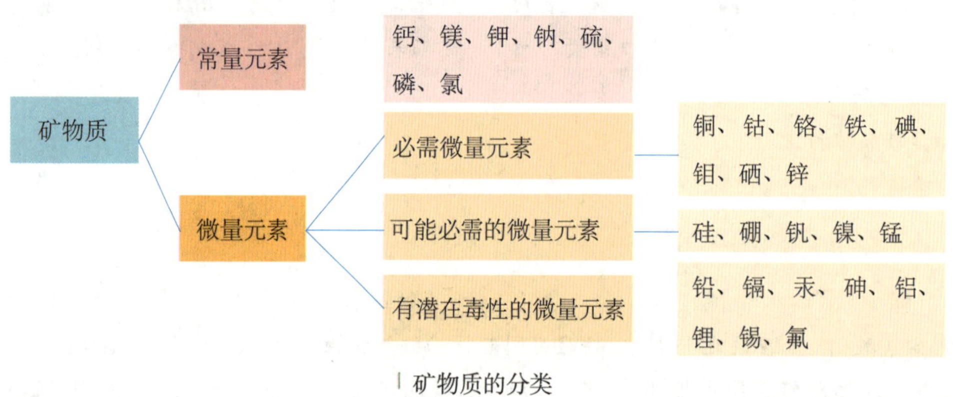

矿物质的分类

知识拓展

为什么输液时总是用0.9%的生理盐水或相应浓度的其他溶液？人体细胞外液渗透压主要来源于Na^+和Cl^-的作用，在供给电解质的同时，还可以防止细胞发生膨胀破裂或脱水。如果使用浓度高于0.9%的溶液，细胞容易发生吸水而膨胀破裂。反之，则容易发生脱水。

矿物质是构成机体组织及细胞液的重要成分，如骨骼、牙齿中的钙、磷、镁，细胞液中的钾、钠，血液与骨髓内的铁等。此外，矿物质还具有维持细胞膜的通透性、神经肌肉的兴奋性等生理功能。

有人经常半夜因大腿抽筋而痛醒，这可能是缺钙了。也有人因某种矿物质摄入过多导致牙齿发黄、毛发脱落。**在合适的浓度范围内，矿物质有益于人体的健康，缺乏或过多都会对健康产生不良影响**（见表 1-4）。

表 1-4 矿物质缺乏与过量的危害

名称	缺乏	过量
钙	骨骼病变，如儿童的佝偻病和成年人的骨质疏松症	增加肾结石的危险，干扰其他矿物质的吸收和利用
镁	可致神经肌肉兴奋性亢进、胰岛素抵抗和骨质疏松	腹泻、恶心、胃痉挛等胃肠道反应，严重者可出现嗜睡、肌无力等症状
磷	佝偻病样骨骼异常、骨质流失等	导致钙吸收不良、低钙血症、骨质流失
钠	可出现恶心、呕吐、血压下降、肌肉痉挛等	血压升高，影响肝肾功能
铁	引起缺铁性贫血，疲劳、食欲差、易感染	可致中毒、肝纤维化、肝硬化，导致机体氧化和抗氧化系统失衡
碘	引起甲状腺肿和呆小症	可导致高碘性甲状腺肿
锌	生长缓慢、皮肤伤口愈合不良、味觉障碍、免疫功能减退等	腹泻、胃痉挛
硒	克山病、大骨节病	可导致中毒、恶心呕吐、指甲变形、毛发脱落等
氟	儿童易患蛀牙，影响钙、磷的利用而导致骨质疏松	可引起急性或慢性氟中毒，如氟斑牙、氟骨症

矿物质的主要来源有蔬菜、水果、坚果、肉类、豆类和乳类产品，如虾皮中富含钙、海带中富含碘、菠菜中富含铁等。此外，饮水也是矿物质的重要来源。

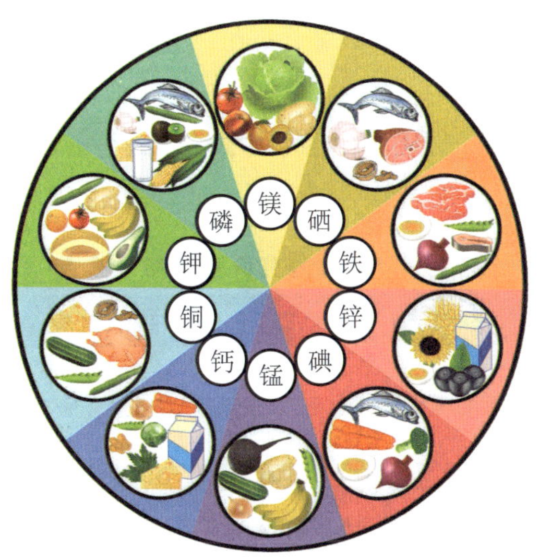

主要矿物质的来源

6. 膳食纤维

在20世纪60年代，膳食纤维还被认为没有利用价值，随着科学技术的发展，人们逐渐认识到膳食纤维对维持人体健康有重要意义，并且开始把它作为单独的一种营养素来认识，称其为人体必需的“第七营养素”。膳食纤维是食物中不能被消化利用的纤维性物质，包含纤维素、半纤维素、抗性淀粉、果胶及木质素等。根据其水溶性不同，一般分为可溶性纤维和不溶性纤维。

纤维素是植物细胞壁的主要成分，一般不能被肠道微生物分解。

半纤维素是谷类纤维的主要成分，能被肠道微生物分解。纤维素和半纤维素在麸皮中含量较多。

抗性淀粉是难消化的淀粉，在人体肠道中无法被酶解，但能在大肠中被发酵。

果胶在食品加工中常用作增稠剂，制作果冻、色拉调料、冰激凌和果酱等。

木质素是植物木质化过程中形成的，不能被人体消化吸收。食物中含量较少，主要存在于蔬菜的木质化部分和种子中。

膳食纤维可以帮助人体解决便秘、腹泻、腹胀的问题，常被称为人体的“清道夫”。它可以在消化道内吸水膨胀，刺激和促进肠蠕动，从而使粪便易于排出体外；还可以吸附胆汁酸，减少人体对脂肪、胆固醇、糖分的吸收，降低发生高脂血症、心血管疾病及糖尿病的风险。此外，膳食纤维具有控制体重、预防肥胖及某些癌症的作用。

蔬菜、水果、粗粮、豆类及菌藻类食物中膳食纤维含量丰富（见表1-5）。各种豆类，如黄豆、红豆等都是补充膳食纤维的高手，甚至比很多蔬菜水果高十几倍。

表1-5 部分高膳食纤维食物一览表

类别	高膳食纤维食物
蔬菜类	墨绿色蔬菜（如菠菜、莜麦菜）、花薹类（如西兰花、蒜苗、白菜薹）
粗粮	燕麦片（5.3%）、黑米（3.9%）、玉米（2.9%）

续表

类别	高膳食纤维食物
菌藻	银耳（30.4%）、木耳（29.9%）、紫菜（21.6%）、口蘑（17.2%）
豆类	嫩蚕豆（3.1%）、嫩豌豆（3.0%）、豆角（1.5%）
坚果	杏仁（19.2%）、核桃（9.5%）

食物的加工、烹调和贮藏

食物的营养价值因种类不同而有所差异（见表 1-6）。加工、烹调及贮藏方法也会影响其营养价值。合理的加工、烹调及贮藏方法能够最大限度地保存食物中的营养素，提高其营养价值。

表 1-6　食物的分类及营养价值

分类	营养价值
谷薯类	包括谷类、薯类和杂豆类，主要提供碳水化合物、蛋白质、膳食纤维、矿物质及 B 族维生素
蔬菜和水果类	主要提供膳食纤维、矿物质、维生素及有益健康的植物化学物质
大豆类与坚果类	主要提供蛋白质、脂肪、矿物质及 B 族维生素、维生素 E
动物性食物	包括畜、禽、鱼、奶和蛋等，主要提供蛋白质、脂肪、矿物质、维生素 A、维生素 D 和 B 族维生素
纯能量食品	包括动植物油、淀粉、食用糖和酒类，主要提供能量

1. 谷类加工、烹调和贮藏

我们常吃的大米、面粉是稻谷、小麦加工而成。加工后的稻谷、小麦便于烹饪，且利于人体吸收利用，但其谷皮、胚乳周围和胚芽中所含有的维生素、矿物质等也损失了很多。

加工精度越高，营养素损失越多，因此提倡用粗、细粮混食的方法克服精白米、面的营养缺陷；加工过于粗糙，营养素损失虽然较少，但会降低其消化吸收率及感官性状，还会影响机体对其他营养素的吸收利用。

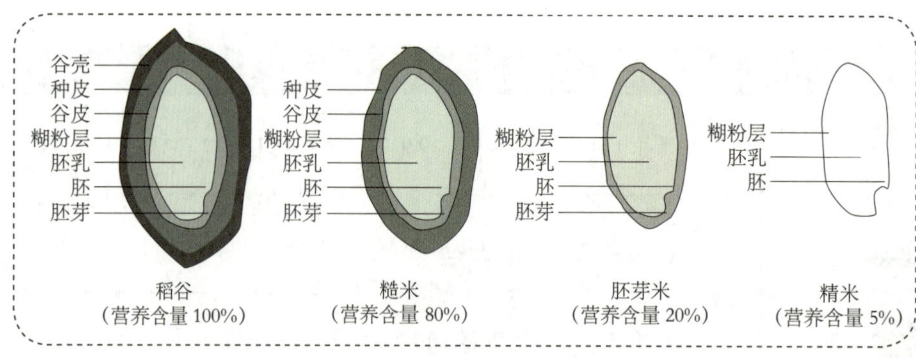

稻谷的结构图

淘米时，搓洗次数越多，浸泡时间越长，水温越高，营养素损失越多，尤其是B族维生素和矿物质（见表1-7）。稻米以少搓少洗为好，面粉以蒸煮为佳，加碱、烤、油炸的方式均会破坏其中的营养素。

表 1-7 不同烹调方式下 B 族维生素的保存率

食物	原料	烹调方式	B 族维生素的保有率		
			硫胺素	核黄素	烟酸
米饭	稻米（标一）	捞蒸	33%	50%	24%
米饭	稻米（标一）	碗蒸	62%	100%	30%
馒头	标准粉	发酵、蒸	70%	86%	90%
面条	标准粉	煮	51%	43%	78%
大饼	标准粉	烙	79%	86%	100%
油条	标准粉	炸	0%	50%	52%

谷类长期保存时，可在容器底部放入适量草木灰、几小包花椒或干海带，密封后贮存在通风、干燥、避光和阴凉的环境下，以防霉、防虫。

生活提示

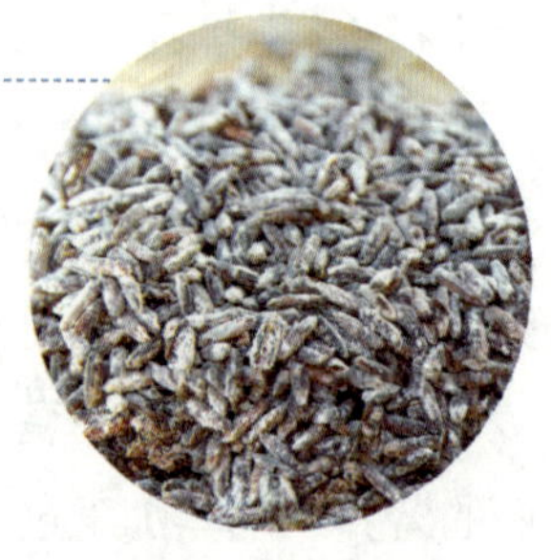

霉变食物含有大量黄曲霉毒素。黄曲霉毒素毒性极强，一般的消毒方法很难去除它，即使 100 ℃高温加热 20 小时也很难去除。人体摄入黄曲霉毒素易诱发肝癌，也可诱发胃癌、直肠癌等疾病。不要食用霉变的食物。

2. 豆类加工、烹调和贮藏

联合国粮食及农业组织表示，豆类在解决粮食不安全、确保人人享有健康和均衡饮食方面发挥着关键作用。

豆类除含有大量植物蛋白、微量营养素、膳食纤维和矿物质外，还含有多种生物活性物质。但同时也存在一些抗营养因子，如蛋白酶抑制剂、植酸等，会影响某些营养素的消化吸收。

生活提示

为什么炒熟的大豆吃多了会出现腹胀、排气？大豆中的低聚糖是罪魁祸首。低聚糖也被称为胀气因子或抗营养因子。水苏糖和棉子糖是大豆中低聚糖的主要成分，当它们进入大肠后，被大肠内的细菌分解，产生气体，使人感到不适，出现胀气、排气多的现象。

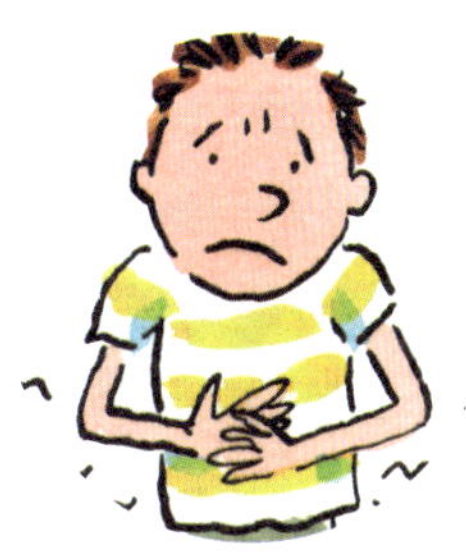

合理的加工烹调方法可破坏豆类中的抗营养因子，提高其营养价值。如黄豆经过加工制成豆浆或豆腐后，蛋白质的消化吸收率会从 50% 上升至 96% 左右。

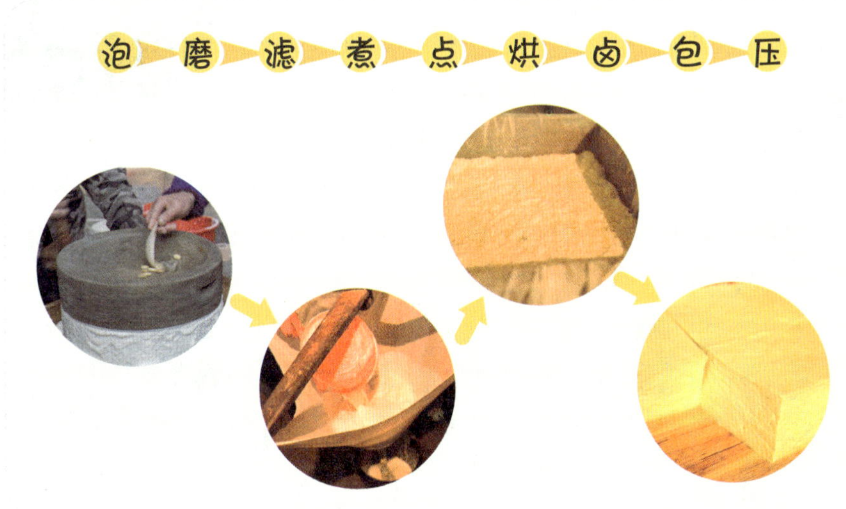

豆腐的加工流程

豆类经发酵工艺制成豆腐乳、豆瓣酱、豆豉后，其中的营养素含量与消化率有增无减。

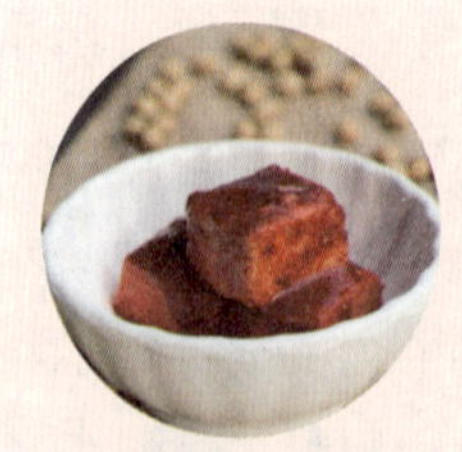

腐乳 腐乳是由豆腐发酵后，再用盐和各式香料腌渍制成。其在发酵过程中产生了多种醇、有机酸及氨基酸，味道鲜美，被称为“中国奶酪”。

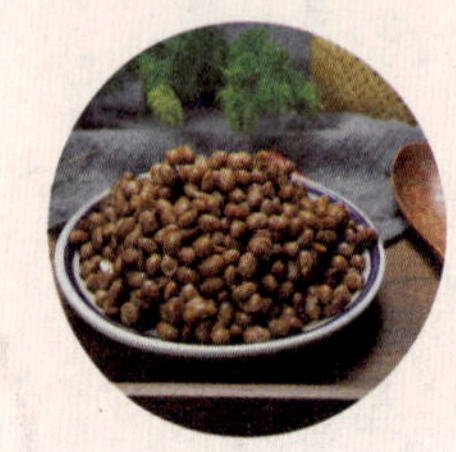

豆豉 豆豉由黑豆或黄豆经发酵、盐渍、晒干而成，其营养价值与牛肉相当。因加工时加入很多盐分，应适量食用。

黄豆或绿豆经过水发制成豆芽，其维生素C的含量从无到有，甚至比一些水果的含量还要高。

15世纪，西方人在航海时以咸肉、海鱼为食，很久不能吃到蔬菜水果，许多船员死于坏血病。葡萄牙人达·伽马开辟欧亚新航线时，160名船员中因坏血病死去的多达100人。麦哲伦环球航行时也有70多人因坏血病而死。

郑和七下西洋，却从未发生过因坏血病而大量死人的事故。这是为什么？答案是豆芽！豆芽是我国最早的无土栽培的蔬菜，含有丰富的维生素C。郑和的船员远航前携带了大量的豆类，在船上泡发豆芽，补充了维生素C，从而免遭坏血病的威胁。

贮藏豆类时应防止其发芽，可用干燥的密封真空袋或塑料瓶分装后，存放于冰箱的冷藏室或保存在干燥阴凉处。适当加入几粒花椒还可以起到驱虫的作用。

3. 蔬果加工、烹调和贮藏

新鲜蔬果不仅可以提供人体每日所需的多种营养素，还可以增进食欲。日常购买的蔬菜水果如何保新鲜、保营养呢？合理烹调与贮藏是关键。

蔬菜经过合理加工烹调，才能有效地保留其中的营养素。

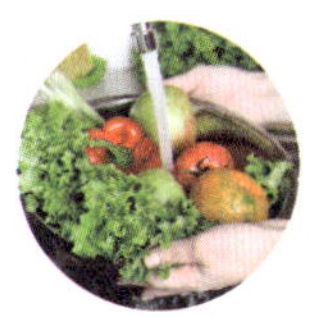

现吃现买　蔬菜的存放时间过长，其中的维生素C等营养素会流失或破坏，口感会不好。

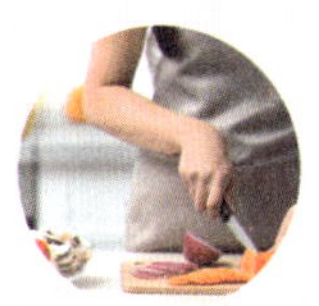

先洗后切　蔬菜如果切好后再清洗，其中部分水溶性营养素会随水流失。

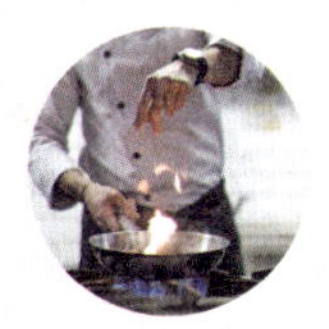

急火快炒　蔬菜中的维生素C遇热容易氧化分解，烹调蔬菜应大火快炒以减少营养流失。

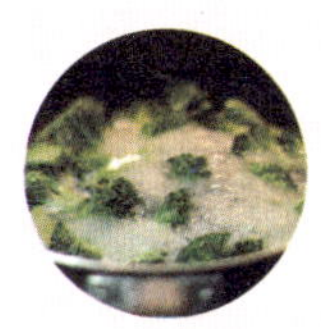

开汤下菜　沸水会加速蔬菜中维生素C的流失，煮汤或焯水时等水开了再下锅更能够保持营养。

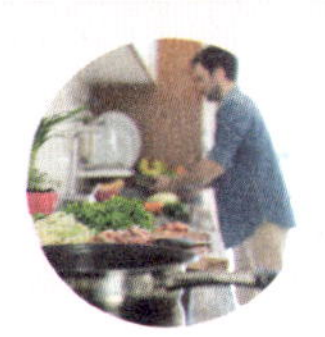

现做现吃　烹调好的蔬菜应尽快吃完，尤其是叶菜，不要隔夜吃，否则可能引起亚硝酸盐中毒。

水果绝大多数以生食为主，不受烹调因素的影响，但制成水果罐头、果脯时，损失最多的是维生素C。

生活提示

水果餐前吃还是餐后吃？水果什么时候吃，取决于自己的身体状况。如果你需要控制体重，餐前吃水果可以增进饱腹感，减少正餐的进食量。相反，如果你需要增重，最好餐前不要吃水果，以免影响吃正餐。餐后马上吃水果会影响正餐食物的消化吸收，建议在饭后半小时以后吃。如果将水果作为零食，在两餐之间食用也不错。

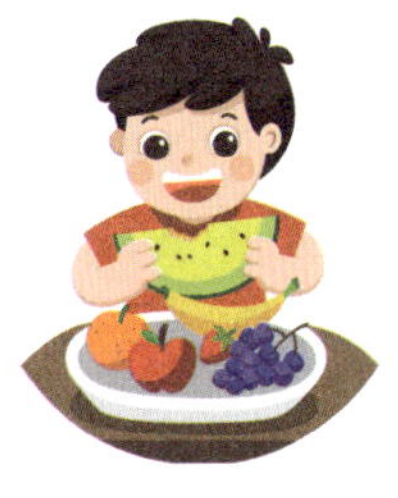

蔬果类食物水分含量高，如果存放时间过长，营养素会流失，且易于腐烂，建议0～4 ℃冷藏保存，新鲜食用。

蔬菜在高温环境下短时间存放时，要注意防止水分流失，从而减少水溶性维生素和矿物质的丢失。

长时间暴晒的蔬菜营养素损失较大，尤其是维生素 C。光照易使部分新鲜蔬菜褪色变黄，建议保存于避光阴凉处。

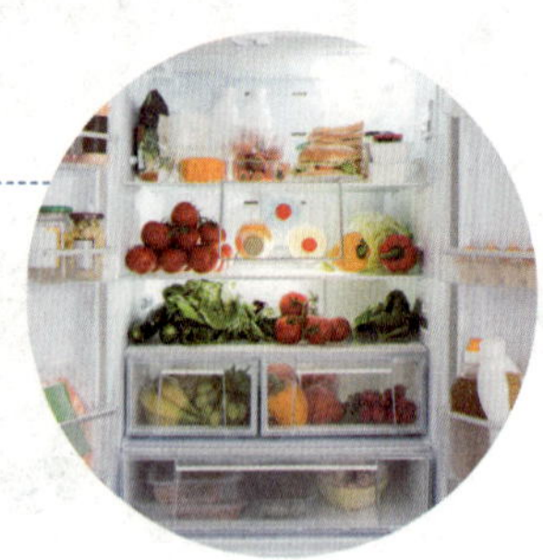

使用冰箱存储食物时应注意：生熟分储，上熟下生，蔬果分储，鱼肉分储，密封储存，不宜过满，以及定期清理。

4. 肉类加工、烹调和贮藏

烹调和加工对肉类的蛋白质和矿物质含量影响不大，但高温加工时对 B 族维生素破坏较多。

肉类和鱼类经高温烹调加工可产生有害物质，尽量避免采用油炸、烟熏、烧烤等烹调方法，多采用蒸、煮、焖、炖等。

上浆挂糊、急火快炒等可使肉类外部蛋白质迅速凝固，减少损失。

炖、煮肉类食物时，矿物质和水溶性维生素可部分溶于汁液或汤中，一般不会丢失，肉要吃，汤也要喝。

畜、禽、鱼等动物性食品准备近三天食用时，建议放冰箱冷藏即可。如果近一周不吃，必须包装好冷冻贮藏。如果准备长期贮藏，可采用盐腌、干制、罐装等方式制作成腌肉、腊肉、罐头等食品，防止食物变质及营养素流失。

认识常见营养素

| 活动目标 |

熟悉常见营养素的生理功能及其食物来源，学会常见食物合理加工、烹调及贮藏的方法。

|活动准备|

（1）分组。将全班同学分为6组，每组同学选择一种营养素。

（2）预习。小组学习营养素的基本知识，并结合日常饮食熟悉该营养素的食物来源与相应食物加工、烹调及贮藏的方法。

|活动过程|

（1）分组展示学习成果。小组派一名代表结合日常饮食陈述与营养素相关的知识，分享常见食物合理加工、烹调及贮藏的方法，并举例说明。

（2）教师点评。授课教师针对学生的陈述予以点评补充。

第2课 平衡膳食与膳食指南

生活情境

王同学近来上课时经常感到头晕、发困，接受和理解知识效率低，甚至听不进课，学习成绩下降。到医院就诊后，检查结果显示，她除了血糖偏低外一切正常。

医生经询问得知，王同学因怕肥胖，平时控制主食量，早餐不吃或仅喝杯牛奶。你认为王同学的情况与她不吃早餐和控制主食量有无关系？为什么？

平衡膳食是指全面达到营养供给量标准的膳食，要求采用多种食物构成，不仅要提供足够数量的热能和各种营养素，满足人体的正常生理需要，还要保持各种营养素之间比例的平衡。

平衡膳食

平衡膳食模式是根据营养科学原理、我国居民膳食营养素参考摄入量及科学研究成果而设计，指一段时间内，膳食组成中的食物种类和比例可以最大限度地满足不同年龄、不同能量水平的健康人群的营养和健康需求。

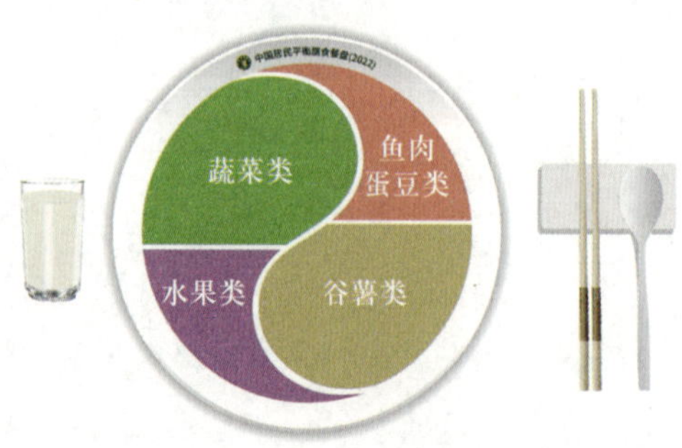

中国居民平衡膳食餐盘（2022）

中国居民平衡膳食指南（2022）

《中国居民平衡膳食指南（2022）》由中国营养学会根据营养学原理，结合我国居民膳食消费和营养状况的实际情况制定。主要内容包括对生命全周期各类人群提出健康膳食准则，使人们保持良好健康生活状态，预防和减少膳食相关慢性病的发生。以下是适用于一般人群的八条平衡膳食准则。

准则一　食物多样，合理搭配

○ 核心推荐

- 坚持谷类为主的平衡膳食模式。
- 每天的膳食应包括谷薯类、蔬菜水果、畜禽鱼蛋奶和豆类食物。
- 平均每天摄入 12 种以上食物，每周 25 种以上，合理搭配。
- 每天摄入谷类食物 200～300 g，其中包含全谷物和杂豆类 50～150 g；薯类 50～100 g。

平衡膳食模式是保障人体营养和健康的基本原则。食物多样是平衡膳食的基础，合理搭配是平衡膳食的保障。不同类别食物中含有的营养素及其他有益成分的种类和数量不同，除喂养 6 月龄内婴儿的母乳外，没有任何一种天然食物可以满足人体所需的能量及全部营养素。只有经过合理搭配的多种食物组成的膳食，才能满足人体对能量和各种营养素的需要（见表 1-8）。

表 1-8　建议摄入的主要食物种类数

食物类别	平均每天摄入的种类数	每周至少摄入的种类数
谷类、薯类、杂豆类	3	5
蔬菜、水果	4	10
畜、禽、鱼、蛋	3	5
奶、大豆、坚果	2	5
合计	12	25

生活提示

如何做到食物多样？一是小分量、多几样。选“小分量”是实现食物多样的关键。同等能量的一份午餐，选择小份菜肴可以增加食物的种类，有利于食物多样。二是同类食物常变换。每类食物中都包含丰富的品种，可以彼此进行互换，避免食物品种单调。三是不同食物巧搭配。包括粗细搭配、荤素搭配和深浅搭配。在主食中注意增加全谷物和杂豆类食物，烹调时有肉有菜，食物呈现的丰富色彩也能够刺激食欲，同时满足多样化的需求。

关键事实

■ 食物多样是实践平衡膳食的基础，食物多样、平衡膳食才能满足人体的营养需要。

■ 合理搭配是实现平衡膳食的关键，只有将各类食物的品种和数量合理搭配才能实现平衡膳食的目标。

■ 谷类食物是人类最经济、最重要的能量来源。目前我国许多居民存在膳食结构不合理的问题，特别是成年人摄入供能食物的数量及比例搭配不合理。

■ 平衡膳食可提高机体免疫力，降低心血管疾病、高血压、2 型糖尿病、结直肠癌、乳腺癌的发病风险。

准则二　吃动平衡，健康体重

核心推荐

- 各年龄段人群都应天天进行身体活动，保持健康体重。
- 食不过量，保持能量平衡。
- 坚持日常身体活动，每周至少进行 5 天中等强度身体活动，累计 150 min 以上；主动身体活动最好每天 6 000 步。
- 鼓励适当进行高强度有氧运动，加强抗阻运动，每周 2～3 天。
- 减少久坐时间，每小时起来动一动。

食物摄入量和身体活动量是保持能量平衡、维持健康体重的两个关键因素。长期能量摄入量大于能量消耗量可导致体重增加，甚至造成超重或肥胖；反之则导致体重过轻或消瘦。体重过重或过轻都是不健康的表现。

生活提示

如何做到食不过量？可以通过定时定量进餐、吃饭细嚼慢咽、分餐制、每顿少吃一两口、减少高能量食品的摄入、减少在外就餐等方式来实现。

如何把身体活动融入日常生活和工作中？我们可以充分利用上下班时间，采用步行、骑车的通勤方式，减少久坐时间，适当进行有氧运动，并持之以恒。

体重过重或过轻怎么办？对于肥胖的人，饮食调整的原则是在控制总能量基础上的平衡膳食。一般情况下，建议能量摄入每天减少 1 256～2 093 kJ（300～500 kcal），严格控制油和脂肪的摄入，适量控制精白米面和肉类的摄入，保证蔬菜、水果和牛奶的摄入充足。对于体重过轻者，首先应排除疾病原因，然后评估进食量、能量摄入水平、膳食构成、身体活动水平、身体成分构成等。根据目前健康状况、能量摄入量和身体活动水平，逐渐增加能量摄入至相应的推荐量水平，或稍高于推荐量，平衡膳食。可适当增加谷类、牛奶、蛋类和肉类食物的摄入，同时每天适量运动。

关键事实

■ 运动有利于身心健康，维持健康体重取决于机体的能量平衡。

■ 体重过轻或过重都可能导致疾病发生风险增加，还会增加老年人死亡风险。

■ 超重和肥胖是慢性病的独立危险因素。

■ 增加有规律的身体活动可以降低全因死亡风险；久坐不动会增加全因死亡风险，是独立危险因素。

■ 增加身体活动量可以降低心血管疾病、2 型糖尿病，以及结肠癌、乳腺癌等癌症的发病风险；还可以有效消除压力，缓解抑郁和焦虑，改善认知、睡眠和生活质量。

准则三　多吃蔬果、奶类、全谷、大豆

核心推荐

- 蔬菜水果、全谷物和奶制品是平衡膳食的重要组成部分。
- 餐餐有蔬菜，保证每天摄入不少于 300 g 的新鲜蔬菜，深色蔬菜应占 1/2。
- 天天吃水果，保证每天摄入 200～350 g 的新鲜水果，果汁不能代替鲜果。
- 吃各种各样的奶制品，摄入量相当于每天 300 mL 以上的液态奶。

● 经常吃全谷物、大豆制品，适量吃坚果。

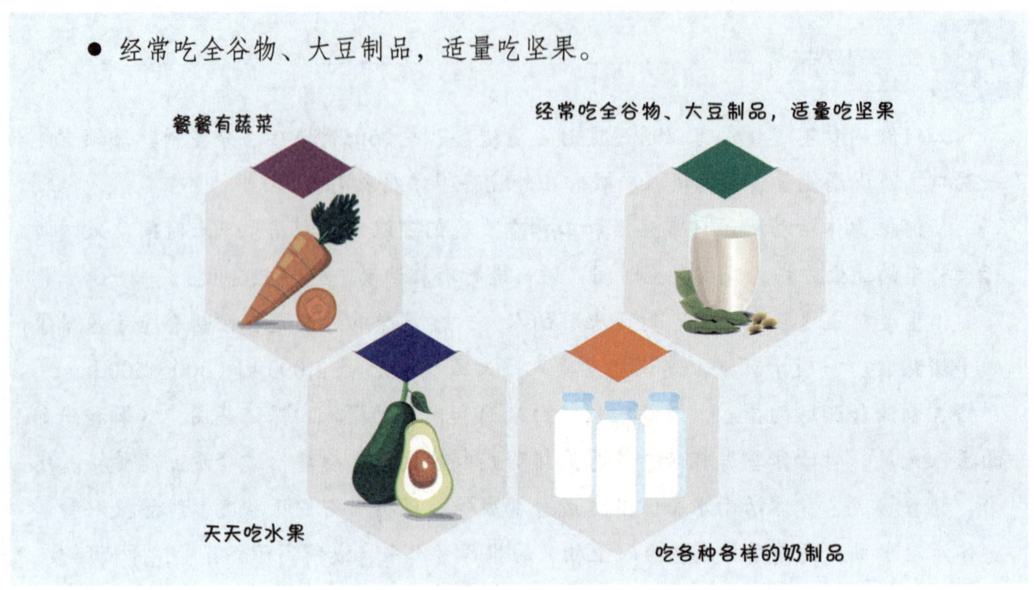

蔬菜水果、全谷物、奶类、大豆及豆制品是平衡膳食的重要组成部分，坚果是平衡膳食的有益补充。蔬菜水果是维生素、矿物质、膳食纤维和植物化学物*的重要来源，对提高膳食微量营养素和植物化学物的摄入量起到关键作用。

生活提示

如何通过巧烹饪，保持蔬菜营养？我们可以通过先洗后切、开汤下菜、急火快炒、炒好即食的方式保持营养。

如何做到多吃奶类和大豆？与液态奶相比，酸奶、奶酪、奶粉有不同风味，又有不同蛋白质浓度，可以多品尝，丰富饮食多样性。大豆及其制品，可以换着花样经常吃。可轮换食用豆腐、豆腐干、豆腐丝等豆制品，既变换了口味，又能满足人体营养需求。

关键事实

■ 蔬菜水果可提供丰富的微量营养素、膳食纤维和植物化学物。

■ 增加蔬菜水果、全谷物摄入可降低心血管疾病的发病和死亡风险。增加全

---

* 植物化学物是植物代谢产生的多种低分子量的末端产物通过降解或合成产生不再对代谢过程起作用的化合物的总称。

谷物摄入可降低体重增长。

■ 增加蔬菜摄入总量及十字花科蔬菜和绿色叶菜摄入量，可降低肺癌的发病风险。

■ 多摄入蔬菜水果、全谷物，可降低结直肠癌的发病风险。

■ 牛奶及其制品可增加儿童青少年骨密度；酸奶可以改善便秘、乳糖不耐受。

■ 大豆及其制品含有多种有益健康的物质，对降低绝经后女性骨质疏松、乳腺癌的发病风险有一定益处。

准则四　适量吃鱼、禽、蛋、瘦肉

核心推荐

● 鱼、禽、蛋类和瘦肉摄入要适量，平均每天 120～200 g。

● 每周最好吃鱼 2 次或 300～500 g，蛋类 300～350 g，畜禽肉 300～500 g。

● 少吃深加工肉制品。

● 鸡蛋营养丰富，吃鸡蛋不弃蛋黄。

● 优先选择鱼，少吃肥肉、烟熏和腌制肉制品。

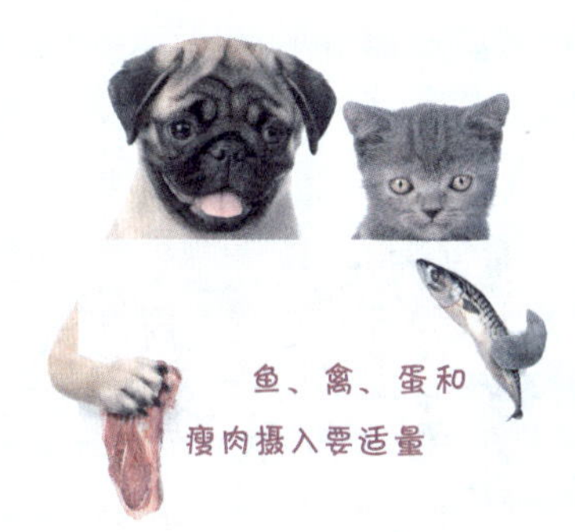

鱼、禽、蛋和瘦肉均属于动物性食物，富含优质蛋白质、脂类、脂溶性维生素、B 族维生素和矿物质等，是平衡膳食的重要组成部分。该类食物蛋白质的含量普遍较高，其氨基酸组成更适合人体需要，利用率高，但有些含有较多的饱和脂肪酸和胆固醇，摄入过多可增加肥胖和心血管疾病等发病风险，应当适量摄入。

关键事实

■ 目前我国居民对畜禽肉、鱼和蛋的食用比例不适当，畜肉摄入过高，鱼、禽肉摄入过低。

■ 鱼、畜禽肉和蛋对人体的蛋白质、脂肪、维生素 A、维生素 B_2、维生素 B_{12}、烟酸、铁、锌、硒的贡献率高。

■ 增加鱼的摄入可降低全因死亡风险及脑卒中的发病风险。

■ 适量摄入禽肉和蛋与心血管疾病的发病风险无明显关联。

■ 过量摄入畜肉能增加 2 型糖尿病、结直肠癌和肥胖发生的风险。

■ 烟熏肉可增加胃癌和食管癌的发病风险。

准则五　少盐少油，控糖限酒

○核心推荐

● 培养清淡饮食习惯，少吃高盐和油炸食品。成年人每天摄入食盐不超过 5 g，烹调油 25～30 g。

● 控制添加糖的摄入量，每天不超过 50 g，最好控制在 25 g 以下。

● 反式脂肪酸每天摄入量不超过 2 g。

● 不喝或少喝含糖饮料。

● 儿童、青少年、孕妇、乳母以及慢性病患者不应饮酒。成年人如饮酒，一天饮用的酒精量不超过 15 g。

生活提示

哪些食物隐藏“盐”？

酱油、咸菜、腐乳、味精，以及面条、面包、饼干等。

反式脂肪酸的主要食物来源有哪些？

含有人造黄油的蛋糕、饼干、面包，速溶咖啡，含植脂末的奶茶等。

含糖饮料有多少含糖量？

8%～14%。

最好的饮料是什么？

白开水、淡茶水。

哪些人群不宜饮酒？

儿童、青少年、孕妇、乳母等特定人群不宜饮酒。

食盐是食物烹饪和食品加工的主要调味品。我国居民的饮食习惯中食盐摄入量较高，而过多的盐摄入与高血压、脑卒中、胃癌和全因死亡有关，因此要降低食盐摄入，培养清淡口味，逐渐做到量化用盐。

我国居民烹调油摄入量也较多。过多烹调油的使用会增加脂肪的摄入，导致膳食中脂肪供能比超过适宜范围。

过多摄入反式脂肪酸会增加心血管疾病的发生风险。

过多摄入添加糖或含糖饮料，可增加龋齿、超重和肥胖等的发生风险。过量饮酒与多种疾病相关，会增加肝脏损伤、胎儿酒精综合征、痛风、心血管疾病和某些癌症的发生风险。

550 mL 含糖茶饮料

600 mL 运动饮料

330 mL 可乐

500 mL 酸梅汤

435 mL 乳酸菌饮料

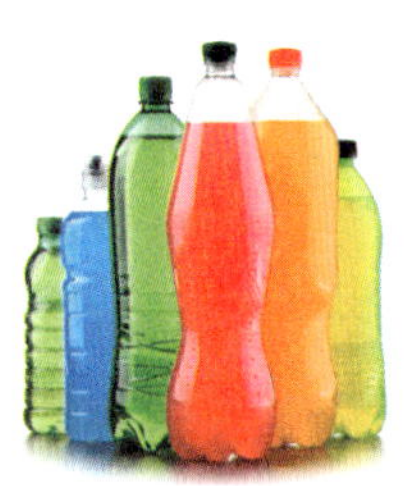

常见饮料含糖量（ 为一块方糖）

生活提示

控糖要点：尽量做到少喝或不喝含糖饮料，更不能用饮料替代饮用水；少吃甜味食品，如糕点、甜点、冷饮等；做饭炒菜少放糖；要学会查看食品标签中的营养成分表，选择碳水化合物或糖含量低的饮料，注意隐形糖；在外就餐或外出游玩时更要注意控制添加糖的摄入。

关键事实

■ 我国居民油、盐摄入量居高不下，儿童和青少年糖摄入量持续升高，成为我国肥胖和慢性病发生发展的关键影响因素。

■ 高盐（钠）摄入可增加高血压、脑卒中、胃癌和全因死亡的发生风险。

■ 脂肪摄入过多可增加肥胖的发生风险，摄入过多反式脂肪酸会增加心血管疾病的发生风险。

■ 当添加糖摄入量＜10%能量（约50 g）时，龋齿发病率下降；当添加糖摄入量＜5%能量（约25 g）时，龋齿发病率显著下降。过多摄入含糖饮料可增加儿童和青少年龋齿、肥胖的发病风险。

■ 饮酒可增加肝损伤、胎儿酒精综合征、痛风、结直肠癌、乳腺癌等的发生风险，过量饮酒还可增加心脑血管疾病等的发生风险。

准则六　规律进餐，足量饮水

核心推荐

- 合理安排一日三餐，定时定量，不漏餐，每天吃早餐。
- 规律进餐、饮食适度，不暴饮暴食、不偏食挑食、不过度节食。
- 足量饮水，少量多次。在温和气候条件下，低身体活动水平成年男性每天喝水1 700 mL，成年女性每天喝水1 500 mL。
- 推荐喝白开水或茶水，少喝或不喝含糖饮料，不用饮料代替白开水。

规律进餐是实现平衡膳食、合理营养的前提。一日三餐、定时定量、饮食有度，是健康生活方式的重要组成部分，不仅可以保障营养素全面、充足摄入，还有益健康。饮食不规律、暴饮暴食、不合理节食等不健康的饮食行为会影响机体健康。应规律进餐，每天吃早餐，合理安排一日三餐，早餐提供的能量应占全天总能量的25%～30%，午餐占30%～40%，晚餐占30%～35%。

生活提示

用餐时间不宜过短，也不宜过长。用餐时间过短，急急匆匆、狼吞虎咽，不仅不能享受食物的味道，还不利于消化液的分泌及消化液和食物的充分混合，从而影响食物的消化吸收；用餐时间过长，容易过量摄取食物。建议早餐用餐时间为15～20 min，午餐、晚餐用餐时间为20～30 min。用餐时要细嚼慢咽，享受食物的美味。

进食环境会影响消化液的分泌和食物的消化吸收。应营造轻松、愉快的进餐氛围。比如可以放点轻音乐，谈论轻松的话题，但不宜边进餐边看电视或玩手机。

关键事实

■ 近年来，我国居民每日三餐规律的人群比例有所下降，在外就餐比例增加。

■ 规律三餐有助于控制体重，降低超重肥胖和糖尿病的发生风险。

■ 吃好早餐有助于满足机体营养需要，还有助于维持血糖平稳、改善认知能力和工作效率。

■ 暴饮暴食、经常在外就餐会增加超重肥胖的发生风险。

■ 在平衡膳食的原则下，适度节食有助于控制体重。

■ 足量喝水可以保持机体处于适宜的水合状态，维护正常生理功能。

■ 我国居民饮水量不足的现象较为普遍，含糖饮料消费量呈上升趋势。

■ 饮水过少引起的脱水状态会降低认知能力和体能，增加泌尿系统疾病的患病风险。

准则七　会烹会选，会看标签

核心推荐

- 在生命的各个阶段都应做好健康膳食规划。
- 认识食物，选择新鲜的、营养素密度高的食物。
- 学会阅读食品标签，合理选择预包装食品。
- 学习烹饪，传承饮食传统，享受食物天然美味。
- 在外就餐，不忘适量与平衡。

每个人或每个家庭均应有每天的膳食设计和规划，按需选购备餐，按类挑选食物，优选当地、当季新鲜食物，按照营养和美味搭配组合。在家烹调、用餐是我国的传统文化。学习烹饪，做好一日三餐，既可实现平衡膳食、身体健康的目标，又是享受亲情、享受美好生活的有效途径。

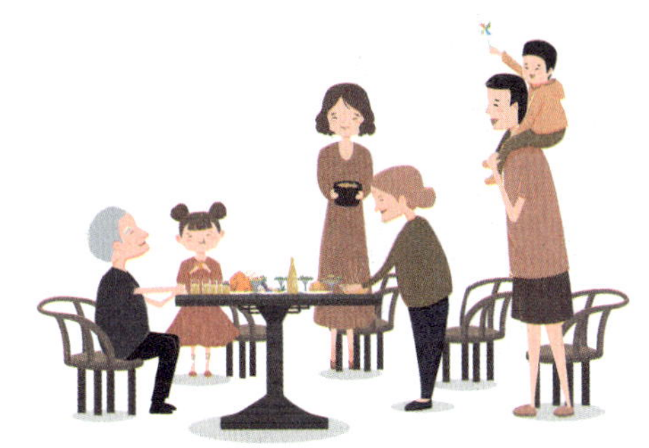

生活提示

外卖及在外就餐的点餐技巧：第一，外卖及在外就餐应纳入膳食计划；第二，挑选主食，不忘全谷物；第三，挑选菜肴，少用油炸，注意荤素搭配；第四，不要大分量，适量不浪费；第五，提出少油、少盐、低糖的健康诉求。

关键事实

■ 当前人们饮食行为的变化对平衡膳食提出了挑战。保持传统饮食文化，在家吃饭，最容易做到平衡膳食。

■ 经常在外就餐或选购外卖食品的人，油、盐、糖摄入量相对较高，长期高频率在外就餐，会导致超重、肥胖发生风险增加。

■ 要学习食物知识，学会查看预包装食品营养标签和标识，选择健康食品。

准则八　公筷分餐，杜绝浪费

核心推荐

- 选择新鲜卫生的食物，不食用野生动物。
- 食物制备生熟分开，熟食二次加热要热透。
- 讲究卫生，从分餐和使用公筷做起。
- 珍惜食物，按需备餐，提倡分餐不浪费。
- 做可持续食物系统发展的践行者。

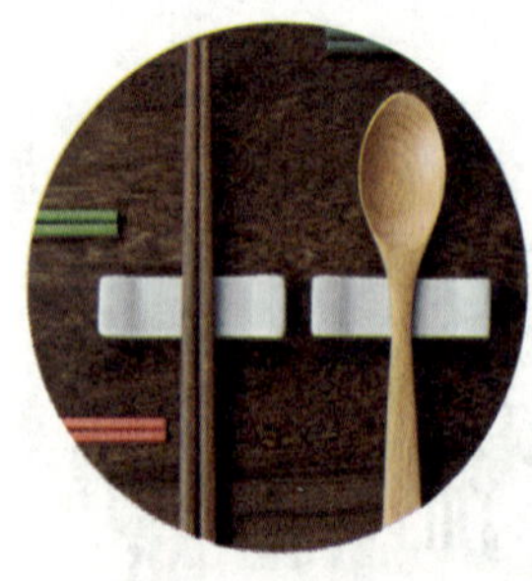

饮食文化是健康素质、情感、习惯等的重要体现。讲究卫生、使用公筷公勺、采用分餐、尊重食物、拒绝食用“野味”，既是健康素养的体现，也是文明的一种象征，对于公共卫生建设和疫情防控具有重大意义。

勤俭节约是中华民族家庭文化的价值取向，每个人都应该尊重劳动、珍惜食物、避免浪费。

一个民族的饮食状况反映了其生活状态，也展示了其文化的传承。在家烹饪，有助于食物多样选择、提高平衡膳食的可及性，在享受营养美味食物的同时，也能享受愉悦进餐的氛围和亲情。

生活提示

人人都要做食物系统可持续发展的推动者。对于一般个体或家庭而言，推动食物系统可持续化发展最直接的方式之一是改变饮食结构和就餐方式，杜绝食物浪费。从推动食物系统可持续发展的角度，提倡增加水果、蔬菜、全谷物等有益健康的植物性食物消费，减少油、盐、糖、深加工食品和畜肉类食物的过度消费，向平衡/合理膳食转变。

可以做到：第一，尊重食物、珍惜食物、不浪费食物；第二，用自己的餐具吃饭，减少一次性碗筷餐具的使用；第三，减少使用食品包装和白色（塑料制品）污染；第四，不购买和食用保护类动物。

关键事实

- 饮食卫生是预防食源性疾病发生的前提。
- 我国食物浪费问题比较突出，减少食物浪费是食物系统可持续发展的需要。
- 良好健康饮食行为的培养，有助于平衡膳食和传承新时代健康饮食文化。

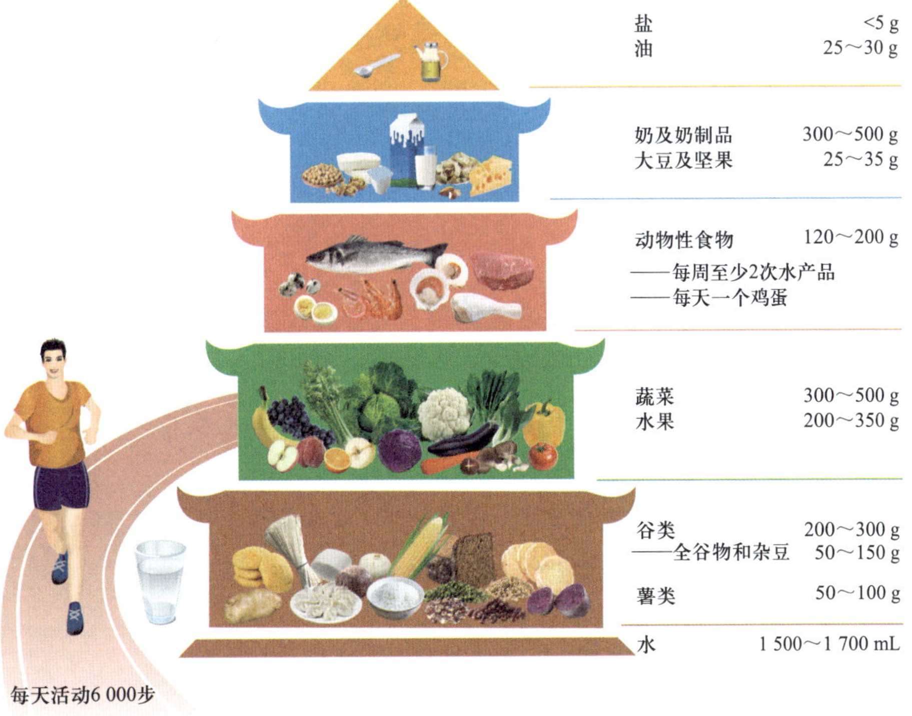

中国居民平衡膳食宝塔（2022）

青少年营养与膳食

合理营养可以促进青少年良好生长发育，增强身体免疫功能，提高学习能力和学习成绩，降低患营养相关性疾病的风险。青少年往往追崇饮食时尚，自我意识增强，关注自身形象与体形，在这个时期培养健康的饮食行为就尤为重要，可受益终身。

关键推荐

- 三餐合理，规律进餐，培养健康饮食行为。
- 多吃谷类，供给充足的能量。
- 保证鱼、肉、蛋、奶、豆类和蔬菜的摄入。
- 合理选择零食，足量饮水，不喝含糖饮料。
- 参加体力活动，避免盲目节食，保持适宜体重增长。
- 保证每天至少活动 60 min，增加户外活动时间。

据统计，许多青少年心血管已经发生病变，但自己丝毫没有察觉。高血压、高血脂、心肌梗死等心血管疾病，其病因可能在 18 岁之前就已经存在。除去先天因素外，过量食用煎炸快餐食品、长时间看电视与上网、以车代步、缺乏运动和吸烟酗酒等不良生活方式，为日后的发病埋下了隐患。

生活建议

青少年阶段是饮食习惯和生活方式形成的关键时期，学会合理选择和消费零食，将有助于增进身体健康。由中国疾病预防控制中心营养与健康所和中国营养学会编著的《中国儿童青少年零食指南 2018》提出了 6 条核心推荐：

- 吃好三餐，避免零食替代。
- 学习营养知识，合理选择零食，优选水果、奶类和坚果。
- 少吃高盐、高糖、高脂肪及烟熏油炸零食。
- 不喝或少喝含糖饮料，不饮酒。
- 零食新鲜、营养卫生。
- 保持口腔清洁，睡前不吃零食。

青少年在不影响正餐的前提下可以合理选择零食，见表 1-9。

表 1-9 零食的级别与选择

零食级别	食用频率	食物性质	食物种类
可经常食用的零食	每天食用	低脂、低盐、低糖类食物	水煮蛋，纯鲜牛奶，酸奶或奶制品，全麦饼干，水果，蒸、煮玉米，蒸红薯等
适当食用的零食	每周1~2次	含中等量脂肪、盐、糖类食物	黑巧克力、牛肉片、火腿肠、酱鸭翅、鱼片、蛋糕、葡萄干、鲜奶或水果冰激凌及咖啡或乳酸饮料等
限制食用的零食	每周不超过1次	含高糖、高盐、高脂肪类食物	棉花糖、奶糖、炸鸡块、膨化食品、巧克力派、方便面、奶油蛋糕、可乐、雪糕、冰激凌等

设计你的一日三餐

| 活动目标 |

掌握平衡膳食的八条准则，学会依其基本原则为自己设计有益健康的一日三餐。提升健康饮食的自觉意识，主动改变不健康的饮食习惯。

| 活动准备 |

（1）分组。将全班同学分成 8 组，每组对应平衡膳食的一条准则。

（2）预习。小组成员学习对应准则的“核心推荐”与“关键事实”，并分享生活中的体验或相关的案例。

| 活动过程 |

（1）分组展示学习成果。小组派一名代表陈述准则的核心内容，并分享与之相关的生活体验。

（2）现场记录。由一位同学以思维导图的形式在黑板上对八条准则内容要点做出记录。

（3）设计三餐。每位同学根据八条准则，设计自己明天的三餐安排。

早餐	午餐	晚餐	零食
我的早餐：	我的午餐：	我的晚餐：	我的零食：

是否符合以下准则：

- □食物多样，合理搭配
- □多吃蔬果、奶类、全谷、大豆
- □少盐少油，控糖限酒
- □会烹会选，会看标签
- □吃动平衡，健康体重
- □适量吃鱼、禽、蛋、瘦肉
- □规律进餐，足量饮水
- □公筷分餐，杜绝浪费

自我点评：

教师点评：

第3课 食源性疾病及预防

生活情境

小明放学后经常会在学校附近的小商店和路边摊购买零食。一天放学回家路上，他看到路边有卖榨好的甘蔗汁，忍不住嘴馋，就买了一杯喝。回到家不久，小明的肚子就开始疼了起来，而且越来越疼。妈妈赶紧带他去了医院。

食源性疾病是指通过摄食方式进入人体内的各种细菌、病毒、有毒化学物质等致病因子引起的一类疾病，一般包括食物过敏和食物中毒。其中，食物中毒包括细菌性食物中毒、真菌毒素和霉变食物中毒，以及有毒动植物中毒。

食物过敏

食物过敏是食用某种食物后引起的消化系统内或全身性变态反应。青少年对食物过敏的概率比成人高出3倍，原因主要是青少年的免疫系统还未发育完全。

任何食物食用后都有可能引起过敏。引起过敏的常见食物主要有7种，包括鸡蛋、牛奶、小麦、花生、坚果（如榛子、胡桃、杏仁、腰果）、黄豆以及海鲜。

我国食品安全国家标准《预包装食品标签通则》（GB 7718—2011）规定，对能够产生过敏的食品及其制品，如果用作配料，宜在配料表中使用容易辨识的名称，或在配料表邻近的位置加以提示。

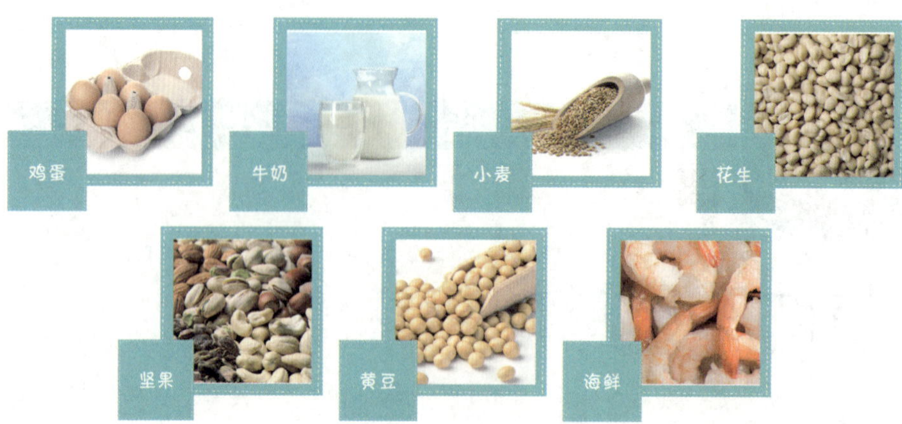

引起过敏的常见食物

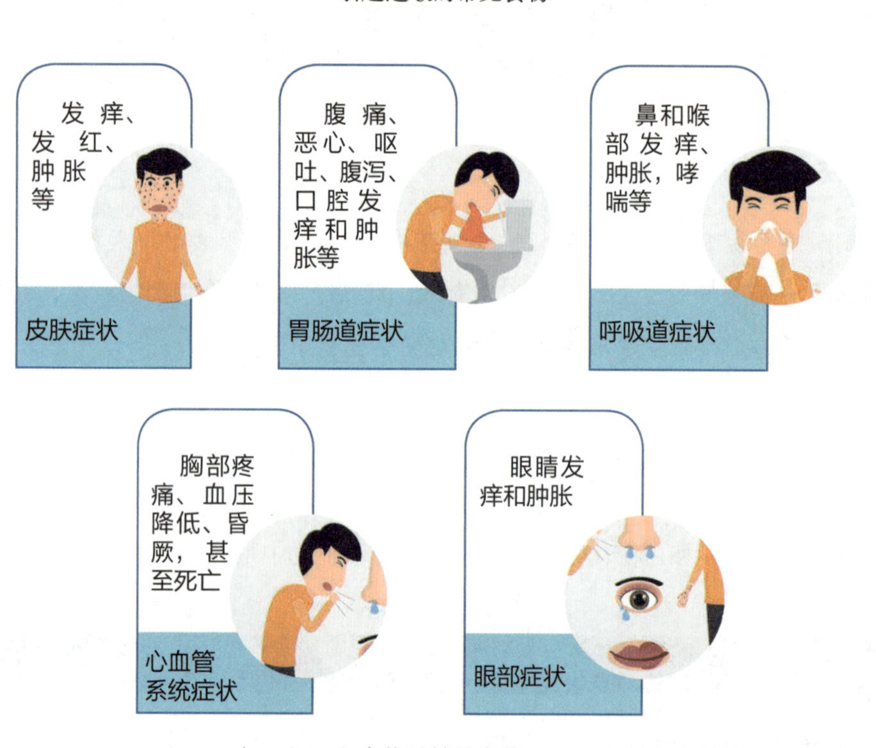

食物过敏的症状

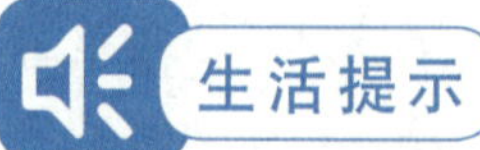

生活提示

在购买预包装食品时，要仔细阅读标签选择食物。如对食物有疑问，应向食品供应商查询。外出就餐时，应对食物供应者清楚说明自己的情况和需要，进食后如感到不适应立即就医。

配料表

配料表：小麦粉，食用葡萄糖，淀粉，脱脂乳粉，香橙粉（添加量 1%），酵母，矿物质（碳酸钙，焦磷酸铁，葡萄糖酸锌），维生素（醋酸维生素 A，胆钙化醇，盐酸硫胺素）。

致敏物质提示：本产品含有小麦粉、豆制品及乳制品。

细菌性食物中毒

细菌性食物中毒是指因吃了被致病性细菌或其产生的毒素污染的食品而引起的中毒。在各类食物中毒中，细菌性食物中毒是最常见的。细菌性食物中毒主要包括沙门菌食物中毒、副溶血性弧菌食物中毒、金黄色葡萄球菌食物中毒、肉毒梭菌食物中毒等。

1. 沙门菌食物中毒

沙门菌是食物中毒中最常见的致病细菌。沙门菌引起的食物中毒在夏天和秋天比较容易发生。动物性的食品，如猪肉、牛肉、羊肉、鸡蛋等容易被沙门菌污染，人食用了被沙门菌污染而未煮透的猪肉、羊肉、牛肉、鸡蛋等食品即可引起中毒。牛奶、羊奶也可以被沙门菌污染，食用未彻底消毒的牛奶、羊奶会引起中毒。

沙门菌食物中毒的症状主要表现为头痛、恶心、呕吐、腹痛、腹泻，病人体温可达 38 ℃以上，经住院治疗后预后良好。

生活提示

在日常生活中有很多方法可以预防沙门菌引起的食物中毒。沙门菌不耐高温，在 100 ℃时会立即死亡，70 ℃时经 5 min、60 ℃时经 15～30 min 即可被杀死。所以，彻底加热食物可以很好地预防沙门菌引起的食物中毒。例如，烹调肉类食物时深部温度须达到 80 ℃以上，食用生牛奶前需要将生牛奶加热煮沸。

2. 副溶血性弧菌食物中毒

副溶血性弧菌食物中毒是指食用了被副溶血性弧菌污染的食物引起的食物中毒。副溶血性弧菌主要存在于近岸海水、海底沉积物，以及鱼、贝类等海产品中，其中海产品带菌率可达 90% 以上。以墨鱼、带鱼、黄花鱼、虾、蟹、贝等最为多见；其次是盐渍食品，如咸菜、腌制的肉禽类食品等。

海鲜的品种繁多，人们多是将它们煮熟后再食用。但在生活中也有一部分人会生吃海产品或者吃一些未熟透的海产品。人食用了生的或者未煮熟透的海产品后容易引起中毒。我国沿海地区是副溶血性弧菌食物中毒的高发地区，7—9 月是高发时期，男女老幼均可发病，以青壮年为主。副溶血性弧菌食物中毒起病急、发热不高，主要症状有腹痛、腹泻、呕吐，大便为洗肉水样便，有时脓血便，病程 1～7 天，多可康复。

生活提示

你知道如何预防副溶血性弧菌食物中毒吗？其实很简单，在日常生活中，鱼、虾、蟹、贝等海产品应煮熟再食用，不要吃生的海产品。如果要生吃海产品，则一定要清洗干净，并在食醋中浸泡 10 min 后再食用。

3. 金黄色葡萄球菌食物中毒

金黄色葡萄球菌在自然界广泛存在，在人体的呼吸道、皮肤上都能找到，容易污染肉及肉制品、蛋及其制品、乳及乳制品、糕点、剩饭剩菜等食品。当人们食用了被金黄色葡萄球菌产生的大量肠毒素污染的食物后就会引起中毒。

生活提示

金黄色葡萄球菌在被它污染的食物中容易生长繁殖，完全破坏金黄色葡萄球菌产生的肠毒素需 100 ℃加热 2 h。所以，预防金黄色葡萄球菌食物中毒，应纠正不良饮食习惯，不要吃一些不干不净、不新鲜的食物，尤其不要食用放置时间较长的剩饭剩菜。

4. 肉毒梭菌食物中毒

肉毒梭菌也称肉毒杆菌，在自然界分布广泛，土壤中常可检出，偶尔也存在于动物粪便中。

肉毒梭菌食物中毒主要是由肉毒梭菌产生的肉毒毒素引起。肉毒毒素是一种强烈的神经毒素，为目前已知在天然毒素中毒性最强烈的生物毒素。引起肉毒梭菌食物中毒的食品主要以家庭自制的植物性发酵食品多见，如臭豆腐、豆瓣酱等，由瓶装罐头类食品、腊肉、酱菜和凉拌菜等引起的中毒也时有报道。人感染肉毒梭菌后会出现视觉模糊、呼吸困难、肌肉乏力等症状，病情严重可能导致死亡。

生活提示

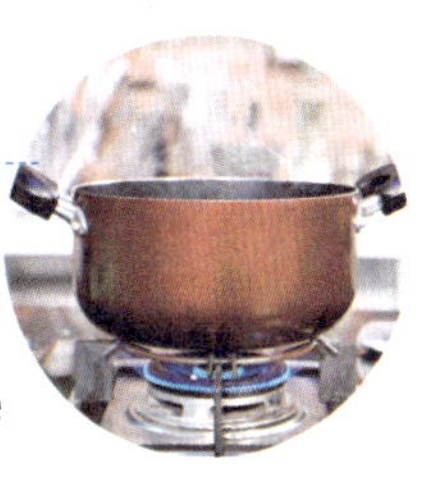

肉毒毒素不耐热，为确保食物中的细菌全部被杀灭，关键是加热要彻底。一般来说，食用家庭自制发酵食品时应彻底蒸煮原料，加热温度 100 ℃，并持续 10～20 min。

真菌毒素和霉变食物中毒

真菌毒素和霉变食物中毒是指食用被真菌污染的霉变食物而引起的食物中毒，主要包括赤霉病麦食物中毒、霉变甘蔗中毒、酵（臭）米面食物中毒、麦角食物中毒等。

1. 赤霉病麦食物中毒

赤霉病麦粒从外观上看颜色灰暗、带红谷皮皱缩，并有胚芽发红的特征。赤霉病谷物中含有毒素，食用后会引起中毒。中毒症状主要有恶心、呕吐、腹痛、腹泻、头昏、头痛等，少数病人伴有发烧、畏寒。个别重病例四肢酸软，步态不稳，形似醉酒，故也被称为“醉谷病”。

2. 霉变甘蔗中毒

作为一种清甜多汁的水果，甘蔗一直很受人们的欢迎，选购时要避免购买霉变的甘蔗。甘蔗霉变后会产生一种神经毒素，进入人体后短时间内即引起中枢神经系统损伤，出现脑水肿、头痛，重者抽搐、四肢强直、足呈鸡爪样、瞳孔放大，可导致缺血、呼吸衰竭死亡，部分患者可能留下语言、运动障碍等后遗症。

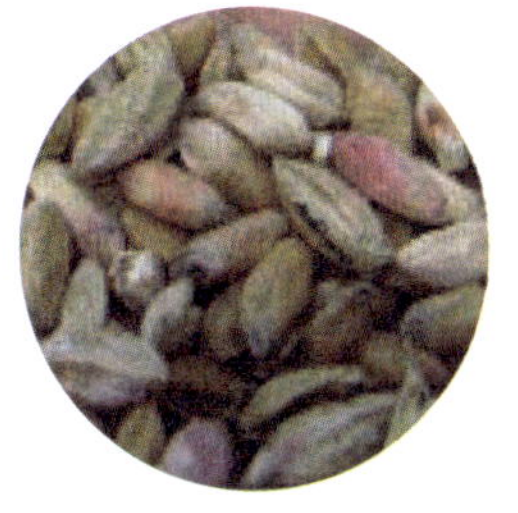

赤霉病麦粒

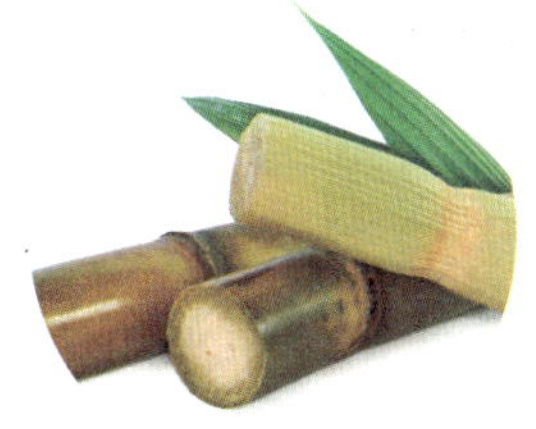

霉变甘蔗

生活提示

选购甘蔗时，不要选择颜色发红或带有暗褐色的甘蔗。食用甘蔗时，若吃起来有些发糠，则不宜食用。

榨好的甘蔗汁能不能喝？新鲜没有霉变的甘蔗，现榨的甘蔗汁是可以喝的。若甘蔗霉变，则不可饮用。因此，想喝甘蔗汁最好是自己挑选新鲜的甘蔗。

3. 酵（臭）米面食物中毒

酵米面又称臭米面，是历史上流传下来的一种粗粮细做的自制食物。即在夏秋季节将玉米、高粱米、小米等浸泡发酵后，经过水洗、磨浆、过滤、晾晒后磨成粉，北方多以酵米面制作臭碴子、酸汤子、格格豆等，南方多为糯玉米泡制后做成汤圆。

酵米面食物中毒一年四季均可发生，多发生在6—9月，其中以7、8月最多。进食变质银耳也会发生同类中毒。

生活提示

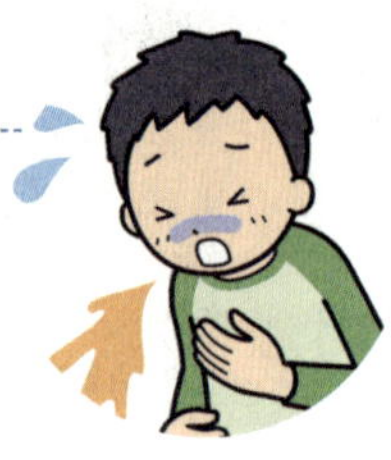

发生酵米面中毒后应该怎么办？出现中毒症状后马上用手指、筷子等刺激咽喉部催吐，并进行洗胃和导泻，尽早、尽快地排除毒物。凡是吃过同种食品的人，不论是否发病，一律送医院检查治疗。

4. 麦角食物中毒

麦角是麦角菌侵入小麦谷壳内形成的黑色和轻微弯曲的菌核，菌核是麦角菌的休眠体。在收获季节如碰到潮湿和温暖的天气，谷物很容易受到麦角菌的污染。

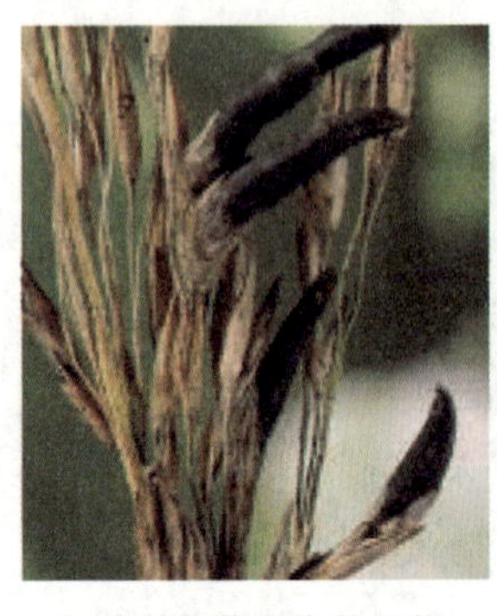

受麦角菌污染的谷物

麦角中毒可分为坏疽性麦角中毒和痉挛性麦角中毒。坏疽性麦角中毒的症状包括剧烈疼痛、肢端感染、肢体出现灼焦和发黑等坏疽症状，严重时可出现断肢；痉挛性麦角中毒的症状是神经失调，出现麻木、失明、瘫痪和痉挛等症状。

麦角引发的中毒多发生在雨水较多的季节，一般在谷物收获后的几个月内因食用麦角污染的谷物制成的食品而中毒。不要食用被麦角污染的谷物制成的食品。

有毒动植物中毒

有毒动植物中毒是指一些动植物本身含有某种天然有毒成分，或由于贮存条件不当形成某种有毒物质被人食用后引起中毒。自然界中有毒的动植物种类很多，所含的有毒成分复杂，常见的有毒动植物中毒包括河豚中毒、高组胺鱼类中毒、贝类中毒、毒蕈中毒、发芽马铃薯中毒、四季豆中毒、豆浆中毒等。

1. 河豚中毒

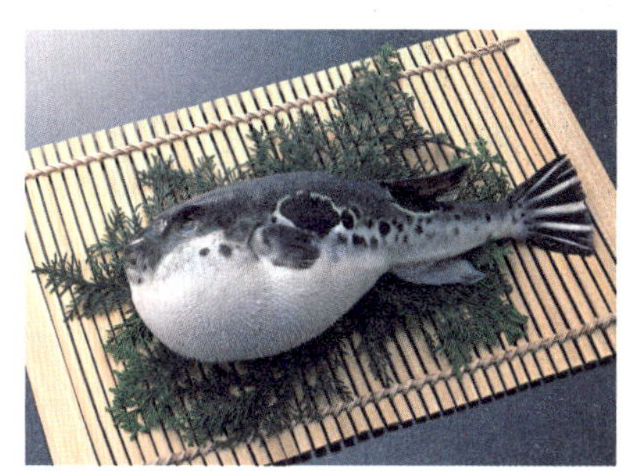

“竹外桃花三两枝，春江水暖鸭先知。蒌蒿满地芦芽短，正是河豚欲上时。”苏东坡这首脍炙人口的诗，让河豚的美味流传至今。俗话说“三月河豚九月蟹”，河豚虽含有剧毒，却因为肉质鲜美，一直被“吃货”们视为舌尖上的惊险美味。事实上，每年因吃河豚而中毒身亡的事例不在少数。

2016 年 5 月 22 日，某市发生了一起河豚中毒事件。当事人冯某于 5 月 22 日晚 6 时从集贸市场鱼档购买河豚后至某食府进行加工处理，食用后即出现了中毒状况，陷入昏迷，随即被送往医院进行急救。到达医院时，冯某已经没有了自主呼吸，经抢救无效，因中毒过深于 24 日晚 9 时离世。

2018 年 1 月 18 日上午，某村村民在市场购买海鱼招待来访的亲戚，一起用餐者共 20 多人，进食 2 h 后相继出现中毒症状，其中 2 人于 3 h 后死亡。后证实为河豚毒素引起的中毒死亡。

河豚，学名河鲀，当遇到敌害时能吸水吸气使胸腹膨大如球，所以也被称为“气泡鱼”。河豚味道鲜美，有“鱼中之王”之称，但因其体内含有河豚毒素（毒性比剧毒物质氰化钠高 1 250 多倍），如果烹饪不当，会引起食物中毒。

河豚毒素主要分布于河豚的内脏、血液、皮肤等身体部位，河豚死后内脏毒素可渗入肌肉，而使本来无毒的肌肉也含毒。

人进食河豚若发生中毒，一般 2～3 h 后发作，出现头晕、恶心、呕吐、腹痛、腹泻症状，进而出现口唇及手、脚麻木，严重者可发生呼吸衰竭或全身衰竭。

生活提示

河豚最好还是不要吃，以免引起中毒。捕获有毒鱼类，应拣出装箱，专门固定存放。

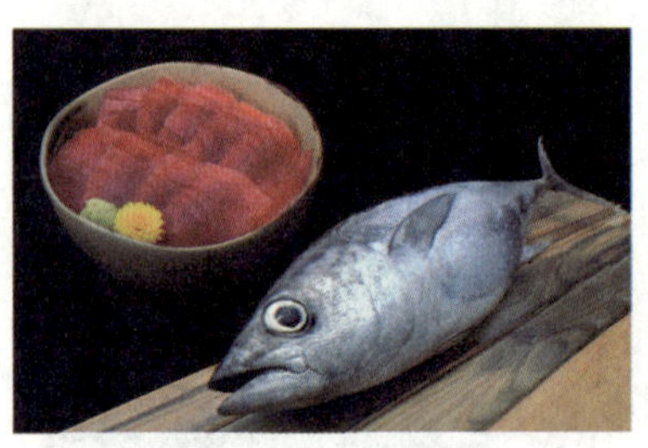

2. 高组胺鱼类中毒

鱼类引起的组胺中毒是指由于食用含有一定数量组胺的某些鱼类而引起的过敏性食物中毒。

鱼类引起的组胺中毒多发生在夏秋季。海产鱼类中的青皮红肉鱼，如鲐鱼、金枪鱼、鲣鱼、秋刀鱼、鲭鱼、沙丁鱼体内组氨酸含量较高。在被捕获后的一段时间，细菌会把鱼类中的组氨酸转变成组胺，当组胺积蓄到一定量时，进食后便使人产生中毒。腌制咸鱼时，原料不新鲜或腌得不透，含组胺较多，食用后也易引起中毒。

生活提示

为预防组胺中毒，应避免食用不新鲜或腐败变质的鱼类食品。对于易产生组胺的青皮红肉鱼类，在烹调前应采取一些去毒措施：首先应彻底刷洗鱼体，去除鱼头、内脏和血块，然后将鱼切成两半后用冷水浸泡几个小时；在烹调时加入少许醋，可使鱼中组胺含量下降 65% 以上。有过敏性疾病的患者，尽量避免食用这类鱼。

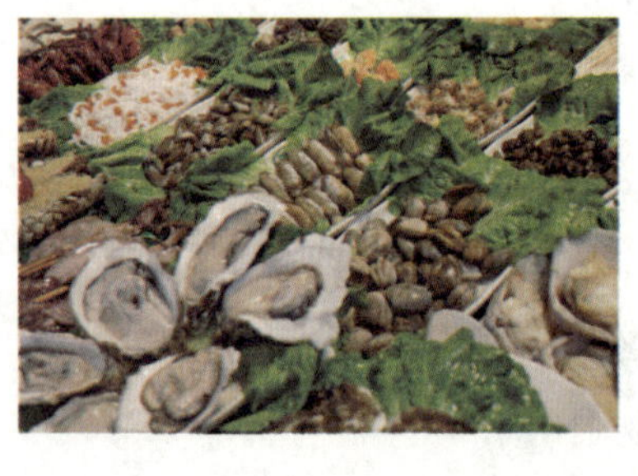

3. 贝类中毒

很多人都比较喜欢吃海鲜，尤其是贝类食物。可不要小看贝类中毒，它与普通的食物中毒有着很大区别，危险性更高。

贝类中毒是指由于食用某些含有毒素的贝类而引起的食物中毒。贝类本身不产生毒素，赤潮发生时，贝类大量摄食藻类，使得藻毒素在贝类体内累积，当毒素含量超过可食用的安全标准时，人们食用后则易发生中毒。

易引起中毒的常见贝类有贻贝、蛤类、螺类、牡蛎、扇贝等。中毒的症状以麻痹最为常见，主要表现为唇、舌、指尖麻木，腿、臂、颈部出现麻木，也可能出现运动失调。

一般通过颜色和气味并不能判断贝类是否已染毒。煎炒、水煮、高温、高压等常用的烹饪方法也不能完全破坏贝类毒素。所以，预防和及时对症治疗是减轻贝类毒素危害的主要方法。

生活提示

在购买贝类时，尽量去正规的超市或市场。沿海地区的居民不要在有毒赤潮预警期间“赶海”打捞或采食海产品。食用贝类时要去除消化腺等内脏，每次食用量不宜过多。食用后如出现恶心、呕吐、腹泻、四肢肌肉麻痹等症状，要立即赶往医院治疗。

4. 毒蕈中毒

蕈（xùn）又称蘑菇，属于真菌植物，它含有丰富的氨基酸、蛋白质，味道鲜美，是餐桌上的常见食材，很多人都喜欢吃。然而，食用有毒的蘑菇（毒蕈）会引起中毒。

引起中毒的蘑菇通常具备以下特征：

◇ 色泽鲜艳度高；

◇ 伞形蘑菇表面呈鱼鳞状；

◇ 蘑菇柄上有环状凸起物；

◇ 菇柄底部有不规则凸起物。

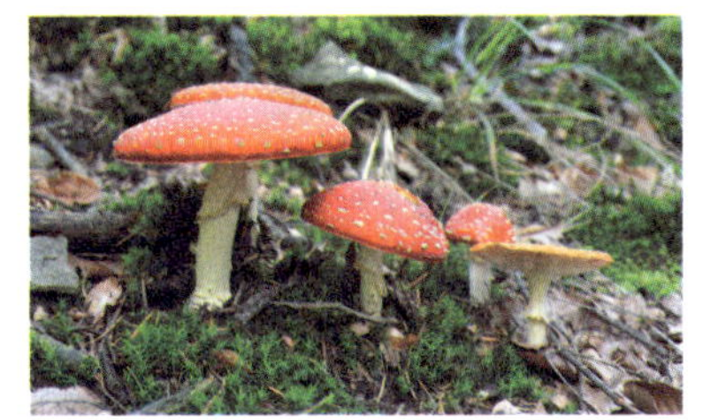

生活提示

蘑菇种类繁多，有毒蘑菇与无毒蘑菇不易鉴别。采摘食用野生蘑菇，误将毒蘑菇当成无毒蘑菇食用是发生毒蕈中毒的主要原因。切勿采摘自己不认识或未吃过的蘑菇。

5. 发芽马铃薯中毒

马铃薯俗称土豆、洋芋。马铃薯含有少量龙葵素，正常情况下不会引起中毒。如果存放时间长、温度较高，或有阳光直射，会使马铃薯发黑、发青、发芽或出现黑斑，龙葵素含量倍增，尤以芽、皮层内和腐烂处含量最高。烹调时并不能去除或破坏龙葵素，

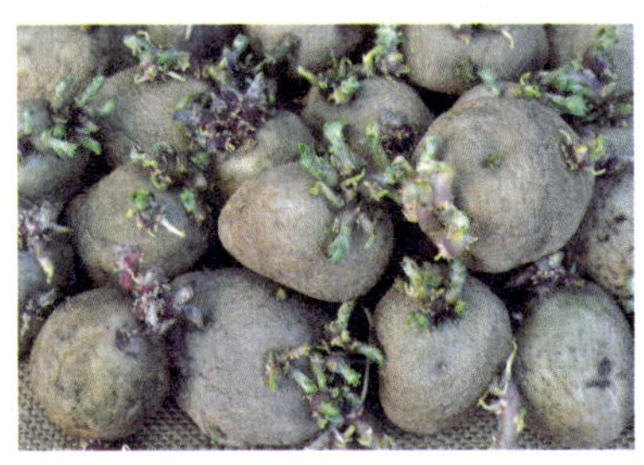

食用后就会发生中毒。

生活提示

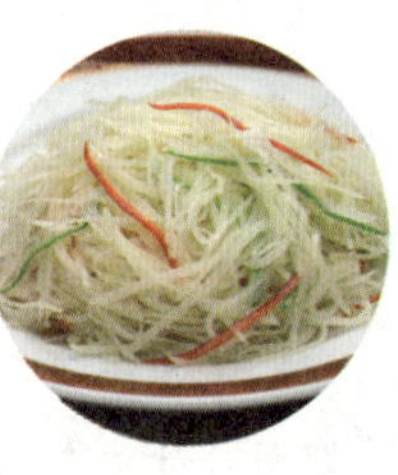

严重发黑、发青、发芽或出现黑斑的马铃薯应放弃食用。对于略有发芽的马铃薯，怎样吃才不会引起中毒？在食用时，应先削掉生芽的部位，再将土豆去皮并切成小块状或丝状，放冷水中浸泡半小时以上。或在烹调土豆时加入适量米醋，利用醋的酸性作用来分解龙葵素，起到解毒作用。

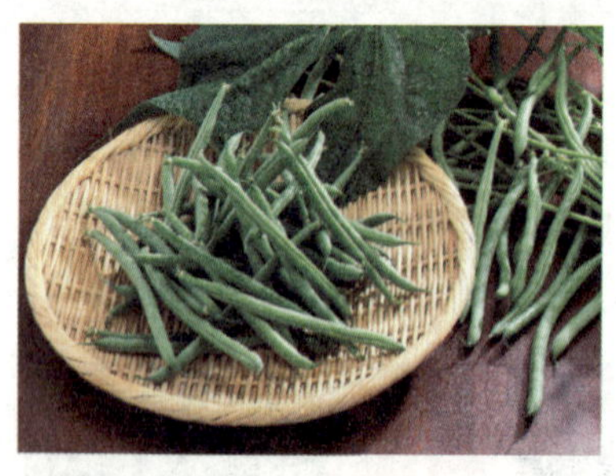

6. 四季豆中毒

四季豆又名扁豆、芸豆、刀豆、梅豆等，各地称呼有所不同，形状或相同或不同，也被称为菜豆、豆角。四季豆富含营养，味道清香，吃起来爽口，是许多家庭餐桌上的常备菜。但是，四季豆中含有皂苷、胰蛋白酶抑制剂、红细胞凝集素等有毒物质，如果烹饪时间不够，导致四季豆没有完全熟透，人们食用后就会出现恶心、呕吐、腹痛、腹泻等中毒症状。

生活提示

如何预防四季豆中毒？不买、不吃老的四季豆，烹调前将四季豆含毒素较多两头和豆荚摘掉，要把四季豆煮熟焖透，使其外观失去原有的生绿色，吃起来没有豆腥味。

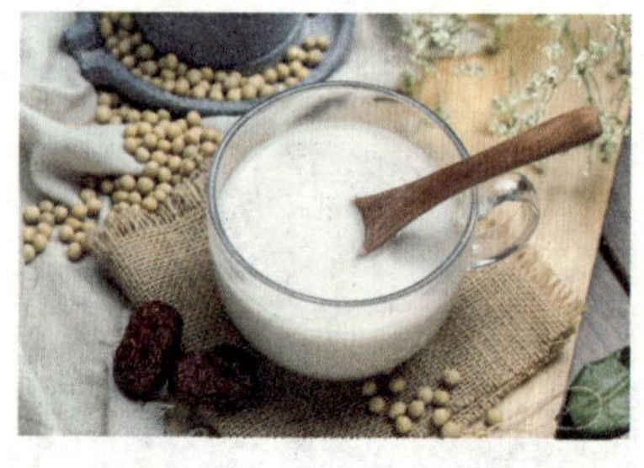

7. 豆浆中毒

豆浆是人们喜欢喝的一种富有营养的饮品，然而，喝豆浆也会引起中毒。如在喝过豆浆后的30 min至1 h内，食道和胃出现烧灼感，并伴有恶心、呕吐、头晕、头痛、腹泻等症状，即很可能是豆浆中毒。

发生豆浆中毒是因为豆浆没有煮透。煮豆浆时，当第一次煮至沸腾，可减小火力，等泡沫全部消失后，继续再煮 5 min。但应注意，在烧煮过程中，中间不可再向里面加豆浆，以免生熟混杂。从饮食店买回来的豆浆，最好煮开再喝。

生活提示

饮用豆浆时不能冲入鸡蛋。因为鸡蛋清会与豆浆里的抗胰蛋白酶因子结合，从而不利于人体消化吸收。

不要空腹饮用豆浆。空腹饮用豆浆，豆浆里的蛋白质大都会在人体内转化为热量而被消化掉，影响蛋白质的摄入。

不要过量饮用豆浆。一次饮用豆浆过多，容易引起过食性蛋白质消化不良症，出现腹胀、腹泻等不适反应。

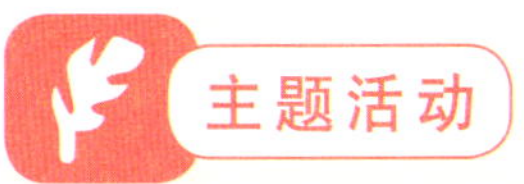

平衡膳食　健康人生

| 活动准备 |

完整记录自己 7 天里摄入的所有食品种类、数量。

| 活动过程 |

5～10 名学生为一组，采用随机方式，交换各自的饮食记录，使每名学生拿到一份匿名的他人的饮食记录。找出这份饮食记录中不健康的饮食习惯，与组员分享、讨论。组长进行记录，并选派一名代表在全班做总结发言。

| 活动总结 |

现代社会中，很多人因为有着不良的饮食习惯而导致了一些疾病，轻者对身体造成一些伤害，重者患病。健康是一个人生存的基础，有人曾把健康比作“1”，事业、地位、家庭等就是它后面的“0”，只有把这个“1”写好了，后面的“0”才能体现其应有的价值。

	早餐	午餐	晚餐	零食
第一天				
第二天				
第三天				
第四天				
第五天				
第六天				
第七天				
自我点评				
他人点评				

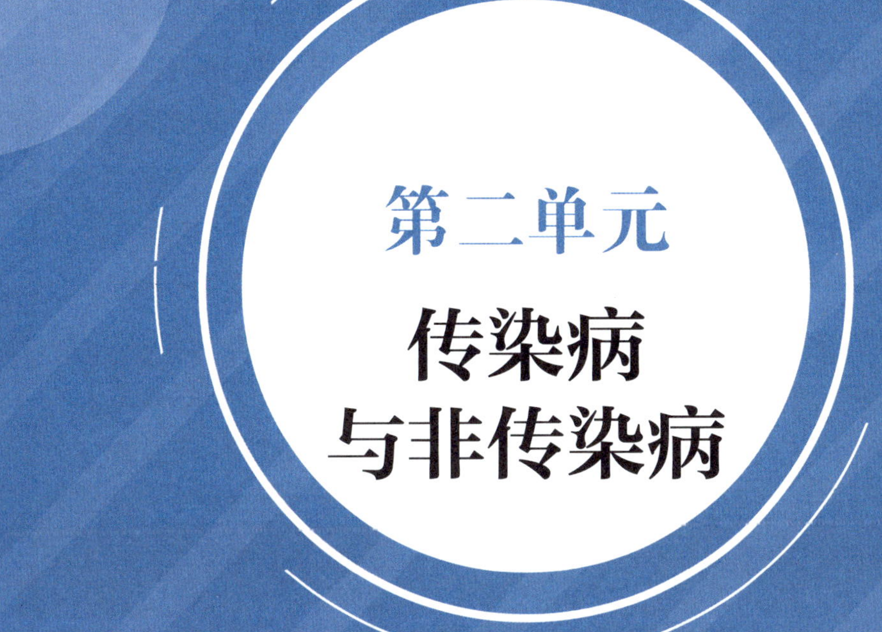

第二单元

传染病与非传染病

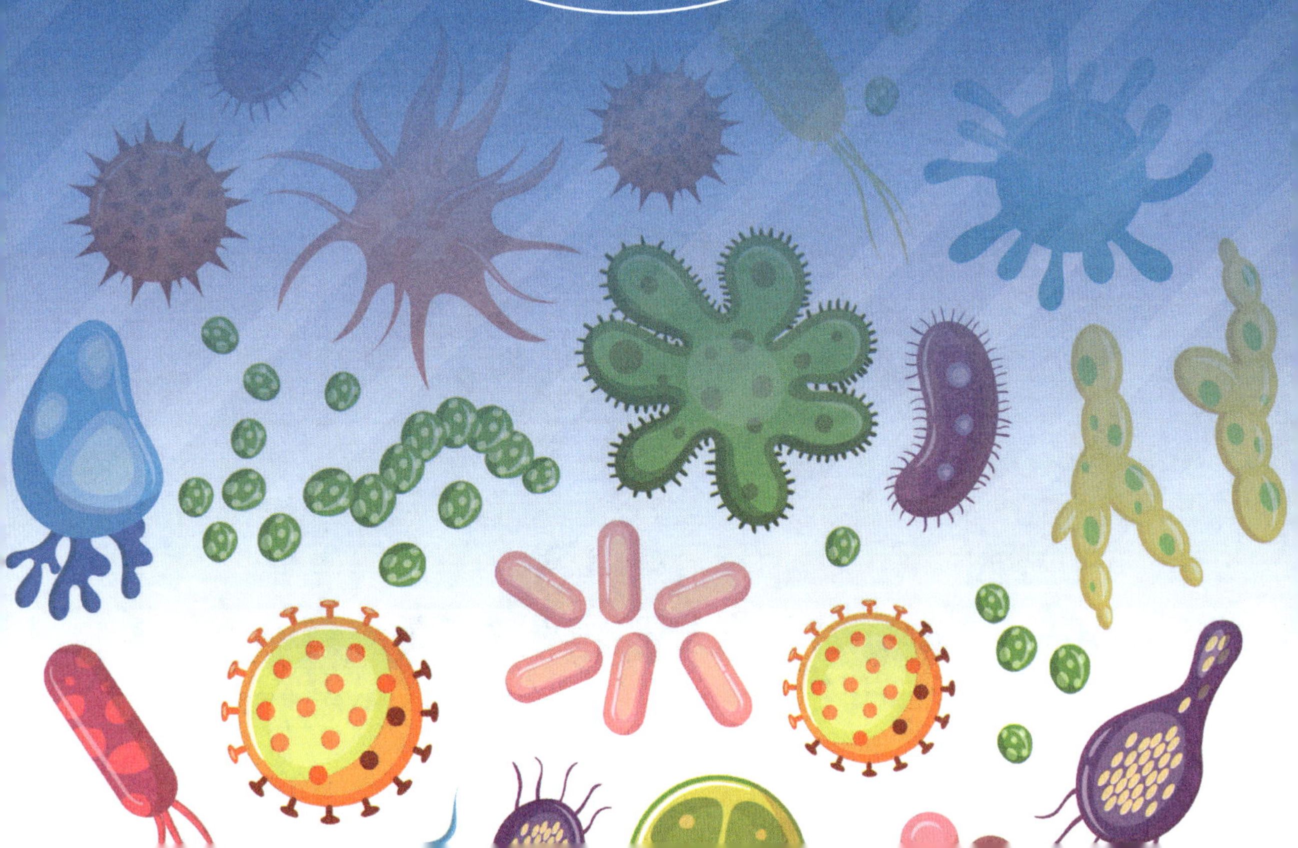

在人类有历史记载以来直到20世纪中叶，传染病一直是导致人类死亡的主要疾病。公共卫生是传染病公认的头号克星，为人类征服传染病立下汗马功劳。1980年，人类成功地消灭了天花；1988年，全球启动消灭脊髓灰质炎行动，至今大多数国家已实现无脊髓灰质炎的目标。伴随着已知传染病的减少，新发传染病层出不穷。据世界卫生组织统计，20世纪70年代以来，全球共出现40多种新发传染病。全球每年死于传染病的人数约占总死亡人数的25%，主要发生在非洲等发展中国家。病毒性肝炎、感染性腹泻、流感、艾滋病等传染性疾病仍然是我国主要的公共卫生问题。直至20世纪后期，随着社会经济的发展，人民生活水平的提高，加之增大的社会压力，全球人类死因谱的前十大原因发生了明显的改变，从以传染病为主逐步过渡到以非传染性疾病为主。由此，非传染性疾病（又称慢性病）悄然成为人类健康的“杀手”。在我国，以心脑血管疾病为代表的慢性病发病率呈逐年上升趋势，甚至日趋年轻化。慢性病病因复杂、病程长，多数需要长期甚至终身治疗，严重影响我国居民健康和生活质量，已然成为重要的公共卫生问题。本单元主要介绍常见的传染病和非传染病的基本特征、发生条件、症状体征以及防治措施，使同学们能够知晓传染病与非传染病的防治常识，维护自身身体健康。

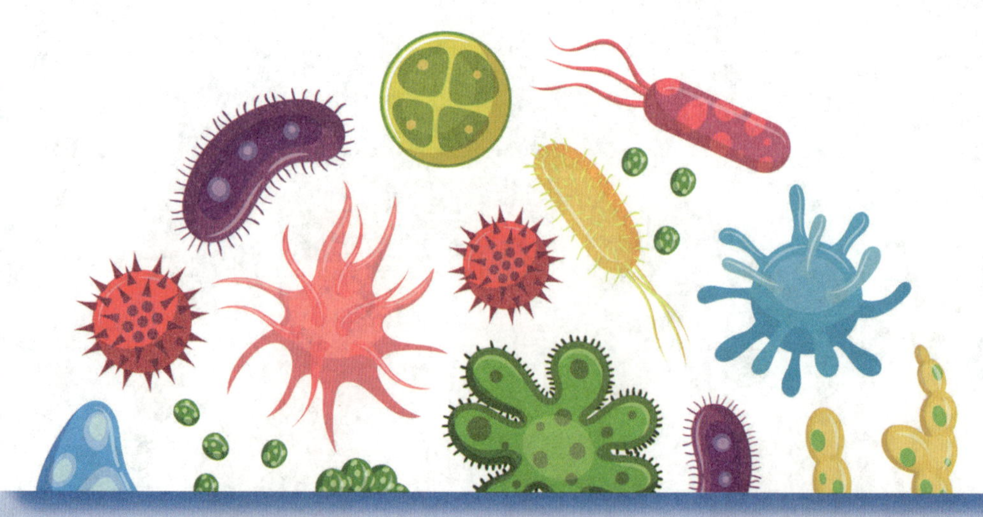

第4课 常见传染病及预防

生活情境

兰兰暑假期间出现咳嗽症状，她并未在意，也没有去医院。开学后，她的咳嗽症状始终没有缓解，并且还出现了低热、乏力、盗汗，整个人都消瘦了。有一天她玩得比较晚才休息，半夜咳嗽时甚至出现了咳血的症状。兰兰有可能患了哪种疾病，她现在应该怎样做？

21世纪以来，几次新发传染病的流行告诫人们，人类与传染病的斗争远没有结束。

什么是传染病？

传染病是指由特异病原体（或它们的毒性产物）感染宿主个体（如人体）后产生的有传染性的、在一定条件下可造成流行的疾病。

1. 传染病发生的两个条件

传染病发生有两个最基本的条件，即病原体和宿主。

病原体：病原体是指能够引起宿主致病的各种生物体，包括病毒、细菌、真菌和寄生虫等。

宿主：宿主是指在自然条件下被病原体寄生的人或动物。

当机体具有充分的免疫能力时，则病原体难以侵入、生存或繁殖，即不能导致感染和发病；反之则发生感染甚至发病。

常见传染病病原体的基本特征见表 2-1。

表 2-1 常见传染病病原体的基本特征

强度	传染力	致病力	毒力
高	天花、麻疹、水痘	天花、狂犬病、麻疹、普通感冒、水痘	狂犬病、天花、结核、麻风
中	风疹、腮腺炎、普通感冒	风疹、腮腺炎	脊髓灰质炎、麻疹
低	结核	脊髓灰质炎、结核	麻疹、水痘
极低	麻风	麻风	风疹、普通感冒

2. 传染病流行的三个环节

传染病在人群中发生流行的过程需要三个环节：传染源、传播途径和易感人群。三个环节相互依赖、相互联系，缺少一个环节即可使传染病不发生流行或终止流行。

◇ 传染源

传染源主要包括病人、病原携带者和受感染的动物。

病人：病人体内通常存在大量病原体，又具有利于病原体输出的临床症状，如咳嗽、腹泻等。因此，病人是最重要的传染源。

病原携带者：没有任何临床表现而能排出病原体的人。

根据病原体的不同可以分为带菌者、带毒者和带虫者。

根据携带状态和疾病分期可以分为潜伏期病原携带者、恢复期病原携带者和健康病原携带者。

受感染的动物：人类的某些传染病是由动物传播造成的。这类疾病的病原体在自然界的动物间传播，也称动物传染病。

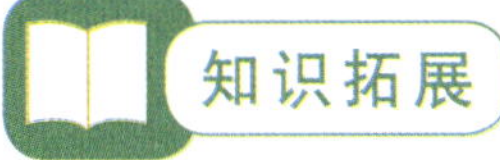

动物传染病在一定条件下可以传染给人，所致疾病称为自然疫源性疾病或人兽共患病，如鼠疫、森林脑炎、钩端螺旋体病、狂犬病、炭疽、血吸虫病等。

通常，人兽共患病可根据传染源不同分成四种：

（1）以动物为主的人兽共患病，也称自然疫源性疾病，这种病不会导致人传人的现象，如狂犬病。

（2）以人为主的人兽共患病，比如人型结核。

（3）人兽并重的人兽共患病，人兽之间互为传染源，如日本血吸虫病。

（4）真性人兽共患病，需在人和动物体内协同完成缺一不可，如绦虫病。

◇ 传播途径

病原体离开传染源到达另一个易感者的途径称为传播途径，同一种传染病可有多种传播途径，见表 2-2。

表 2-2 传染病的主要传播途径

传播途径	分类
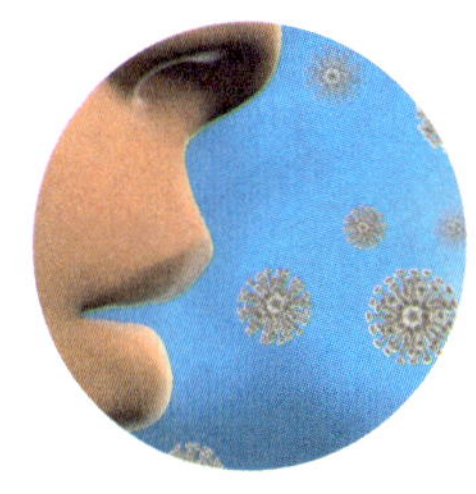 呼吸道传播：易感者吸入时获得感染	经飞沫传播：如流行性感冒、百日咳等，该传播途径对环境抵抗力较弱，只累及传染源周围的密切接触者
	经飞沫核传播：通常以气溶胶的形式飘扬到远处，在空气中存留较长时间，比如结核杆菌、白喉杆菌、新型冠状病毒
	经尘埃传播：即含有病原体的飞沫或分泌物落在地面，干燥后形成带毒尘埃，易感者吸入后被感染。如对外界抵抗力较强的病原体，包括结核杆菌和炭疽杆菌的芽孢等

续表

传播途径	分类
消化道传播： 易感者饮食时获得感染	**经水传播：** 肠道传染病的主要传播途径，如霍乱
	经食物传播： 肠道传染病、某些寄生虫病、少数呼吸道疾病的传播方式，如甲肝
接触传播： 易感者直接或间接接触病原体时获得感染	**直接接触：** 如性病、狂犬病
	间接接触： 通过日常生活传播，如共用餐具、公共卫生间等
虫媒传播： 易感者被受感染的节肢动物叮咬时获得感染	**机械携带：** 如伤寒、痢疾，其致病菌通过在苍蝇、蟑螂中的存活期传播疾病
	生物性传播： 如疟疾，通过蚊虫传播

除了呼吸道传播、消化道传播、接触传播和虫媒传播，传染病还可通过血液、体液传播，以及发生垂直传播（母婴传播）。

◇ 易感人群

有可能发生传染病感染的人群称为易感人群。换言之，易感人群就是对某些传染病的病原体不具备免疫力的人群。

人群作为一个整体对传染病的易感程度称为人群易感性。人群易感性的高低取决于该人群中易感个体所占的比例。

如何降低人群易感性？

（1）计划免疫。计划免疫即预防接种。预防接种可提高人群对传染病的特异性免疫力，是降低人群易感性的重要措施。

预防接种是指将抗原或抗体注入人体，使人体获得对某种疾病的特异性抵抗力，从而保护易感人群，预防传染病的发生。目前，通过有效的疫苗和疫苗免疫计划，已成功地消灭了曾经是人类传染病头号杀手的天花。我国部分儿童及成人预防接种疫苗见表 2-3。

（2）感染后免疫。感染后免疫是指传染病流行后大多数易感者会因为发病或者隐性感染而获得免疫力，从而使整个人群的免疫力提高，降低易感性。

表 2-3　我国部分儿童及成人预防接种疫苗

部分儿童基础疫苗		部分成人疫苗	
疫苗名称	预防疾病	疫苗名称	预防疾病
卡介苗	结核	甲型流感疫苗	甲型流行性感冒
脊髓灰质炎活疫苗	脊髓灰质炎	人用狂犬病疫苗	狂犬病
百白破混合制剂	百日咳、白喉、破伤风	甲肝减毒活疫苗	甲型肝炎
麻疹疫苗	麻疹	鼠疫疫苗	鼠疫
乙型肝炎疫苗	乙型肝炎	炭疽疫苗	炭疽病
乙脑疫苗	流行性乙型脑炎	布式菌苗	布鲁氏菌病
流脑疫苗	流行性脑脊髓膜炎	霍乱疫苗	霍乱

3. 传染病的分类

1989 年，我国颁布了《中华人民共和国传染病防治法》（以下简称《传染病防治法》），将传染病分为甲、乙、丙三大类，后分别经 2004 年和 2013 年修订。2020 年 1 月，国家卫生健康委员会将新型冠状病毒肺炎纳入乙类传染病，后更名为新型冠状病毒感染。2023 年 9 月，猴痘被纳入乙类传染病。

◇ **甲类传染病** 鼠疫、霍乱，共2种。

◇ **乙类传染病** 传染性非典型肺炎、病毒性肝炎、脊髓灰质炎、人感染高致病性禽流感、艾滋病、麻疹、流行性出血热、狂犬病、流行性乙型脑炎、登革热、炭疽、细菌性和阿米巴性痢疾、肺结核、伤寒和副伤寒、流行性脑脊髓膜炎、百日咳、白喉、新生儿破伤风、猩红热、布鲁氏菌病、淋病、梅毒、钩端螺旋体病、血吸虫病、疟疾、人感染H7N9禽流感、新型冠状病毒感染、猴痘，共28种。

◇ **丙类传染病** 流行性感冒、流行性腮腺炎、风疹、急性出血性结膜炎、麻风病、流行性和地方性斑疹伤寒、黑热病、包虫病、丝虫病，以及除霍乱、细菌性和阿米巴性痢疾、伤寒和副伤寒以外的感染性腹泻病、手足口病，共11种。

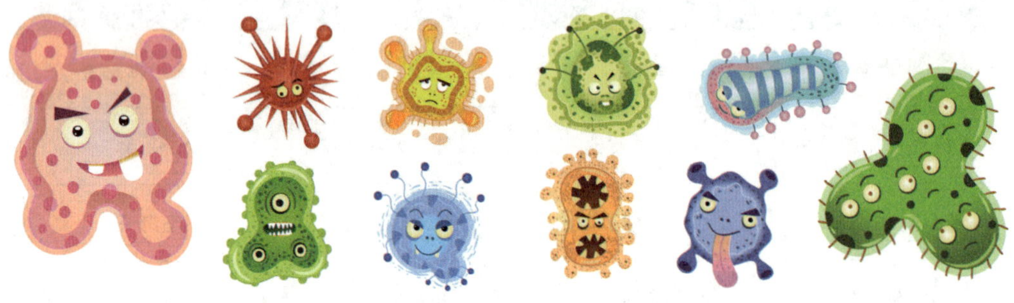

知识拓展 甲类传染病是指对人体健康和生命安全危害特别严重，可能造成重大经济损失和社会影响，需要采取强制管理、强制隔离治疗、强制卫生检疫措施，控制疫情蔓延的传染病。

乙类传染病是指对人体健康和生命安全危害严重，可能造成较大经济损失和社会影响，需要采取严格管理、落实各项防控措施，降低发病率、减少危害的传染病。

丙类传染病是指常见多发、对人体健康和生命安全造成危害，可能造成一定程度的经济损失和社会影响，需要监测管理、关注流行趋势、控制暴发流行的传染病。

几种常见传染病及预防

1. 甲型肝炎

◇ 病原体

甲型肝炎病毒是甲型肝炎的病原体。

◇ 流行病学特点

甲型肝炎的感染率与居住条件、卫生习惯及教育程度有密切关系，农村高于城市，发展中国家高于发达国家。

传染源：甲型肝炎无病毒携带状态，传染源为急性期患者和隐性感染者，后者数量远较前者多。

传播途径：甲型肝炎主要经粪口途径传播。粪便污染饮用水源、食物、物品等，易感者接触这些被污染物，未经洗手触摸口部或进食，可引起感染。

易感人群：甲型肝炎抗体阴性者均为易感人群。6个月以下的婴儿有来自母亲的抗体而不易感；出生6个月后，婴儿血中抗体逐渐消失而成为易感者。在我国，幼儿、儿童、青少年易感染，以隐性感染为主。感染后可产生持久免疫。

◇ 症状体征

甲型肝炎的潜伏期一般为2～6个星期，主要引起急性肝炎，一般不转为慢性。

急性肝炎起病较急，常有畏寒、发热、全身乏力、食欲缺乏、恶心、呕吐、腹胀、肝区痛、肝大、有轻压痛及叩痛等急性感染症状。急性黄疸型肝炎临床经过较为明显的黄疸前期、黄疸期、恢复期三期，总病程2～4个月。急性无黄疸型肝炎除无黄疸外，其他临床表现与黄疸型相似，恢复较快，病程多在3个月内。有些病例无明显症状，易被忽视。

◇ 治疗与预防

急性肝炎一般为自限性，多可完全康复，预后良好，病死率约为0.01%。患者需有足够的休息、合理的饮食（清淡易消化），遵医嘱服用适当药物，避免饮酒、过劳和服用损害肝脏药物。药物一般以对症支持治疗（控制发热、呕吐、疼痛等症状的药物）为主。

（1）控制传染源。应禁食可疑食物，如未煮熟的毛蚶、蛤蜊，禁用污染水。急性患者应配合医务工作者进行隔离治疗直至病毒消失。

（2）切断传播途径。防止病从口入，做好生活环境和个人卫生的管理及消毒等工作。

（3）保护易感人群。可通过注射甲肝疫苗实现自我防护。

知识拓展

目前我国使用的甲肝疫苗有甲肝纯化灭活疫苗和减毒活疫苗两种类型。灭活疫苗的成分是灭活后纯化的全病毒颗粒，减毒活疫苗的成分以减毒的活病毒为主。

减毒活疫苗水针剂价格低廉，保护期限5年以上，但疫苗稳定性较差；冻干减毒活疫苗的灭活疫苗抗体滴度高，保护期可持续20年以上，病毒被充分灭活，安全性有充分保障。

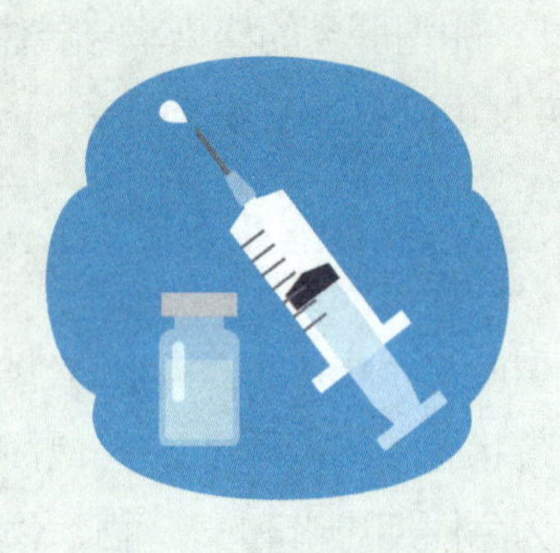

2. 乙型肝炎

◇ 病原体

乙型肝炎病毒是乙型肝炎的病原体。

◇ 流行病学特点

传染源：主要是急、慢性乙型肝炎患者和病毒携带者。急性乙型肝炎患者在潜伏期末及急性期有传染性。

传播途径：含乙型肝炎病毒的体液或血液进入人体。

（1）**母婴传播。**在我国，母婴传播是乙型肝炎重要的传播途径，人群中乙型肝炎表面抗原阳性的乙肝携带者中约30%以上是由母婴传播造成。乙型肝炎表面抗原是人体感染乙肝病毒的标志之一。

（2）**血液、体液和性接触传播。**微量污染乙型肝炎的血液进入人体都可能造成感染，如输血、注射、手术、针刺、共用剃刀和牙刷、血液透析、器官移植等均可传播。密切的生活接触、性接触等亦是乙型肝炎感染的可能途径。

易感人群：乙肝表面抗体阴性者均为易感人群。婴幼儿期是获得乙型肝炎感染的最危险时期。新生儿通常不具有来自母体的先天性抗体，因而普遍易感。

◇ 症状体征

乙型肝炎的潜伏期一般为1～6个月，成年急性乙型肝炎患者约10%会转为慢性。

（1）急性肝炎临床表现。急性乙型肝炎起病相对较缓，仅少数有发热。主要症状为全身乏力、食欲缺乏、恶心、呕吐、腹胀、肝区痛、肝大、有轻压痛及叩痛等急性感染症状，并伴有肝功能改变。

（2）慢性肝炎临床表现。病程超过半年或发病日期不明确，有慢性肝炎症状，体征、实验室检查改变者。慢性肝炎依据病情可分为轻度、中度和重度。

轻度：常有乏力、头晕、食欲减退、厌油、尿黄、肝区不适、睡眠欠佳、肝稍大有轻触痛，可见轻度脾大。

中度：介于轻度和重度之间。

重度：有明显或持续肝炎症状，除轻度症状外，还伴有肝病面容、肝掌、蜘蛛痣、脾大等体征。

◇ 治疗与预防

急性乙型肝炎患者60%～90%可完全康复，10%～40%转为慢性或病毒携带状态。轻度慢性乙型肝炎患者一般预后良好；重度慢性乙型肝炎患者预后较差，可发展成肝硬化，少数可转为肝细胞癌。各型肝炎患者的治疗原则均为足够的休息、合理饮食，辅以适当药物，避免饮酒、过劳和服用损害肝脏药物。

（1）控制传染源。急性患者应进行隔离治疗直至病毒消失；慢性者和携带者需评估传染性大小；乙肝患者如果肝功能异常或病毒载量过高，尽量不要从事食品加工、饮食服务、托幼保育等工作。

（2）切断传播途径。养成良好的个人卫生习惯，接触患者后用肥皂和流动水洗手，拒绝不洁注射，孕妇及乳母需采取主动和被动免疫阻断母婴传播，不共用牙刷、剃须刀等。

（3）保护易感人群。易感者应尽可能接种乙型肝炎疫苗。新生儿应进行普种，与乙型肝炎感染者密切接触者、医务工作者、同性恋者、药瘾者等高危人群及从事托幼保育、食品加工、饮食服务等职业人群亦是主要的接种对象。

生活提示

七步洗手法

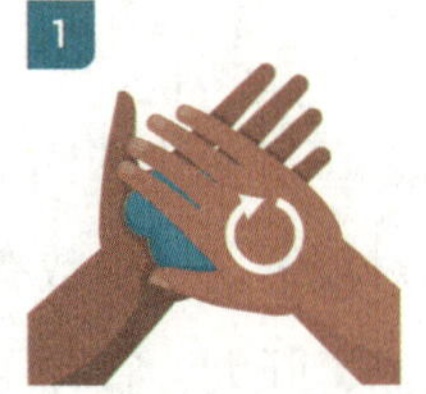

掌心相对，手指并拢，互相揉搓

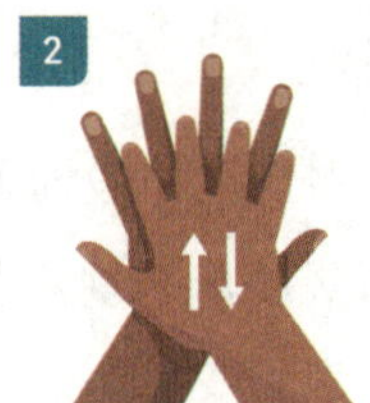

手心对手背沿指缝相互揉搓，交换进行

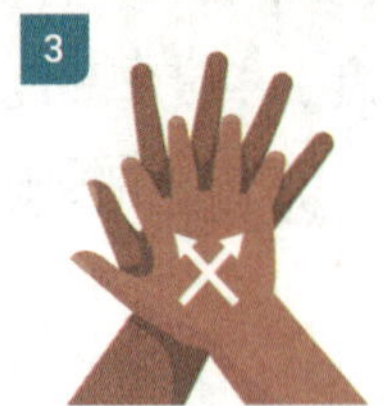

掌心相对，双手交叉沿指缝相互揉搓

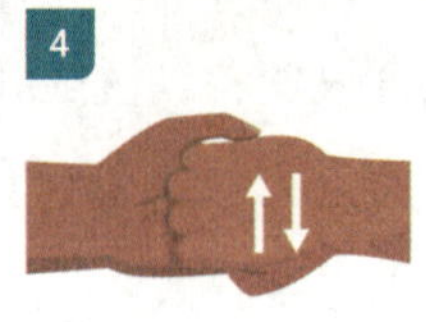

弯曲各手指关节，双手相扣进行揉搓，交换进行

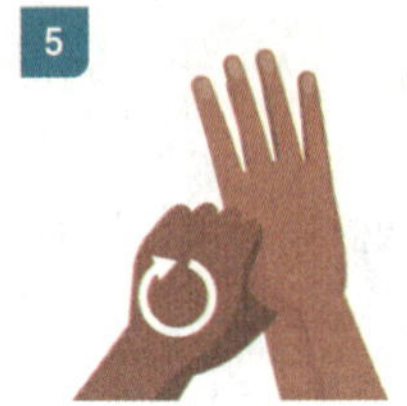

一手握另一手拇指旋转揉搓，交换进行

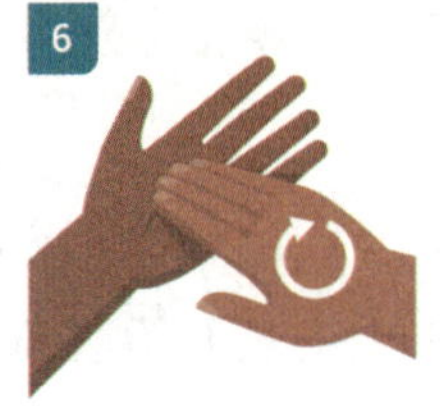

一手指尖在另一手掌心旋转揉搓，交换进行

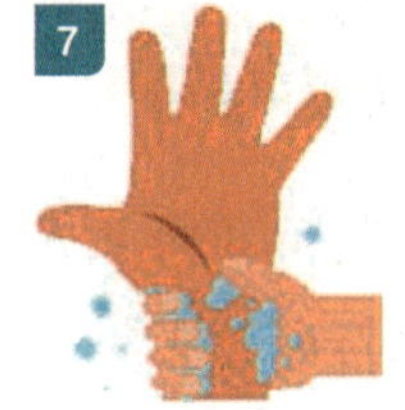

如有必要，揉搓手腕，交换进行

3. 细菌性痢疾（菌痢）

◇ **病原体**

志贺菌属是细菌性痢疾的主要病原体。

菌痢主要集中发生在发展中国家，尤其是医疗条件差且水源不安全的地区。我国目前的发病率仍然高于发达国家，但总体上发病率有逐年下降的趋势。菌痢可终年散发，但发病有明显的季节性，夏秋季节发病率升高。

◇ **流行病学特点**

传染源：急慢性菌痢病人和带菌者。症状不典型的病人、慢性菌痢病人及无症状带菌者由于症状不典型而易被误诊和漏诊，对菌痢的传播存在重大影响且管理困难。

传播途径：本病主要经过粪口途径传播。志贺菌随病人粪便排出后，通过手、苍蝇、食物和水经口感染。此外，菌痢还可以通过生活接触传播，即接触病人或带菌者的生活用具而感染。

易感人群：人群普遍易感，病后可获得一定的免疫力，但持续时间短，易反复感染。

◇ 症状体征

本病潜伏期一般为 1～4 天，短者可为数小时，长者可达 7 天。根据病程可分为急性和慢性菌痢，病情轻重取决于病人的年龄、抵抗力、感染细菌的数量、毒力及菌型等多种因素。病人主要表现为畏寒、发热，体温可达 39 ℃，伴有头疼、乏力、食欲减退，并出现腹痛、腹泻的典型症状。排泄物多为稀水样便，待 1～2 天后转为黏液脓血便，每天排便次数可高达十多次。大便量少、血便，并伴有里急后重、肠鸣音亢进和右下腹压痛。少数患者会由急性转为慢性。

◇ 治疗与预防

消化道隔离至临床症状消失。病人以流食为主，忌食生冷、油腻和刺激的食物，保证充分休息。严重病例，如出血性腹泻的病人，则需要及时使用抗生素，口服或静脉补盐液进行防脱水治疗。

（1）管理传染源。对急慢性病人或带菌者进行隔离及治疗，直到大便培养结果连续两次呈阴性。

（2）切断传播途径。养成良好的卫生习惯，切断传播途径，应特别注意饮食和饮水的卫生。

（3）提高人群免疫力。目前还没有有效的预防志贺菌的疫苗。

4. 流行性感冒

◇ 病原体

流行性感冒简称流感，是由流感病毒引起的急性呼吸道传染病，可分为甲、乙、丙三型，三型无交叉免疫。甲型根据 H 和 N 的抗原性不同分为若干亚型，H 的 16 个亚型为 H_1～H_{16}，N 的 9 个亚型为 N_1～N_9。

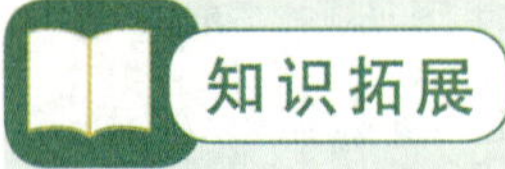

流感病毒易发生抗原变异，因此流感易发生反复流行。甲型流感病毒抗原变异频繁，传染性强，常引起流感大流行。乙型、丙型流感病毒较为稳定。

◇ 流行病学特点

传染源：患者和隐性感染者从潜伏期即有传染性，发病3天内传染性最强，是主要传染源。轻型患者和隐性感染者在疾病传播上有重要意义。健康带病毒者排病毒数量少且时间短，传播意义不大。

传播途径：主要通过飞沫经呼吸道传播，也可通过接触被污染的手、日常用具等间接传播。

易感人群：人群普遍易感，感染后获得对同型病毒免疫力，但持续时间短，各型及亚型之间无交叉免疫，可反复发病。

流行特征：突然发生、迅速传播，四季均可发生，以秋、冬季为主。南方在夏、秋季也可见到流感流行。

◇ 症状体征

潜伏期短（数小时至4天，通常为1～3天），传染性强，传播速度快。临床主要表现为高热、乏力、头痛、全身肌肉酸痛等中毒症状。

典型流感起病急，病程4～7天，咳嗽和乏力可持续数星期。轻型流感急性起病，轻或中度发热，全身及呼吸道症状轻，2～3天内自愈。肺炎型流感多发生于老年人、婴幼儿、慢性病患者及免疫力低下者，病初似典型流感，1天后病情迅速加重，出现高热、咳嗽、呼吸困难及发绀，可伴有心、肝、肾衰竭，体检双肺遍及干、湿啰音，但无肺实变体征，痰细菌培养阴性，抗生素治疗无效，多于5～10天内发生呼吸循环衰竭，预后较差。其他类型还包括胃肠型、脑膜脑炎型、心肌炎型和心包炎型、肌炎型（仅见儿童）。

◇ 治疗与预防

一般治疗主要是卧床休息，多饮水，注意营养，密切观察和监测并发症。高热者予解热镇痛药，必要时使用止咳祛痰药物。抗病毒治疗需使用相应抗病毒药物。

（1）控制传染源。及早对流感患者进行呼吸道隔离和早期治疗。隔离时间为1周或至主要症状消失。

（2）切断传播途径。流感流行期间，避免集体活动，尽量少去公共场所。注意通风，必要时要对公共场所进行消毒。医务人员在工作期间戴口罩，勤洗手，防止交叉感染，流感患者的用具及分泌物使用消毒剂消毒。

（3）保护易感人群。疫苗接种是预防流感的基本措施。

生活提示

儿童忌服含阿司匹林成分的药物，以避免产生瑞氏综合征。瑞氏综合征可能因病毒感染、药物、遗传等因素所致，对肝脏和大脑危害最大，病情凶险，较罕见，好发于儿童。

5. 结核病

◇ 病原体

结核分枝杆菌是结核病的病原体。

近年来，受人口流动增加，尤其是耐药结核病患者治愈率低、病情迁延不愈、传染性增强、传染期长，以及结核杆菌与艾滋病合并感染等因素的影响，结核病的全球感染率呈明显上升趋势。《传染病防治法》规定，肺结核属于乙类传染病。

◇ 流行病学特点

传染源：结核病是一种人畜共患传染病，传染源是排菌的病人和动物（主要是牛），开放性肺结核病患者是主要的传染源。

传播途径：以空气传播为主。肺结核患者咳嗽排出的结核杆菌悬浮在飞沫核中播散，健康人吸入可致感染；痰干燥结核杆菌随尘埃吸入也可造成感染。其他感染途径如消化道感染，常由饮用带菌牛奶造成。

易感人群：人群普遍易感，婴幼儿、青少年及老年人发病率最高。患有糖尿病、矽肺、恶性肿瘤的患者，以及过度劳累人群、妊娠妇女群体等，都是结核病的易感人群；处于免疫抑制状态下的病人，如经历器官移植或艾滋病患者，尤其好发结核病。

◇ 症状体征

大多数患者起病缓慢，长期低热，可伴有体重减轻。肺结核症状主要表现为咳嗽、咳痰，咯血和胸痛。在患病早期，患者通常一般出现干咳、轻微咳嗽，伴有少量黏液痰，而继发细菌感染后则会产生脓痰。淋巴结结核常出现无痛性淋巴结肿大，或坏死、液化、破溃等症状。

◇ 治疗与预防

结核病的治疗主要包括抗结核化学药物治疗、对症治疗和手术治疗，其中化学药物治疗是控制疾病、防止传播的主要手段。

（1）**控制传染源**。加强结核病的宣传，使患者能够早发现、早诊断、早治疗。

（2）**切断传播途径**。管理好患者的痰液，防止结核杆菌悬浮在飞沫核中播散。

（3）**保护易感人群**。新生儿出生时接种卡介苗后可获得免疫力，但不提倡复种。对儿童、青少年或HIV感染者，结核杆菌试验阳性者应酌情预防性的用药。

6. 狂犬病

◇ 病原体

狂犬病又名恐水症，是由狂犬病毒引起的一种以侵犯中枢神经系统为主的急性人兽共患传染病。

◇ 流行病学特点

传染源：带狂犬病毒的动物是本病的传染源，我国狂犬病的主要传染源是病犬，其次为猫、猪、牛、马等家畜。在对流浪犬控制及对家犬进行强制免疫的国家和地区，蝙蝠、狼、狐狸等野生动物成为主要传染源。一般来说，狂犬病患者不是传染源，不形成人与人之间的传染。

传播途径：病毒主要通过咬伤传播，也可由带病毒犬的唾液，经各种伤口入侵机体；少数可在宰杀病犬、剥皮、切割等过程中被感染。蝙蝠群居洞穴中的含病毒气溶胶也可经呼吸道传播。器官移植也可传播狂犬病。

易感人群：人群普遍易感，兽医与动物饲养员尤其易感。人被病犬咬伤后发病率为15%~20%。

生活提示

被病兽咬伤后是否发病与下列因素有关：

（1）头、面、颈、手指处被咬伤后发病率高。

（2）创口深而大者发病率高。

（3）被咬伤者免疫功能低下或存在免疫缺陷者发病率高。

（4）咬伤后迅速彻底清洗者发病率低。

（5）及时、全程、足量注射狂犬疫苗和免疫球蛋白者发病率低。

◇ 症状体征

潜伏期长短不一，大多在3个月内发病，最长可达10年以上。潜伏期长短与年龄、伤口部位、伤口深浅、入侵病毒数量和毒力等因素相关。典型临床表现分为前驱期、兴奋期和麻痹期。前驱期症状是在愈合的伤口及其神经支配区有痒、痛、麻和蚁走等异样感觉；兴奋期主要表现为特有的恐水、怕风、恐惧不安、高度兴奋、咽肌痉挛；麻痹期则患者肌肉痉挛停止，进入全身迟缓性瘫痪、昏迷状态等。

◇ 治疗与预防

狂犬病发病后以综合治疗为主。迄今为止，狂犬病一旦发病，病死率接近100%。

（1）管理传染源。以犬的管理为主。捕杀野犬，管理和免疫家犬，并实行进出口动物检疫等措施。病死动物应予焚毁或深埋处理。

（2）伤口处理。应用20%肥皂水或0.1%苯扎溴铵（新洁尔灭）彻底冲洗伤口至少半小时，力求去除狗涎，挤出污血。彻底冲洗后用2%碘酒或75%酒精涂擦伤口，伤口一般不予缝合或包扎，以便排血引流。此外，还需注意预防破伤风及细菌感染。

（3）预防接种。

1）疫苗接种。暴露前和暴露后的预防接种是预防狂犬病的有效方法。

2）免疫球蛋白注射。暴露后及时注射抗狂犬病免疫球蛋白或免疫血清。

7. 艾滋病

◇ 病原体

艾滋病是获得性免疫缺陷综合征（AIDS）的简称，是由人免疫缺陷病毒（HIV）引起的慢性传染病。

◇ 流行病学特点

传染源： HIV感染者和艾滋病患者是本病的传染源。

传播途径： 目前公认的传播途径主要是性接触、血液接触和母婴传播。

易感人群： 人群普遍易感，15～49岁发病者占80%。儿童和妇女感染率逐年上升。高危人群为男性同性恋、静脉药物依赖者、性乱者、多次接受输血或血制品者。

◇ 症状体征

潜伏期平均9年，可短至数月，也可长达15年。从初始感染HIV到终末期，是一个较为漫长的复杂过程。艾滋病分为急性期、无症状期和艾滋病期。

（1）急性期。 通常发生在初次感染HIV的2～4个星期，临床症状轻微，以发热最为常见，可伴有全身不适、头痛、盗汗、恶心、呕吐、腹泻、咽痛、肌痛等，持续1～3个星期后缓解。

（2）无症状期。 此期持续时间一般为6～8年，其时间长短与感染病毒的数量、途径、机体免疫状况、营养条件、卫生条件及生活习惯等因素有关。此期感染者免疫系统受损，具有传染性。

（3）艾滋病期。 为感染HIV后的最终阶段。临床表现主要为持续1个月以上的发热、盗汗、腹泻；体重减轻10%以上；部分患者表现为神经精神症状，如记忆力减退、神情淡漠、性格改变、头痛、癫痫及痴呆等。另外还可出现持续性全身淋巴结肿大，持续时间3个月以上。除此之外，可患有各种机会性感染及肿瘤。

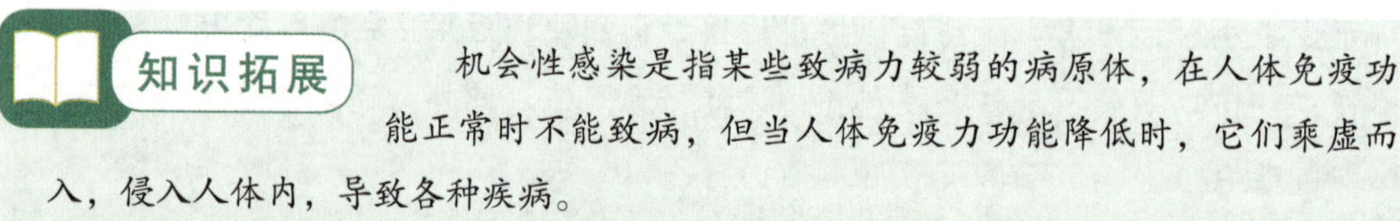

知识拓展 机会性感染是指某些致病力较弱的病原体，在人体免疫功能正常时不能致病，但当人体免疫力功能降低时，它们乘虚而入，侵入人体内，导致各种疾病。

◇ 治疗与预防

艾滋病病死率很高。平均存活期12～18个月。病程1年病死率为50%，3年为80%，5年几乎全部死亡。

治疗包括：高效抗反转录病毒治疗（最大限度地抑制病毒复制）、免疫重建（使HIV感染者受损的免疫功能恢复或接近正常）、治疗机会性感染及肿瘤、对症治疗以及预防性治疗（医务人员被污染针头刺伤或实验室意外等）。

（1）管理传染源。艾滋病为乙类传染病。如发现与 HIV 感染者有前述传染途径的接触史，应尽快就医检查。医院发现 HIV 感染者应尽快（城镇于 6 h 内、农村于 12 h 内）向当地疾病预防控制中心（CDC）报告。高危人群普查 HIV 感染有助于发现传染源，个人应积极配合。

（2）切断传播途径。远离毒品，杜绝不洁注射器使用。严格筛查血液及血制品，使用一次性注射器。严格消毒患者用过的医疗器械，对职业暴露采取及时干预。对 HIV 感染的孕妇可采用产科干预、抗病毒药物干预以及人工喂养措施。注意个人卫生，不共用牙具、剃须刀等。

（3）保护易感人群。疫苗尚在研制中。

8. 布鲁氏菌病

◇ 病原体

布氏杆菌是布鲁氏菌病的病原体。

该病为全球性人畜共患传染性疾病，WHO 每年报告的病例超过 50 万例。我国于 20 世纪 60—70 年代，曾出现大规模的动物布氏杆菌感染，经过系统防治后发病率显著降低，但近年来有增高趋势。《传染病防治法》规定，该病为乙类传染病。

◇ 流行病学特点

传染源：主要有牛、羊及猪，其次是犬、鹿、马、骆驼等。染菌动物首先在同种动物之间传播，造成带菌或发病，随后波及人类。

传播途径：布氏杆菌主要经皮肤黏膜接触传播。人类直接接触了病畜及其排泄物、阴道分泌物，或在饲养、挤奶、剪毛的生产工作过程中缺乏防护，病菌可通过皮肤上的细小伤口或眼结膜而使人受到感染。布氏杆菌也经消化道传播，人类在食用、饮用了被病菌污染的食物、水，食用了没有煮熟的奶制品、肉制品及内脏，也会受到感染。此外，布氏杆菌还可以经呼吸道传播，病原菌在污染了环境后形成气溶胶，人类接触即会感染。其他感染渠道，如苍蝇携带或者蜱虫叮咬，也可以传播本病。

易感人群：人群普遍易感，高危人群包括兽医、畜牧业工作者、屠宰的工人、皮毛工和进食被污染的动物制品者。

◇ 症状体征

本病潜伏期1～3周，可长达数月。症状表现为发热、多汗，在夜间或凌晨退热时可有大汗，多数患者伴有游走性的大关节疼痛、肝脾和淋巴结肿大。慢性感染者则会出现疲劳乏力、全身不适、精神抑郁、关节痛和肌肉痛的症状。

◇ 治疗与预防

患者应注意休息，补充营养，增强自体免疫力。给药治疗作为首选方案。

（1）控制传染源。流行区家畜普遍进行疫苗接种，加强畜产品的消毒和卫生监督。

（2）切断传播途径。积极、迅速地对疫区的传染源进行检疫治疗和无害化处理。

（3）保护易感人群。做好高危职业人群的劳动防护和疫苗的接种。

9. 新型冠状病毒感染

◇ 病原体

新型冠状病毒为β属的冠状病毒，有包膜，颗粒呈圆形或椭圆形。

◇ 流行病学特点

传染源：传染源主要是新型冠状病毒感染的患者和无症状感染者，在潜伏期即有传染性，发病后3天内传染性最强。

传播途径：呼吸道飞沫和密切接触患者是主要的传播途径，在相对封闭的环境中经气溶胶传播，接触被病毒污染的物品后，也可以造成感染。

易感人群：人群普遍易感。感染后或接种新型冠状病毒疫苗后可获得一定的免疫力。老年人及伴有严重基础疾病患者，感染后重症率和病死率高于一般人群。

◇ 症状体征

新型冠状病毒感染轻症患者以上呼吸道感染为主要表现，如咽干、咽痛、咳嗽、发热等；中症患者持续发热大于3天，咳嗽、气促，血氧饱和度下降，胸片可以看到肺炎；重症患者多在发病5～7天后出现呼吸困难和低氧血症，胸部影像学进展快速，严重者出现呼吸衰竭、其他脏器功能衰竭、休克等。

◇ 治疗与预防

针对新型冠状病毒感染患者的治疗，可采取中西医结合方法。对轻症患者实施中医药早介入、早使用，对重症和危重症患者实行中西医结合治疗。

（1）**控制传染源**。早发现、早治疗，及早对新型冠状病毒感染患者进行早期治疗。

（2）**切断传播途径**。流行期间减少大型集会或活动，保持公共场所空气流通。

（3）**个人防护**。保持良好的个人和环境卫生，均衡营养，适当运动，充分休息，避免过度劳累。养成“一米线”习惯，勤洗手，使用公筷，打喷嚏或咳嗽时捂住口鼻。易感人群在公共场所可佩戴口罩。

加强防护意识　保护自身健康

| 活动准备 |

（1）教师准备传染病在校园传播的视频。

（2）学生自行学习预防传染病的科学做法，如七步洗手法、正确佩戴口罩、正确打喷嚏等。

| 活动过程 |

（1）学生观看传染病在校园传播的视频。

（2）5～10 人为一组，比拼：七步洗手法、正确佩戴口罩、打喷嚏时的应急方法。评委由教师和学生评委组成，分项打分后计算组内合计分数，以合计分数由高到低设置奖项。

第5课 常见非传染病及预防

生活情境

21岁的小海因为食欲不佳、喝水反胃等症状前往医院检查。检查结果却让一家人大吃一惊：小海的血糖血脂严重超标，被诊断为糖尿病。据小海的母亲说，小海的饮食习惯很不好，喜欢把饮料当水喝，可乐一大瓶几口就喝完，平常爱吃零食，很少吃蔬菜水果。

23岁的小丽特别爱吃“重口味”的食物，几乎餐餐都是烧烤、炸鸡、烤肉等深度烹调的食物。在很长一段时间里，她一直感到胃部不适，后经医院检查，她竟被确诊为胃癌。

青少年期是一个非常重要的时期，奠定了未来一生的健康基础。与健康相关的危险因素，如烟草和酒精的使用、饮食和运动模式、超重和肥胖，如果在青少年期不予良好控制，不仅会影响青少年期的健康，对成年期的健康也会造成破坏性影响，导致成年期主要非传染性疾病的发生与发展。

青少年期常见非传染病及预防

非传染病即非传染性疾病，又称慢性病，指的是一组疾病，该组疾病的特点包括起病时间长，缺乏明确的病因证据，一旦发病即迁延不愈。

青少年期常见的非传染性疾病包括龋齿、近视、单纯性肥胖、缺铁性贫血等。

1. 龋齿

龋齿是牙齿在身体内外因素作用下，发生硬组织脱矿、有机质溶解、牙组织进行性破坏，从而导致牙齿缺损的儿童、青少年常见病。

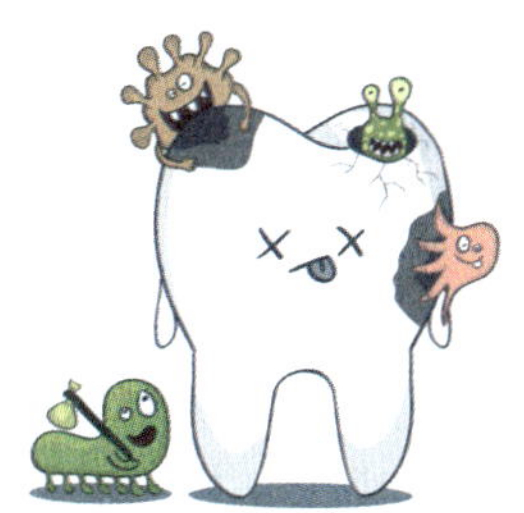

龋齿也叫蛀牙，俗称虫牙，被世界卫生组织列为仅次于心血管疾病和癌症的第三大非传染性疾病。

龋齿最开始的表现是牙齿表面的牙釉质发生脱矿，这时牙齿不会有痛的感觉，而且牙齿的表面是完整的，肉眼看不见有缺损。随着病变进展，龋齿向深部发展，表现为颜色发黑、牙上有洞，进食冷热酸甜的食物会感到牙齿疼痛甚至不敢咬东西。如果这时仍然没有发现牙齿龋坏并不进行治疗，龋坏范围就会越来越大，牙齿会出现明显龋洞，并且会产生剧烈疼痛。牙髓也会受细菌感染，发生炎症或坏死，细菌甚至会从牙髓经过牙根管扩散至牙周组织，导致炎症。

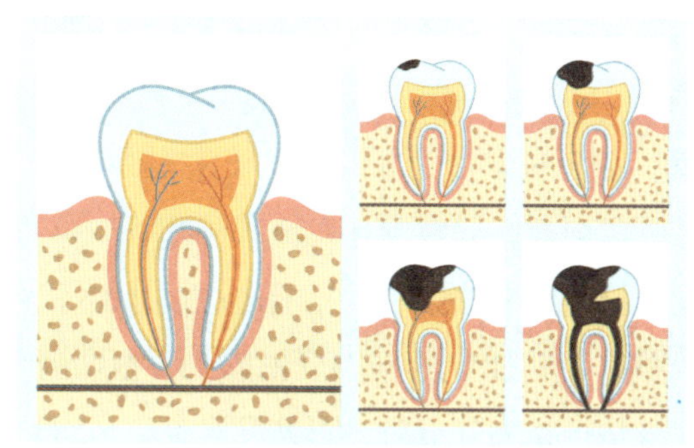

龋齿的发展过程

◇ 龋齿的危险因素

龋齿是多因素作用下的慢性感染性疾病。目前公认的龋齿病因学说将致病因素归纳为细菌、宿主、食物和时间共同构成的“四联致病因素模式”。该模式中各因素环环相扣，生活行为方式在其中发挥核心作用。

（1）细菌。龋病过程中，细菌是重要致病生物原。当某些因素使口腔中致病菌发生异常变化，导致口腔平衡失调，失控的细菌及其毒素会使牙齿发生慢性病理损害。

（2）宿主。宿主牙列不齐、釉质发育不良、抗酸能力弱等都是易引发龋齿的条件。唾液是牙的外环境，调节口腔微生态平衡，通过其组成、流量、流速和缓冲能力等起到抑菌和再矿化作用。

（3）食物。合理的膳食结构可显著减少细菌的致龋作用，增强牙的抗龋力，而不良饮食行为和口腔卫生习惯会增加患龋率。

（4）时间。龋齿是慢性硬组织破坏性疾病，菌斑在牙表面的滞留时间、菌斑内酸性产物的持续时间越长，发生龋齿的危险性越大。反之，唾液缓冲系统能维持口腔中性环境的时间越长，越有利于抑制龋齿的发生。

生活提示

不刷牙、刷牙方法不当或者牙齿排列不整齐，刷牙时刷不干净，牙齿表面和牙缝里就经常留有食物残渣。这时，人体口腔内有很多细菌，特别是乳酸杆菌，能使糖和食物残渣发酵，产生大量乳酸，这种酸会破坏牙齿结构，导致发生龋齿。

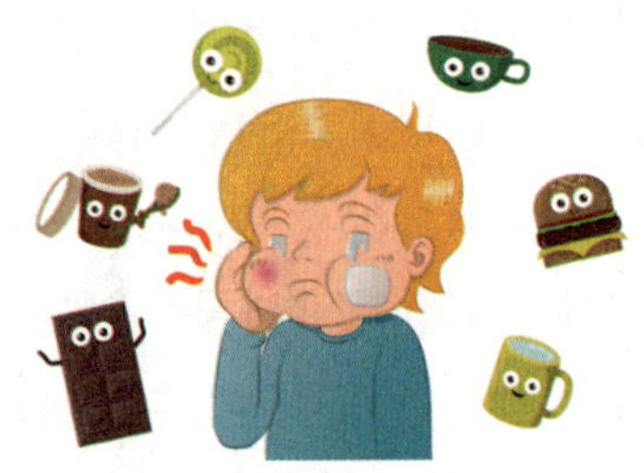

◇ **龋齿的危害**

（1）颌面部畸形。在成年以前，若龋洞较大、损伤牙神经，会导致疼痛甚至剧痛，导致患儿养成偏侧咀嚼习惯。如不纠正，会引起颌骨和咀嚼肌发育不对称，甚至造成脸部左右不对称。

（2）继发其他牙病。龋齿可发展为牙髓炎、根尖周围炎、牙源性囊肿或间隙感染等。乳牙的尖周炎还可波及恒牙，导致恒牙发育缺陷和萌出异常，最终造成错颌畸形。此外，已形成较大牙洞的龋齿，无法修复，只能进行拔牙治疗，导致牙齿缺失。

（3）引起感染性疾病。龋齿引起的根尖周围感染、根端肉芽肿、囊肿、牙髓感染等可成为感染病灶，在身体抵抗力降低时，可诱发肾炎、风湿热、扁桃体炎、关节炎、心肌炎、脓疱疮、猩红热、败血症等，进而造成全身性感染。

（4）影响生长发育。龋齿破坏牙齿正常结构，进食时出现疼痛或塞牙，使患者不敢咬某些食物，导致咀嚼功能降低、胃肠消化吸收减弱，造成机体营养不良，影响生长发育。

（5）造成心理障碍。前牙区严重的龋蚀，不仅影响美观，还会打击青少年的自尊心和自信心，对心理发育不利。

对于婴幼儿期的孩子来说，婴幼儿期是学习语言的黄金时期，完整的乳牙有助于其掌握正确的发音，乳牙龋坏和早失则会使其发音不清，影响语言方面的发育。

◇ **龋齿的预防**

- 养成早晚刷牙、饭后漱口的好习惯。
- 少吃酸性刺激食物，临睡前不吃糖和零食。
- 少吃含糖高的食物，如糖、巧克力、饼干等。
- 不吃太多的过于坚硬的食物。
- 加强体育锻炼，定期检查口腔。

● 食物应多样化，增加富含钙、无机盐等食物的摄入，多吃高膳食纤维食物。婴幼儿还应多吃耐咀嚼的食物。

正确的刷牙方法

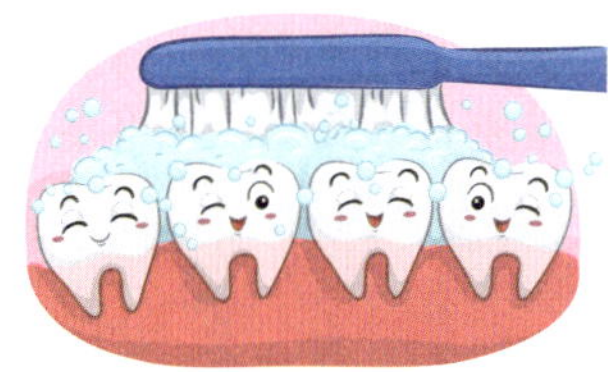

（1）牙刷毛与牙齿成45°角，使牙刷毛的一部分进入牙龈与牙面间隙，另一部分伸入牙缝内，来回做短距离的颤动。

（2）注意全面清洁牙齿的各个面和缝隙。

（3）刷咬合面时，刷毛应平放在牙面上，做前后短距离的颤动。

（4）刷牙齿内侧面时，将刷头竖放在牙面上，使前部刷毛接触龈缘，上下拂刷。

（5）轻刷舌表面时，由内向外轻轻除去食物残渣和细菌。

（6）刷牙的时间要不少于3 min。

（7）挑选适合的牙膏和牙刷，每隔3个月更换牙刷。

2. 近视

当眼调节放松的状态下，外界的平行光进入眼内，其焦点正好落在视网膜上，则形成清晰像，称为正视；若焦点无法落在视网膜上，则称为非正视，也就是屈光不正。

近视是屈光不正的一种，即当眼在调节放松状态下，外界平行光线进入眼内，其焦点落在视网膜之前，导致视网膜上不能形成清晰像，称为近视眼。

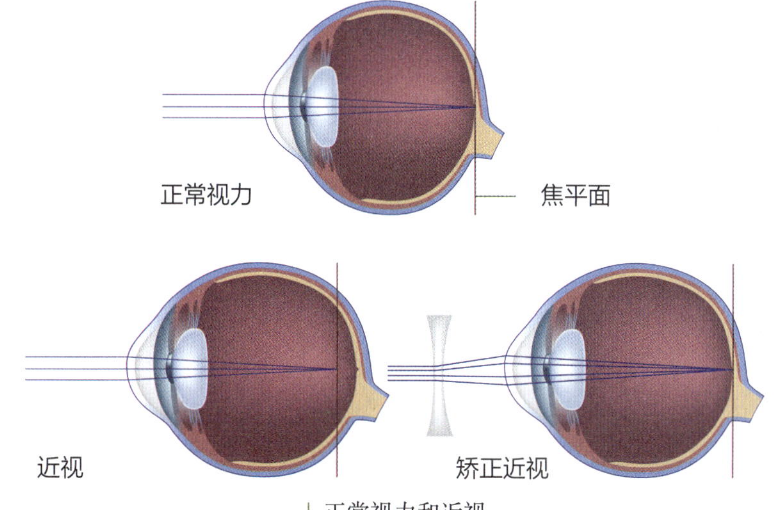

正常视力和近视

近视被列为世界三大疾病之一，已成为影响青少年眼健康的重大公共卫生问题。近年来，我国近视发生率呈明显上升趋势，我国人口近视发生率约为33%，是世界平均水平的1.5倍。

生活提示

当出现持续看远处物体模糊不清，须及时就医进行相应的视力检查，青少年、儿童需要散瞳验光（又叫睫状肌麻痹验光），成年人常瞳检影即可。对于12岁以下，尤其是初次验光，或有远视、斜视、弱视和较大散光的儿童建议进行散瞳验光。

知识拓展

近视常见的分类方法有三类，分别依据近视度数、屈光成分和病程进展进行分类。

（1）依据近视度数分为轻度近视、中度近视和高度近视。

轻度近视：≤-3.00D（≤300度）。

中度近视：-3.00D～-6.00D（300度以上～600度）。

高度近视：>-6.00D（>600度）。

（2）依据屈光成分分为轴性近视和屈光性近视。

轴性近视：最常见，眼球前后径过长（即眼轴长度超出正常范围），而屈光力（即角膜和晶状体等眼其他屈光成分的屈光性能）基本在正常范围。

屈光性近视：主要由于角膜或晶状体曲率过大，或各屈光成分之间组合异常，导致屈光力超出正常范围，而眼轴长度基本在正常范围。

（3）依据病程进展分为单纯性近视和病理性近视。

单纯性近视：近视度数一般在600度以内，大部分患者的眼底无病理变化，进展缓慢，用适当的镜片即可将视力矫正至正常，其他视功能指标多属正常。

病理性近视：一般近视度数较高，且伴有不同程度的眼底改变。患者除了远视力差之外，常伴有夜间视力差、飞蚊症、漂浮物、闪光感等，发生视网膜脱离、撕裂、裂孔、黄斑出血、新生血管和开角型青光眼的危险性要大得多。

◇ 近视的危险因素

近视的发生与多种因素有关，包括遗传因素、环境因素、眼部因素等。

（1）遗传因素。近视眼是一类和遗传有关的眼病，常可见家族聚集性，父母双方或一方近视，则孩子发生近视的可能性增大。其中，高度近视的发生已明确为常染色体隐性遗传。

（2）环境因素。长期近距离用眼者的近视发生率较高，这也是我国青少年近视高发的主要原因。如果再叠加上环境照明不佳、阅读字迹过小或模糊不清、持续阅读时间过长、缺乏户外活动等因素，更加促使近视的发生与发展。

（3）眼部因素。先天性白内障、上睑下垂、角膜病变、晶体后纤维增生、视神经病变、视网膜病、青光眼、眼的调节和辐辏异常等，均可诱发近视眼。

（4）其他诱发因素。有研究提示，微量元素缺乏、营养成分失调以及大气污染可能都是近视的诱发因素。随着近年来电子产品的普及，长期近距离看电子屏幕也易促使近视的发生和发展。

◇ 近视的危害

（1）学习效率降低。由于近视产生的视物模糊、眼睛干涩酸痛、精神难以集中以及情绪烦躁甚至头晕等现象，使患者会比视力正常者在学习上付出更多的时间和脑力劳动量。佩戴眼镜还使思维受到限制，反应变缓，学习效率降低。

（2）影响心理健康。易造成患者缺乏自信，适应环境能力差，自理能力差，缺乏独立性，还易产生焦虑情绪，严重时甚至引发抑郁症。

（3）升学就业受限。部分专业由于其特殊性对视力有一定要求，因为近视造成升学专业受限。部分岗位由于其从业特点，就业时对视力也有一定要求。

（4）影响下一代。近视在发生和发展过程中，遗传因素起重要作用。父母都是高度近视的，子女近视的比例近乎是100%。

知识拓展

在医学上，把600度以上的近视称为高度近视。多数高度近视是在小学时期发生的，发育成熟后，近视度数基本上就不再增加，这类高度近视通常很少超过1 000度，配了适当的眼镜后，视力一般可以矫正得比较满意。另有少数高度近视发生的时间较早，近视度数会随年龄增长而不断加深，甚至可达2 000度以上，眼底常发生多种病理改变，对病人危害极大，比较常见的并发症有飞蚊症、黄斑出血和视网膜脱离。

◇ 近视的预防

（1）坚持做眼保健操。通过对眼睛周围穴位的按摩达到活血、解除睫状肌紧张痉挛的目的。只要坚持做眼保健操，动作穴位准确，就可以起到治疗和预防近视的作用。

揉天应穴
挤按睛明穴
按揉四白穴
按太阳穴、轮刮眼眶

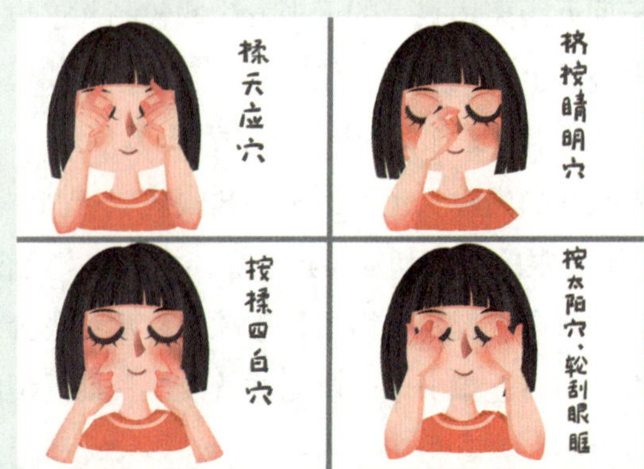

（2）**注意用眼卫生**。培养良好的阅读书写习惯，讲究用眼卫生，避免不良用眼行为。不在走路时、吃饭时、卧床时、晃动的车厢内、光线暗弱或阳光直射等情况下看书或使用电子产品。随时纠正不良读写姿势，应保持“一尺、一拳、一寸”，即眼睛与书本距离应约为一尺、胸前与课桌距离应约为一拳、握笔的手指与笔尖距离应约为一寸，读写连续用眼时间不宜超过 40 min。

（3）**合理安排生活**。保证足够的休息、睡眠、活动时间和注意个人卫生。增加户外活动和锻炼，每天坚持 1 h 的户外体育活动，并注意合理营养，避免偏食，增强体质和抗病能力。近视患者多补充蛋白质、钙质、磷质和维生素等，此外还需补充锌、铁等元素。

（4）**改善视觉环境**。照度与视觉活动有密切关系，室内环境不能过暗或过强。

（5）**定期检查视力**。发现视力不良者应及时分析原因，提出防治措施。近视患者佩戴适度眼镜。

（6）**改善学习环境条件**。采取各种措施，改善学校和家庭的学习环境。学校课桌椅应按学生身高配置，并定期调换座位；学校建筑要符合卫生标准，自然采光均匀，人工照明合理；学校应定期粉刷教室墙壁，黑板保持乌黑；教师板书书写工整，字体不要太小。

生活提示

光源的距离与光照度应呈反比，因此阅读用灯距桌面要近，不要悬吊过高。不要在强烈的阳光下或暗的路灯下阅读、写字，更不能在近距离下长时间看电视节目，以免引起视疲劳和调节紧张。台灯应放在左前方，写字时不使手的阴影遮住光线。桌面上的照度光线要柔和，如使用白炽灯最好为 25～40 W，位置以不直接照射眼睛为宜。电视最好为大屏幕，观看时距离眼睛在 3 m 以上。

3. 单纯性肥胖

肥胖是指一种由遗传和环境等多因素引起的、由于机体的能量摄入大于机体的能量消耗，从而使多余的能量以脂肪形式贮存，导致机体脂肪总含量过多和（或）局部含量增多及分布异常，对健康造成一定影响的慢性代谢性疾病。单纯性肥胖是指排除遗传性肥胖，由代谢性疾病、外伤或其他疾病所引起的继发性、病理性肥胖，而单独由于营养过剩所造成的全身性脂肪过量积累，是一种由基因和环境因素相互作用导致的复杂性疾病，也常表现为家族聚集倾向。

《中国居民营养与慢性病状况报告（2020 年）》显示：我国 6～17 岁的儿童、青少年超重肥胖率已达 19%，6 岁以下儿童超重肥胖率为 10.4%。

《"健康中国 2030"规划纲要》及《国民营养计划（2017—2030 年）》对儿童肥胖高度重视，以 2002—2017 年超重率和肥胖率年均增幅为基线，明确提出 2020—2030 年，使我国 0～18 岁儿童、青少年超重率及肥胖率的年均增幅在基线基础上下降 70%，为实现儿童、青少年超重肥胖零增长奠定基础。

衡量肥胖常用体质指数（BMI）表示：

BMI= 体重（kg）/［身高（m）的平方］

儿童 BMI 正常为 15.5～21.2，BMI≥21 为超重，BMI≥22 为肥胖；成人 BMI 正常为 18.5～23.9，BMI≥24 为超重，BMI≥28 为肥胖。

衡量肥胖也可用肥胖度衡量：

肥胖度 =（实际体重 – 标准体重）/ 标准体重 ×100%

肥胖度在 ±10% 之内为正常适中，超过 10% 为超重，超过 20%、不足 30% 为轻度肥胖，超过 30%、不足 50% 为中度肥胖，超过 50% 为重度肥胖。

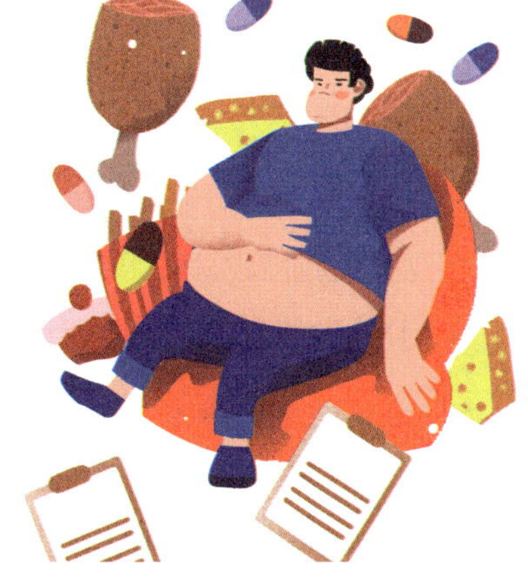

◇ 单纯性肥胖的危险因素

单纯性肥胖的原因比较复杂，包括能量摄入过多、活动量过少、遗传因素等。

（1）能量摄入过多。能量摄入过多是肥胖的主要原因。高能量食物和含糖饮料增加了额外的能量摄入，使摄入能量超过消耗量，多余的能量以脂肪形式储存于体内，导致肥胖。

（2）活动量过少。久坐（玩电子产品、看电视等）、活动过少和缺乏体育锻炼是发生肥胖的重要因素。即使摄食不多，因能量消耗少，也可引起肥胖。青少年肥胖一旦形成，由于行动不便，肥胖青少年更不愿意运动，致使体重日增，形成恶性循环。

（3）遗传因素。肥胖有一定的家族遗传倾向，与环境因素相比，遗传因素的影响更大，单卵孪生者同病率极高。肥胖的家族性与多基因遗传有关，相关基因、标志物和染色体区域多达600多个。调查发现，双亲均肥胖的后代发生肥胖者高达70%～80%；双亲之一肥胖者，后代肥胖发生率为40%～50%；双亲正常的后代发生肥胖者仅10%～14%。

（4）其他因素。如进食过快，或饱食中枢和饥饿中枢调节失衡以致多食；精神创伤、压力增大以及心理异常等因素亦可导致过量进食；睡眠不足影响激素分泌也可导致肥胖。

◇ 单纯性肥胖的危害

肥胖乃万病之源。肥胖是以身体脂肪含量增多为特征的疾病，不仅影响身体健康，也是多种慢性非传染性疾病的危险因素。儿童肥胖会危害心血管系统、内分泌系统、呼吸系统和肝脏、运动骨骼、心理行为及认知智力等方面，还会增加成年期患慢性病的风险。与体重正常的同龄人相比，肥胖青少年更容易情绪低落，形成自卑心理和自闭性格。此外，肥胖对成年后的健康影响也很大。研究发现，约有83%的学龄儿童期超重者持续至成年期，与成年期代谢综合征密切相关，易引发心血管疾病，对健康危害巨大。

（1）增加心脑血管疾病的风险。肥胖者往往伴有高脂血症，脂肪组织在血管壁沉积，对血管壁造成损伤，形成动脉粥样硬化。同时脂肪细胞会分泌脂肪细胞因子如骨钙素，造成血管壁的钙化和损伤，降低血管弹性，最终引发心脑血管疾病，甚至危及生命。

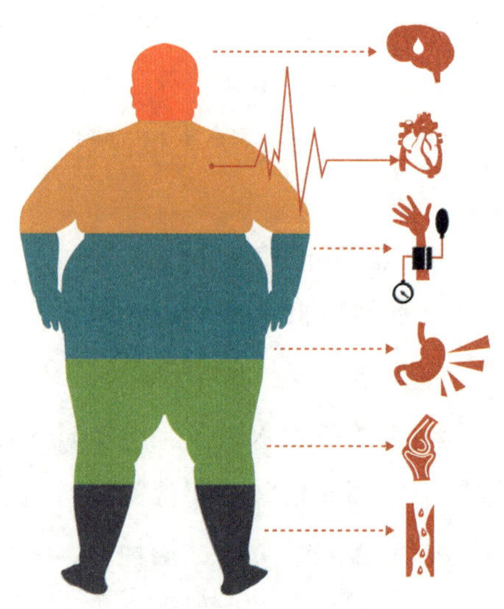

（2）导致脂肪肝。大约有一半的肥胖者患有脂肪肝。肝脏是合成甘油三酯的场所，然而肝内并没有多余空间来储存它，在肥胖者体内甘油三酯合成与转运之间的平衡发生失调，肥胖者的脂肪酸摄入多，肝脏合成的甘油三酯也多，大量的甘油三酯堆积在肝脏内，导致形成脂肪肝。

（3）**增加糖尿病风险**。肥胖是发生糖尿病的重要危险因素之一，在2型糖尿病病人中80%都是肥胖者，发生肥胖的时间越长，患糖尿病的概率就越大。而糖尿病是冠心病的等危症，也就是说，糖尿病患者极有可能并发冠心病。

（4）**增加癌症发生的风险**。肥胖女性更容易患子宫内膜癌和绝经后乳腺癌，肥胖男性则更容易患前列腺癌，只要是肥胖者无论男女都更容易患结肠癌及直肠癌。肥胖的程度越严重，上面几种癌症的患病率就越高。

（5）**引起骨关节疾病**。肥胖者因为体重比较大，双侧的膝关节负重大、磨损大，容易形成关节的老化、损伤，导致骨性关节炎。此外，肥胖还可引起糖尿病性骨关节病和痛风性骨关节病。

（6）**影响呼吸系统功能**。人体胸壁和腹腔的脂肪增加以后，使肺容量下降，肺活量减少，影响正常的肺部换气功能。

◇ 单纯性肥胖的预防

（1）**养成均衡膳食、健康饮食习惯**。避免不吃早餐或晚餐过饱，每顿饭以八九成饱为宜；不吃夜宵；限制高脂肪副食品摄入量，少吃零食；减慢进食速度等。

（2）**建立健康的生活方式，坚持运动**。适当运动可促进脂肪分解、蛋白质合成增加、促进肌肉发育。

（3）**关注自身心理健康，保持健康积极的心理状态**。能够理性面对挫折，通过适当方法和途径排解心理不适，必要时可寻求心理咨询服务的帮助。

此外，由于青少年期肥胖的发生往往始于儿童期，甚至婴幼儿期、胎儿期，因此，预防肥胖应从胎儿期开始。

对于已经肥胖的青少年，不主张采取饥饿、手术、物理疗法及短期快速减重，应从饮食调整、适当运动处方、行为改善等方面进行综合性干预措施。

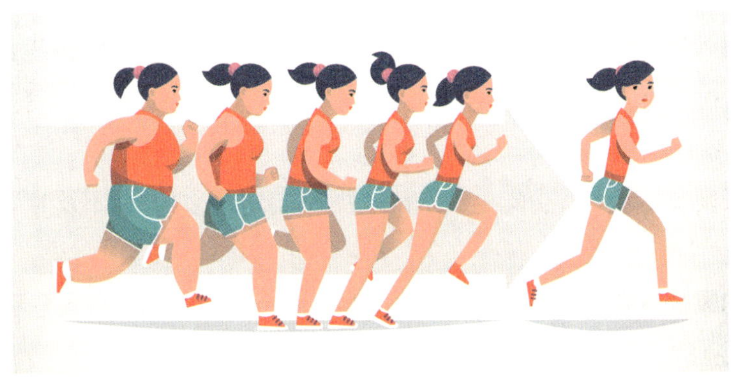

常见减肥误区

减肥是为了保持较好的体形。✗
减肥是为了让身体更健康。✓

希望减肥在一两个月内立即见效，如减不掉就放弃。✗
短时间内迅速减肥并不利于健康。✓

只注重减肥效果，不注意安全性。✗
减肥应注意安全第一。✓

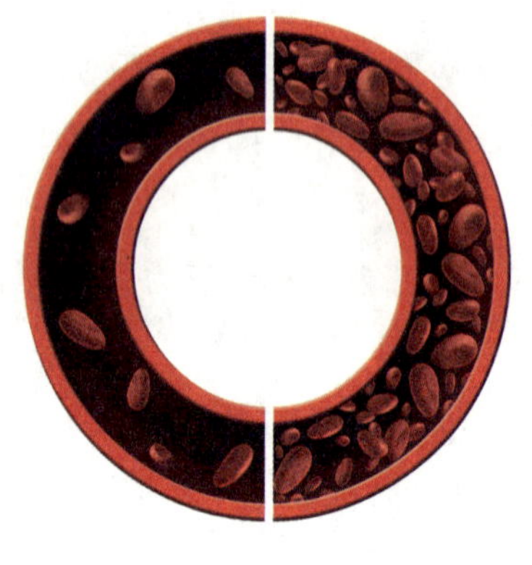

4. 缺铁性贫血

缺铁性贫血是由于体内不同程度铁缺乏引起的以小细胞、血红蛋白低下为主要特征的一类贫血症状。我国儿童、青少年贫血患者中90%以上属于缺铁性贫血。患者因血红蛋白含量低引起血液携氧能力下降，从而对体能、学习能力、疾病抵抗力等造成严重不利影响，被WHO列为四大营养缺乏性疾病。儿童、青少年、婴儿、孕妇和老年人是贫血的易感人群。

一般贫血症状为面色苍白或萎黄，容易疲劳，全身无力，心慌，头痛等。重症患者除以上症状外，还可有口腔炎、舌炎、口角炎及吞咽困难。少数患者出现异食癖，嗜食冰块、泥土、煤块等。严重者造成脑神经组织缺铁时，易兴奋，注意力和集中力下降。

◇ 缺铁性贫血的危险因素

（1）**铁摄入不足。**这是缺铁性贫血的主要原因。如摄入含铁量较低的食物，或膳食中动物性蛋白质含量低，不利于铁的吸收，以及偏食、挑食等具有不良饮食习惯者，均易患缺铁性贫血。

（2）**生长发育因素。**青少年生长发育较快，需铁量增加，如不及时添加含铁丰富的食物，易发生缺铁性贫血。

（3）**铁的吸收障碍。**食物搭配不合理可影响铁的吸收。慢性腹泻患者不仅铁的吸收不良，而且铁的排泄也增加。

（4）**铁的丢失过多**。患有肠息肉、梅克尔憩室膈疝、钩虫病等可致慢性失血，导致缺铁。女性青少年月经量过多可引起体内铁贮存量减少。

◇ 缺铁性贫血的危害

（1）**对消化系统的危害**。食欲减退，可有呕吐、腹泻，出现口腔炎、舌炎或舌乳头萎缩，重者可出现萎缩性胃炎或吸收不良综合征。

（2）**对神经系统的危害**。精神烦躁不安或萎靡不振，注意力不集中，记忆力减退，影响智力发展。

（3）**对心血管系统的危害**。心率增快，严重者心脏扩大，甚至发生心力衰竭。

（4）**其他危害**。细胞免疫功能降低，常合并感染。

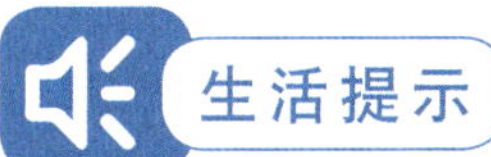

缺铁性贫血的治疗

口服铁剂是治疗缺铁性贫血的有效药物，具体服用方法需遵医嘱。临床治疗常用硫酸亚铁，每次 0.3～0.6 g，每日口服 3 次，饭后服，服药期间不能饮茶。8～12 个星期为 1 个疗程。同时可加服维生素 C，以促进铁的吸收，每次 50～100 mg，每日口服 3 次。

◇ 缺铁性贫血的预防

- 不偏食，不挑食，多摄入含铁丰富且铁吸收率高的食物，并注意膳食合理搭配，做到膳食均衡。
- 进餐时和饭后食入含维生素 C 及有机酸的食物和饮料促进铁的吸收。
- 可适当摄入强化铁的食品。
- 定期检测血常规、粪常规，及时治疗引起慢性失血的疾病。

成年期常见非传染病及预防

成年期常见的非传染性疾病包括心血管疾病、糖尿病、慢性呼吸系统疾病以及癌症。非传染性疾病最大的危害就是死亡。据世界卫生组织统计，非传染性疾病每年导致全球约 4 100 万人死亡，相当于全球总死亡人数的 74%。而由于非传染性疾病需要长期治疗，且易造成劳动力丧失，每年使数百万人因病致贫或因病返贫。

在因非传染性疾病死亡的人群当中，由心血管疾病引起死亡的人数最多，每年有1 790万人，其次是癌症930万人，慢性呼吸系统疾病410万人，糖尿病200万人，这四类疾病占所有非传染性疾病死亡人数的81%。同时，虽然非传染性疾病主要影响年龄较大的人群，但每年仍有1 500万30～69岁的人死于非传染性疾病，形成“过早”死亡。

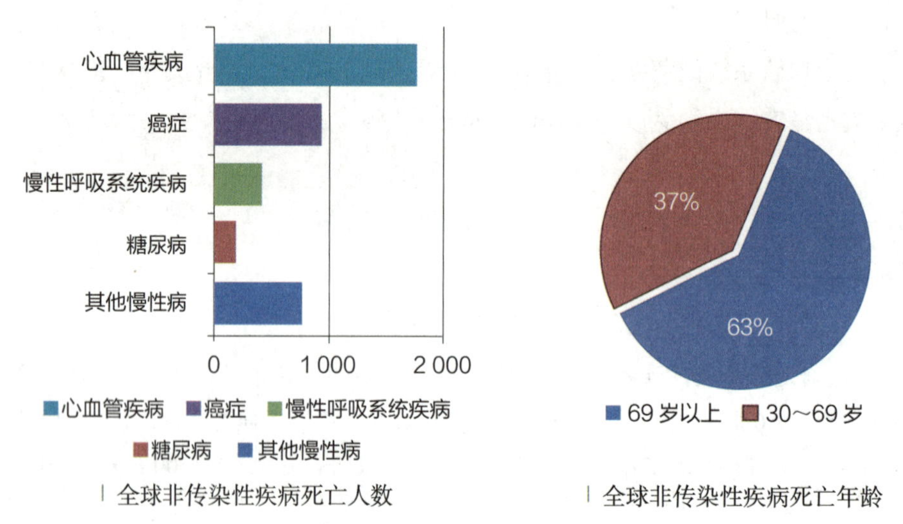

全球非传染性疾病死亡人数　　全球非传染性疾病死亡年龄

1. 心血管疾病

心血管疾病，泛指由于高脂血症、动脉粥样硬化、高血压等所导致的心脏、大脑及全身组织发生的缺血性或出血性疾病，如冠心病、脑梗死、脑出血等。心血管疾病是一种严重威胁人类健康的常见病，具有高患病率、高致残率和高死亡率的特点，全世界每年死于心血管疾病的人数居各种死因首位。

国内外研究表明，目前儿童、青少年血压水平呈显著上升趋势，我国儿童、青少年高血压的患病率也呈逐年上升趋势。儿童期高血压对成年期高血压患病有预测作用，儿童期高血压患儿到成年期患高血压的风险是儿童期非高血压人群的4.6倍。

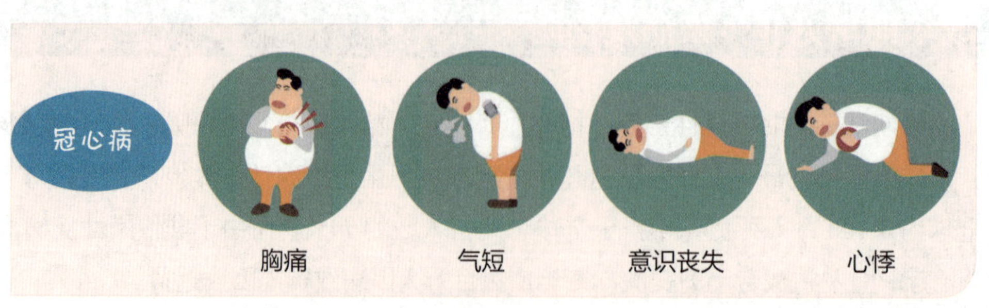

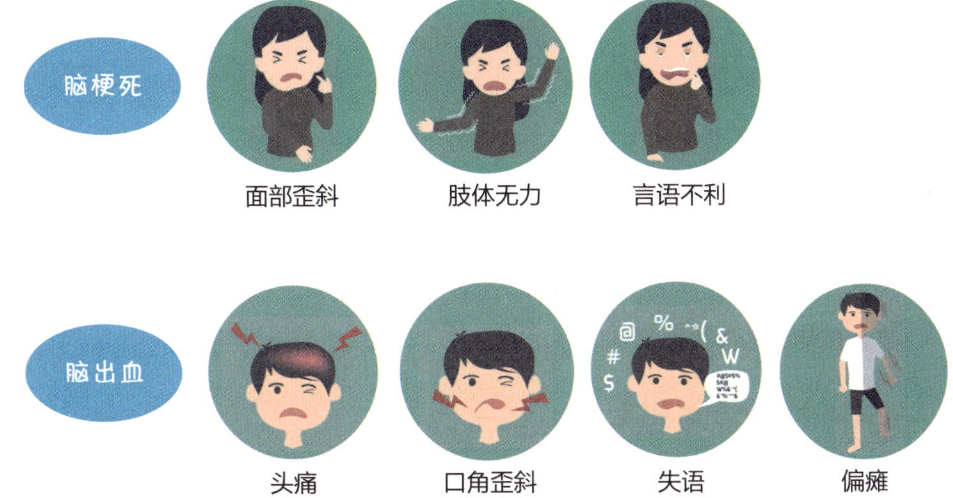

那么，心血管疾病到底是怎么形成的呢？

根据目前的研究显示，心血管疾病没有确定的单一病因，而是由多种危险因素共同作用所致。

◇ 心血管疾病的危险因素

心血管疾病的危险因素包括不可改变的危险因素和可改变的危险因素，见表 2-4。

表 2-4 心血管疾病的危险因素

分类	具体内容
不可改变的危险因素	年龄、性别、家族史及 A 型性格（脾气火暴、遇事容易急躁、不善克制、喜欢竞争、好斗等）等
可改变的危险因素	不良生活方式，包括不良饮食习惯、吸烟、精神压力增大、体力活动减少等

生活提示

不良饮食习惯指的是高热量、高动物脂肪、高胆固醇、高糖、高盐饮食及饮酒等。

不良生活方式容易导致高血压、高血脂、高血糖、肥胖等代谢性危险因素，进一步诱发心血管疾病。

◇ 心血管疾病的危害

（1）急性心血管事件。心血管疾病常可出现急性心血管事件，如急性心肌梗死、恶性心律失常，严重者可致猝死。

据统计，我国每年因心肌梗死猝死的人数高达 50 多万人，约每 1 min 就有 1 人猝死。

（2）急性脑血管事件。心血管疾病除出现急性心血管事件外，还可出现急性脑血管事件，如脑出血、脑梗死等，导致患者生活不能自理、失语、偏瘫、痴呆、昏迷甚至死亡，给家庭和社会造成巨大负担。

更为重要的是，随着现代生活节奏加快、生活压力增大，心血管疾病出现越来越年轻化的趋势，使心血管疾病的危害也越来越大。

◇ 心血管疾病的预防

（1）养成良好的饮食习惯。

- 控制膳食总热量，超重或肥胖者应减少每日进食的总热量。
- 减少胆固醇摄入，并限制酒及含糖食物的摄入。
- 合并有高血压者应同时限制食盐摄入量。

（2）参加适当的体力劳动和体育活动。

- 体力活动量应根据身体情况、体力活动习惯和心脏功能状态而定，以不过多增加心脏负担和不引起不适感觉为原则。
- 体育活动要循序渐进，量力而行，不宜勉强做剧烈活动。
- 合理安排工作与生活，做到生活有规律，注意劳逸结合，避免过度劳累，保证充分睡眠。保持乐观、愉快的情绪，避免情绪激动。
- 戒烟限酒。
- 定期检查，对已有高血压、糖尿病、血脂异常、肥胖症者应积极控制与治疗。

生活提示

心血管疾病的基础病变是动脉粥样硬化，而动脉粥样硬化的形成是从儿童期开始的。因此，心血管疾病的预防应从儿童期开始，即儿童也不宜进食高胆固醇、高动物性脂肪的饮食，同时避免摄食过量，防止发胖。

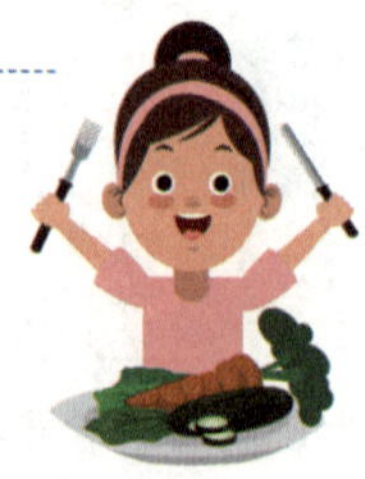

2. 糖尿病

糖尿病是严重威胁人类健康的全球性公共卫生问题，是一组由多病因引起的代谢性疾病，特征表现为慢性高血糖，由胰岛素分泌和（或）利用缺陷导致。成年期常见的糖尿病为 2 型糖尿病。

根据国际糖尿病联盟发布的数据显示，2021 年全球糖尿病患病人数已达 5.37 亿。我国成人糖尿病病人数量为 1.4 亿，居世界第一位。更为严重的是，我国约有 51.7% 的糖尿病病人未被诊断，而已接受治疗者，糖尿病控制情况也很不理想。

研究显示，我国儿童、青少年糖尿病呈增长趋势，且 2 型糖尿病的增速已经超越 1 型糖尿病。一项研究结果显示，5～9 岁、10～14 岁和 15～17 岁儿童、青少年糖尿病患病率分别为 1.0%、1.4% 和 3.9%，表明儿童、青少年糖尿病患病率随年龄增加呈上升趋势。

知识拓展 人体进食后，通过消化吸收，血糖会升高，接着人体将血糖“为我所用”，血糖被利用后才能恢复至正常水平。在血糖“被利用”的过程中，胰岛素起着重要作用。胰岛素就是人体有效利用血糖、使血糖降低的一种“催化剂”。如果人体分泌的胰岛素数量不足或胰岛素的质量不好，就会引起糖尿病。

糖尿病的典型症状为“三多一少”，即多尿、多饮、多食和体重减轻。

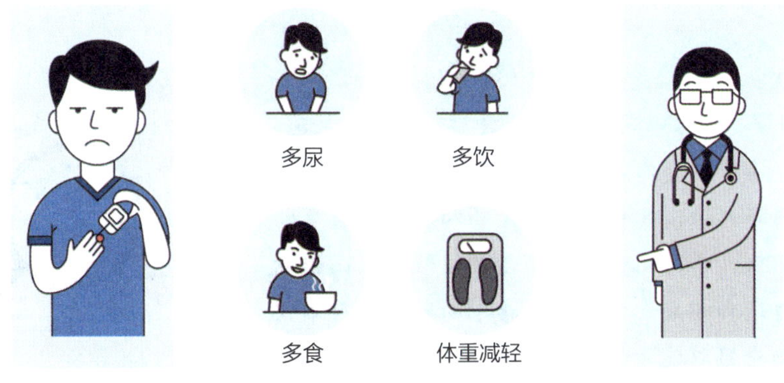

糖尿病的典型症状

◇ 糖尿病的危险因素

糖尿病也是由遗传因素及环境等因素共同作用而引起的一种疾病，具体包括以下几个方面。

（1）遗传因素。同卵双生子中 2 型糖尿病的同病率接近 100%。参与糖尿病发病的基因很多，分别影响糖代谢有关过程中的某个中间环节，每个基因参与发病的程度不等，但每个基因只是赋予个体某种程度的易感性，并不一定导致糖尿病，多基因异常的总效应形成遗传易感性。

（2）环境因素。环境因素包括年龄、生活方式、营养、体力活动量、出生前子宫内环境、应激刺激、化学毒物等。

（3）心理社会因素。WHO 强调心理社会因素在糖尿病发生和发展过程中起重要作用，其可能的机制是患者的肾上腺能神经对应急刺激的敏感性改变。

（4）其他因素。

- 在遗传因素和上述环境因素共同作用下所引起的肥胖，与糖尿病的发病也有密切关系。
- 胰岛素抵抗和胰岛 β 细胞功能缺陷。

知识拓展

胰岛素抵抗指胰岛素作用的靶器官（目标器官，即受胰岛素作用的器官）对胰岛素作用的敏感性降低，也就是说，胰岛素的分泌量没有问题，但胰岛素作用发挥不好，即胰岛素质量不够好，这可能与胰岛素受体或受体后通路缺陷有关。胰岛素是由胰岛 β 细胞分泌的，β 细胞功能缺陷就会引起胰岛素分泌的质和量以及胰岛素分泌模式出现缺陷。

- 具有调节血糖作用的其他激素分泌缺陷。
- 肠道菌群的作用。

知识拓展

正常人体内生活着数以万亿计的微生物群落，包含细菌、真菌和病毒等，分布在人体的皮肤、口腔、消化道和生殖器等部位，其中肠道微生物约占人体微生物总量的 80%，参与机体的多项生理过程，从而影响人类的健康和疾病。肠道微生物中的肠道菌群不仅能从食物中摄取能量、控制营养物质摄入，而且在构成和调节肠道黏膜屏障、塑造免疫系统发育、控制局部和全身免疫功能、防止病原菌定植等方面都具有重要意义。肠道菌群可通过干预营养及能量的吸收利用、影响体重和胆汁酸代谢、促进脂肪的合成及储存、形成慢性炎症反应等多种途径影响糖尿病的发生与发展。

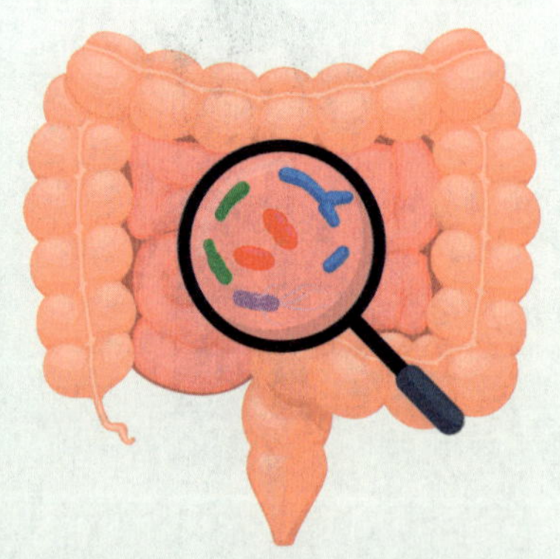

◇ 糖尿病的危害

糖尿病可损害全身各重要器官，如心、脑、眼、肾、神经等。

（1）增加多种疾病发生风险。糖尿病是冠心病的等危症，即糖尿病在10年内发生心肌梗死、猝死等主要冠状动脉事件的风险和冠心病是一样的。糖尿病可使心脏、脑和周围血管疾病的发生风险比正常人增加2～4倍。

（2）导致多种组织器官病变。糖尿病还可导致眼、肾、神经等组织器官慢性进行性病变、功能减退及衰竭，如失明、非创伤性截肢、终末期肾脏病等。病情严重或应激时可发生急性严重代谢紊乱，如糖尿病酮症酸中毒、高渗高血糖综合征。

（3）合并感染。糖尿病不是感染性疾病，但糖尿病容易并发各种感染，如肺结核、泌尿生殖道感染、皮肤化脓性感染，甚至脓毒血症等。

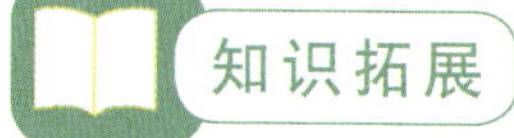

人体应激时，肾上腺素、糖皮质激素等激素分泌增加，这些激素都会使血糖升高。糖尿病病人出现应激时，由于胰岛素功能缺陷，血糖难以下降，持续的高血糖使血液渗透压升高，导致高渗高血糖综合征，对人体生理功能造成严重影响。同时，血糖难以下降的本质是葡萄糖难以被人体利用，即人体无法通过利用葡萄糖分解获取能量维持生命活动，这时人体细胞其实仍然处于"饥饿状态"，只好通过加强分解脂肪酸获得必需的能量，但在这个过程中会产生大量酮体等酸性物质，导致糖尿病酮症酸中毒，是一种严重的糖尿病并发症。

◇ 糖尿病的预防

预防糖尿病需要配合和遵守各级政府、卫生部门及社会各界的统一管理和干预措施，以自身保健管理和社区支持为主要内容，做到合理膳食，经常运动，防止肥胖，进行适当的生活方式干预。

（1）合理饮食。

- 三餐要规律，保持健康体重，避免暴饮暴食，可少食多餐。
- 低脂高纤维饮食，多吃新鲜的蔬菜水果和含优质蛋白质的食物。

（2）积极锻炼。

- 最好采取低强度、持续时间长的运动项目，如散步、慢跑和游泳。
- 避免久坐不动，坐1 h应该起身活动5 min。

（3）控制血脂、血压。有高血脂、高血压的患者，要严格遵医嘱进行生活方式干预及用药，积极控制血脂、血压。

（4）定期检查。监测血糖，及时采取措施避免血糖进一步升高。若直系亲属患有高血糖，应每年进行一次血糖检测。

（5）部分高危患者可用药预防。对于血糖水平较高但未能达到糖尿病的诊断标准者，在积极进行上述预防措施的同时，还可根据医生的建议服用一些降糖药物来预防糖尿病的发生。

3. 慢性呼吸系统疾病

◇ 慢阻肺和哮喘的定义

慢性呼吸系统疾病包括慢性阻塞性肺疾病（简称慢阻肺）、哮喘等。慢阻肺是以持续呼吸道症状和气流受限为特征的一类疾病，包括慢性支气管炎、肺气肿和外周气道阻塞等疾病。

支气管哮喘（简称哮喘）是一种异质性疾病，常以慢性气道炎症为特征，包含随时间不断变化的呼吸道症状病史，如喘息、气短、胸闷和咳嗽，同时具有可变性呼气气流受限。儿童、青少年哮喘是常见的慢性呼吸系统疾病之一，目前患病率处于较高的水平且呈上升趋势。病因尚不完全清楚，可能是多种环境因素与机体自身因素长期相互作用的结果。

慢阻肺
咳嗽
咳痰
气短
胸闷
哮喘
夜间咳嗽
呼吸困难
气短
胸闷

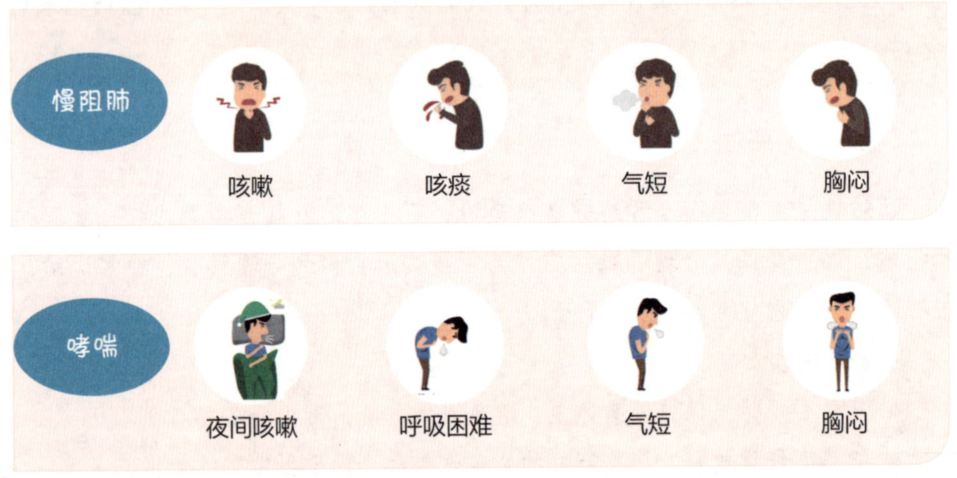

◇ 慢性呼吸系统疾病的危险因素

（1）吸烟。吸烟是最重要的环境发病因素，烟草中的焦油、尼古丁和氢氰酸等化学物质具有多种损伤效应。

（2）职业粉尘和化学物质。烟雾、变应原（引起变态反应的抗原物质）、工业废气及室内空气污染等的浓度过高或接触时间过长，均可能促使接触人群慢性呼吸系统疾病发病。

（3）空气污染。大量有害气体如二氧化硫、二氧化碳、氯气等可损伤人体气道黏膜上皮，使纤毛清除功能下降，黏液分泌增加，为细菌感染增加条件。

（4）感染因素。病毒、支原体、细菌等感染是慢性支气管炎发生发展的重要原因之一，可造成气管、支气管黏膜的损伤和慢性非特异性炎症，进一步导致慢阻肺的发生。

（5）其他因素。免疫功能紊乱、气道高反应性、自主神经功能失调、年龄增大等。

◇ 慢性呼吸系统疾病的危害

- 慢性呼吸系统疾病当中最常见的慢阻肺是导致慢性呼吸衰竭和慢性肺源性心脏病最常见的病因，约占全部病例的 80%。
- 因肺功能进行性减退，严重影响病人的劳动能力和生活质量。
- 慢阻肺造成巨大的社会和家庭经济负担。根据世界银行和世界卫生组织发表的研究，2020 年慢阻肺位列世界疾病经济负担的第五位。

◇ 慢性呼吸系统疾病的预防

- 戒烟是预防慢阻肺最重要的措施，在疾病的任何阶段戒烟都有助于防止慢阻肺的发生和发展。
- 控制环境污染，减少有害气体或有害颗粒的吸入。
- 积极防治呼吸系统感染。
- 加强体育锻炼，增强体质，提高机体免疫力，可帮助改善机体一般状况。

- 对于有慢阻肺高危因素的人群，应定期进行肺功能监测，以尽可能早期发现慢阻肺并及时予以干预。

生活提示

防治慢性呼吸系统疾病最常见的措施是疫苗接种，如流感疫苗、肺炎链球菌疫苗、卡介苗多糖核酸等。

4. 癌症

癌症是由于机体细胞失去正常调控，过度增殖，而引起的疾病，也称恶性肿瘤。

癌症进展快，治疗起来非常困难，就像生长在人们身体里的定时炸弹，是目前严重危害人类健康的重要疾病。

近年来，儿童恶性肿瘤的发病率逐年升高，恶性肿瘤已成为导致儿童死亡的主要原因之一，是影响儿童生命健康的隐形杀手。由于对儿童恶性肿瘤的形成认知不足、早期筛查机制相对缺乏，该病不易被尽早发现和治疗，许多患儿因此遗憾地错失获得痊愈的机会。

癌症常见的症状有发热、疼痛、局部出血、坏死和感染、机械性阻塞与压迫，晚期出现极度消瘦（皮包骨头，形如骷髅）、贫血、无力、全身衰竭，即恶病质（也叫恶液质）。

那么，癌症是怎么引起的呢?

◇ 癌症的危险因素

（1）烟草及烟草制品。国际癌症研究机构认定烟草和烟草烟雾（二手烟）中所含的致癌物质有70多种，是导致癌症的首要危险因素，尤其是肺癌。

（2）含酒精饮品。乙醇及其代谢产物乙醛可导致DNA和蛋白质损伤，是口腔癌、口咽癌、喉癌、食管癌、肝癌、大肠癌、乳腺癌等的危险因素。

（3）体脂率。体脂率是人体内脂肪质量在人体中所占的比例。体脂率过高，可通过氧化应激和细胞凋亡等多种途径致癌，如结直肠癌。

（4）感染性病原体。通过直接、间接或慢性的免疫刺激效应致癌，如幽门螺杆菌可引起胃癌，乙型肝炎病毒可导致肝癌。

（5）紫外线照射。通过DNA（脱氧核糖核酸）损伤及其他免疫抑制而致癌，是导致黑色素瘤和基底细胞癌的高危因素。

（6）医用电离辐射。通过DNA损伤而致癌，是导致多种癌症的危险因素，最常见的就是CT（计算机断层扫描）。

（7）室内氡浓度。通过破坏呼吸道上皮细胞中的DNA而致癌，是导致肺癌的危险因素。室内氡最常见的来源为室内建筑材料污染。

此外，心理因素、激素类药物的使用、辅助生殖的医疗操作等都会影响激素水平，从而诱发乳腺癌、前列腺癌、甲状腺癌、宫颈癌、卵巢癌等多种癌症。不健康饮食如食盐摄入量过高也与胃癌有关。

◇ 癌症的危害

癌症进展快，死亡率高，对患者身体、心理、经济等各方面都造成了巨大的危害。

（1）直接破坏器官的生理功能。癌细胞的增殖速度非常快，会抢夺正常细胞的营养物质，而且癌细胞会直接释放各种毒素，破坏器官的正常功能。由于正常细胞的营养物质被抢夺，正常细胞其实长期处于“饥饿状态”，晚期甚至可出现恶病质，因此有人认为部分癌症病人其实是被“饿死”的。

（2）癌细胞转移产生的危害。癌细胞还会随血液、淋巴液到处转移，抢夺身体的营养，破坏转移处器官的正常功能。

（3）癌细胞破坏人体免疫力。出现并发症，如发热、感染等。

（4）治疗癌症的副作用。如手术、化疗、放疗、靶向药物治疗、免疫药物治疗等治疗措施，可出现骨髓抑制、消化道反应、放射性炎症、靶向药物皮疹、免疫性炎症等副作用。

（5）经济负担。癌症需长期治疗，治疗费用昂贵，给患者造成巨大的经济负担。

（6）患癌造成的心理压力。目前人类还没有完全攻克癌症的能力，因此癌症被视为绝症，令人谈癌色变。癌症症状往往很有隐蔽性，被发现时往往已到了中晚期，因此大多数人觉得得了癌症就等于被判了死刑。癌症就像幽灵一样，给病人造成巨大的心理负担，令其惶惶不可终日，因此也有人认为有些癌症病人其实是被“吓死”的。

癌症并没有那么可怕，虽然人类还不能完全战胜癌症，但癌症是可以预防的。

◇ 癌症的预防

（1）控烟。戒烟对各个年龄段的人都有益处。

（2）限酒。青少年不应饮酒，成年人也建议不喝。如不能避免，应限量。

（3）控制体脂水平。通过调整饮食结构、增加体育运动可以扭转体脂过高的趋势。

（4）预防病原体感染。预防病原体感染最有效的措施是疫苗接种，如HPV（人乳头状瘤病毒）疫苗和HBV（乙型肝炎病毒）疫苗的普遍使用使得消除宫颈癌和肝癌成为可能。此外，预防医源性致癌病原体感染也很重要，如输血存在感染乙肝、艾滋病等疾病的风险，应减少不必要的输血治疗。

（5）其他措施。

- 减少太阳或室内有关设备的紫外辐射，注意防晒。
- 减少医用电离辐射暴露，减少不必要的医用放射检查。
- 降低室内氡浓度，减少室内建筑材料放射。
- 管理压力，提高心理健康，控制食盐的摄入量，注意激素类药物的使用。

总之，只要我们采取健康的生活方式，避免接触致癌危险因素，保持良好的心理状态，做好科学预防，癌症就会离我们越来越远。

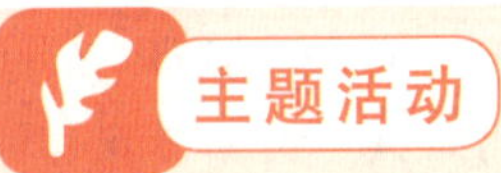

调整饮食结构：

（1）每天至少摄入 5 种水果和蔬菜。

（2）选择全谷物饮食。

（3）限制红肉和加工肉的摄入。

坚持体育运动：

（1）每周至少进行 150 min 中等强度的有氧运动（如快走）。

（2）每周 75 min 的剧烈运动（如慢跑）。

（3）以上两种运动等效组合。

主题活动

健康管理　从我做起

活动准备

准备一台电子血压计，安排一名同学进行现场记录。

活动过程

（1）测量血压。每位同学在测量前先静坐 5 min。由老师为第一位同学测量血压，记录后由第一位同学为下一位同学测量。以此类推，每组同学轮流进行，学会使用电子血压计。

（2）知识探究。测量结束后，如发现有的同学血压偏高，请同学们说一说引起血压偏高的原因可能有哪些？在生活中应该如何预防高血压等慢性病的发生呢？

活动拓展

请同学们带家长去社区、医院或药店测量一次血压。同时通过讲解使家长知晓定期监测血压的重要性，提醒家长要进行自我健康管理。已有高血压等慢性病的患者，应定期检查，积极控制与治疗。

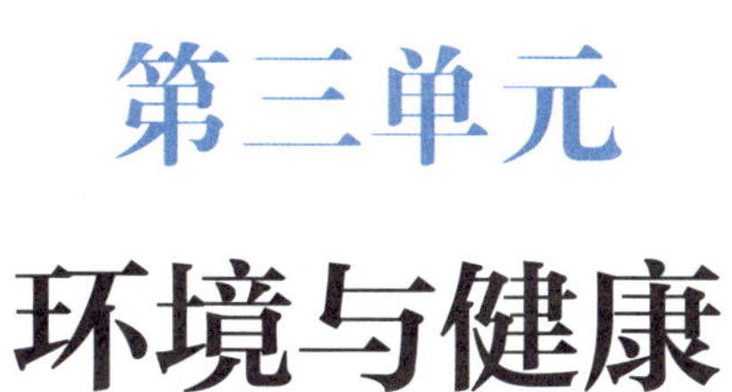

第三单元
环境与健康

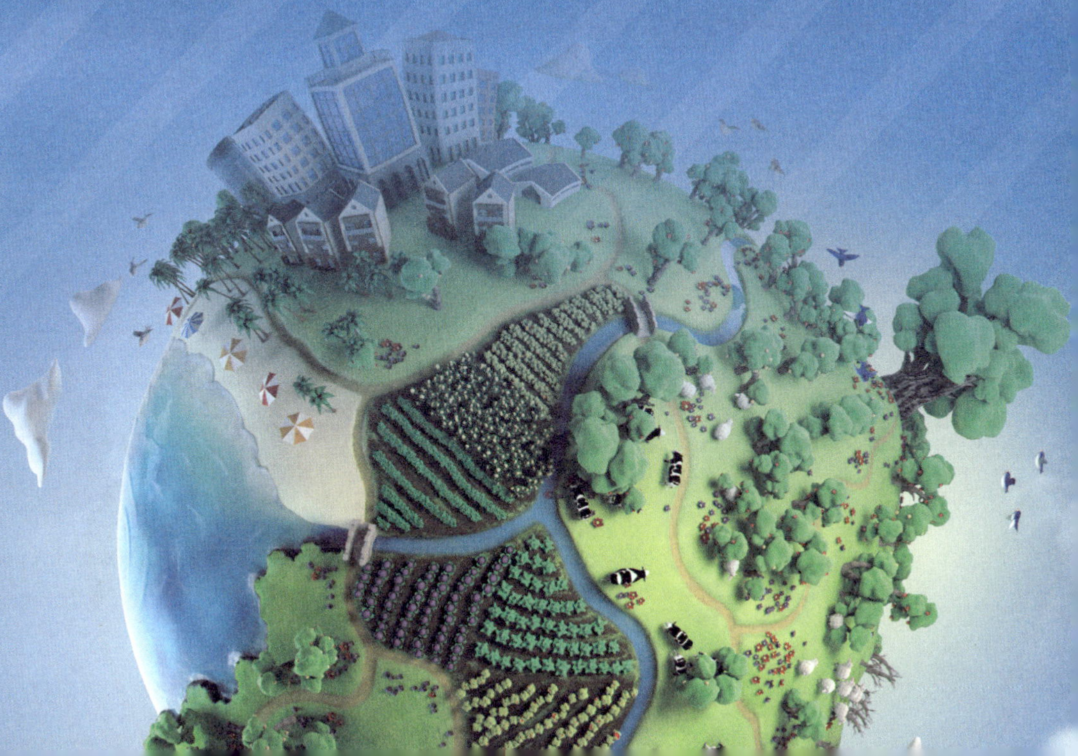

环境是指人类空间中能直接或间接影响人类生存和发展的各种因素的总和。环境为人类提供空气、食物、水等物质，还提供人类智力、道德、社会和精神发展的机会。按环境要素的属性和特征可将人类环境分为自然环境、人为环境和社会环境。自然环境是天然形成的，是自然界中物质和资源的总和，如空气、水、土壤、岩石、阳光、动植物、微生物等，是人类赖以生存和发展的物质基础，是社会环境的基础。人为环境是经过人类加工改造了的物质环境，如城镇、乡村、农田、工厂、铁路、矿山等。社会环境是人类在生产和生活活动中形成的关系与条件，如社会的政治、经济、文化、教育、人口、风俗习惯等。

人与环境有着密不可分的联系，两者组成的矛盾统一体是辩证统一的关系。自然或人为活动导致的全球环境或区域环境质量的变化，对人类生存和社会发展产生各种不利影响，如火山喷发、地震、洪涝、干旱和滑坡等自然演变及自然灾害，因人类活动排放大量废水、废气、废物造成的环境污染，特别是大规模的工农业生产、交通运输和人口激增带来的负面影响，使环境质量日益恶化，环境污染、自然资源耗竭等全球性的环境问题屡见不鲜。因此，学习环境与人体健康的关系，理解它们之间相互作用的现象与规律，对于更好地利用环境因素，防治污染，促进人类与环境的和谐发展，保障人体健康，具有十分重要的意义。

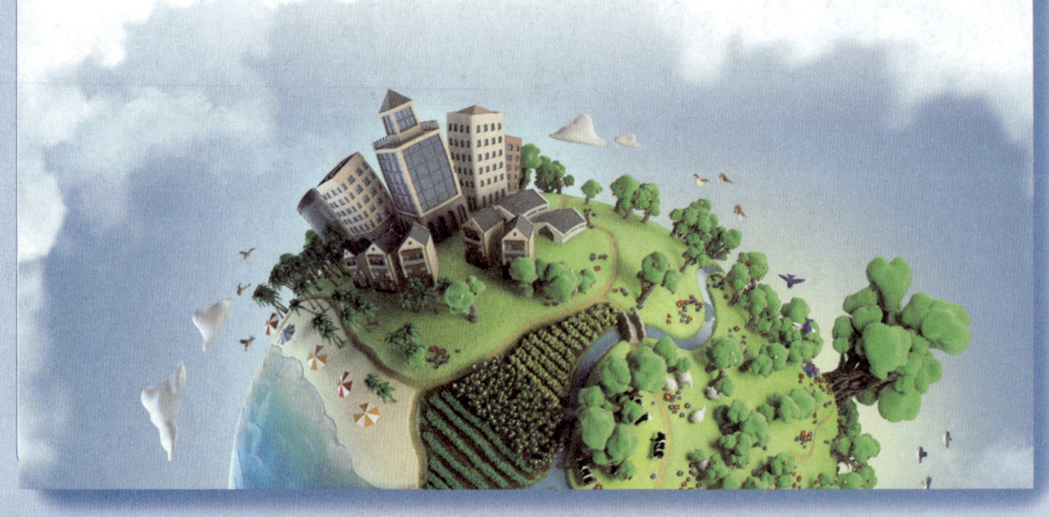

第6课 认识生态环境

生活情境

学校食堂发布了一则通知：以后不再向师生提供餐盒、塑料袋、筷子等一次性用品。王云对此不能接受，感到非常不方便。“如果有急事或者需要别人带饭，没有塑料袋或者餐盒应该怎么办？这样太不实际了。早餐买包子没有塑料袋，难道用手抓吗？”你支持王云的看法吗？为什么？

在人类漫长的生物发展史上，人类与环境之间一直保持着密切的联系。环境与人类健康息息相关，人类的生产生活依赖于环境，同时又不断适应和改造环境。

生态环境与生态系统

生态环境以人为主体，由其他生物和非生物所构成的生态系统组成。人与环境中的物质进行着物质、能量和信息的交换，以维持人体生理、生化和代谢功能，保证人体正常生长发育，以及从事各种生产、生活活动，繁衍后代。

人类以开发自然资源和生产产品的形式从生态环境中获得物质和能量，又以消费活动的形式将废弃物归还环境，从而建立了一个庞大的、结构复杂的、功能多样的人类生态系统。

生态系统与生态平衡

生态系统是在一定空间范围内，由生物群落及其环境组成，借助各种功能流（物质流、能量流、物种流和信息流）所联结的稳态系统。每一种生物都要从周围的环境中吸取空气、水分、阳光、热量和营养物质。生物生长、繁育和活动过程中又不断向周围的环境释放和排泄各种物质，死亡后的残体也复归环境。所有生物都依照这个规律生活在一个生态系统中。在不同的范围内，可相对独立地存在大大小小不同的生物群落和生态系统，如池塘、森林、湖泊等自然生态系统，城市、矿区等人工生态系统。无数小生态系统组成了地球上最大的生态系统，即生物圈。

每一个生态系统中，构成生物群落的生物是生态系统的主体，构成其环境的非生物物质（空气、水、无机盐、有机质、岩石等）是生命的支持系统。阳光是绝大多数生态系统直接的能量来源，水、空气、无机盐与有机质都是生物不可或缺的物质基础。

生态系统的生物根据其作用与地位可分为生产者、消费者和分解者。

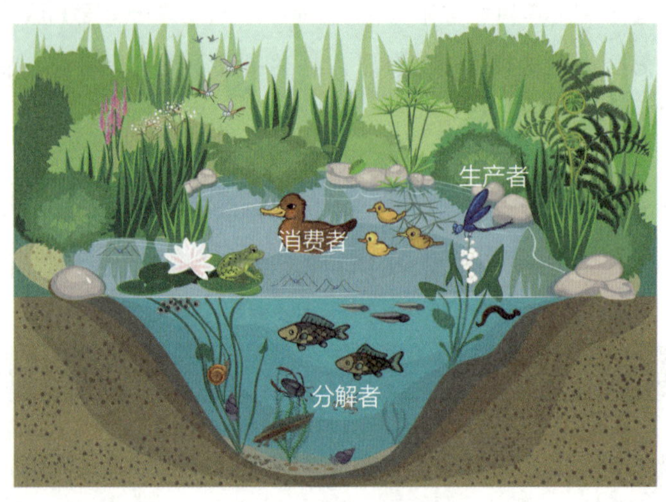

生态系统的结构

生产者是指能利用太阳能，以简单的无机物制造有机物的自养型生物，主要包括绿色植物和光合细菌。比如，硝化细菌通过将氨氧化为硝酸盐的方式利用化学能合成有机物。

消费者是不能用无机物制造有机物，依赖于生产者而生存的生物，主要指以动植物为食的异养生物。消费者的范围非常广，包括了几乎所有动物和部分微生物（如真菌、细菌），它们通过捕食和寄生关系在生态系统中传递能量。

分解者属于异养型生物，以各种细菌（寄生的细菌属于消费者，腐生的细菌是分解者）和真菌为主，也包含屎壳郎、蚯蚓等腐生动物。它们将生态系统中复杂有机质（尸体、粪便等）分解为简单的无机物（水、二氧化碳、铵盐等），使动物的排泄物和死亡的生物体以无机物的形式回归到自然环境中。环境中这些无机物又可以作为生产者的生产原料，如此以形成生态系统的物质循环。

在一定时间内，生态系统中的生物和环境之间、生物各个种群之间，存在能量流动、物质循环和信息的传递，彼此之间达到高度适应、协调和统一的状态，称为生态平衡。生态平衡是生物生存、活动、繁衍得以正常进行的基础，人类的健康有赖于生态平衡。

食物链

一种生物以另一种生物作为食物，后者再被第三种生物作为食物，彼此以食物连接起来的锁链关系称为食物链。

通过食物链把生物与非生物、生产者与消费者、消费者与消费者连成一个整体。比如青草—野兔—狐狸—狼，禾谷类植物—昆虫—食虫鸟—鹰。一个生态系统中常存在着许多条食物链，由这些食物链彼此相互交错联结成的网状食物关系为食物网。一个复杂的食物网是使生态系统保持稳定的重要条件，食物网越复杂，生态系统抵抗外力干扰的能力就越强；食物网越简单，生态系统就越容易发生波动和毁灭。

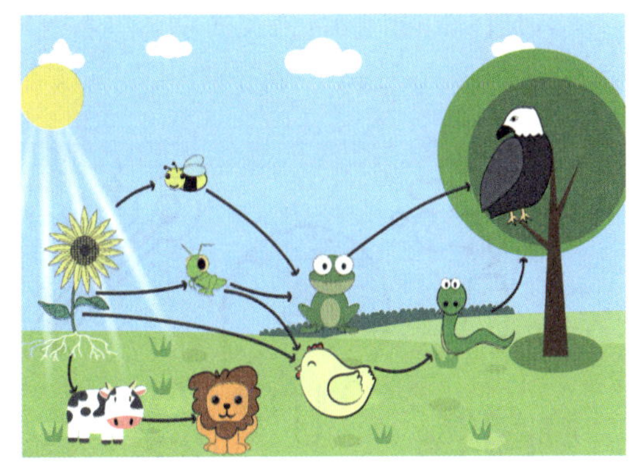

食物链

曾经有一个地方草场很繁茂，人们养了许多羊在那里放牧，可是总有一些狼来这里吃他们的羊。人们很生气，狠心要把这些食肉动物猎杀完，后来这些狼终于被他们猎杀完了，人们都很高兴。他们的羊繁殖得非常快，草场慢慢地被吃光了，羊没得吃了，慢慢地都饿死了。

食物链形成了大自然中“一物降一物”的现象，维系着物种间天然的数量平衡，若故意破坏食物链，后果不堪设想。

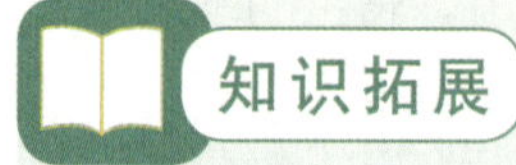

生物富集

生物富集多通过食物链进行。动物直接或间接地以植物为食，从而使物质和能量沿着食物链和食物网在生态系统的各营养级中流动。有毒物质会通过食物链不断积累，营养级别越高的生物，体内积累的有毒物质就越多。因为环境中有些污染物（如重金属、化学农药等）具有化学性质稳定、不易分解的特点，会在生物体内积累而不易排出，并随着营养级的升高而不断积累，最终危害人类的安全。如海水被有机氯农药污染，可经过浮游生物的富集，使其体内有机氯浓度超出海水浓度的近千倍；当鱼吞食浮游生物后，在鱼体内进一步富集；水鸟吞食鱼后，在鸟体内富集，可使体内的有机氯浓度比原海水浓度高出近百万倍，最终导致水鸟大批中毒或死亡。

人与环境的关系

人是自然的产物，人类活动又可影响环境，人类与环境之间存在辩证统一的关系。

1. 物质的统一性

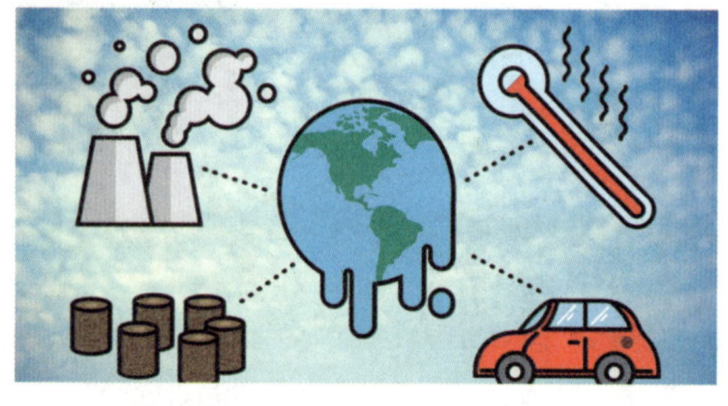

环境是人类社会赖以存在的基础和前提，是社会物质生活和社会发展的必要条件。人与环境之间最本质的联系是物质的交换和能量的转移，在人类生态环境中，人与环境之间不断地进行着物质、能量、信息交换，保持着动态平衡，成为不可分割的统一体。人体所需的各种营养素和热能都是从自然环境中的食物中摄取的，并通过食物链与环境间保持物质与能量的平衡，从而实现了人与环境的物质统一性。

2. 作用的双向性

在人与环境的关系中，人起主导作用。人不仅有适应环境、保护自己免受侵害的能力，而且还具有能动认识环境、有意识和有目的地改造环境的能力。人与环境之间的作用是双向性的，人类在认识环境和能动地改造环境的过程中创造了各种精神和物质文明，极大地丰富了生活内容。然而人类在改造环境的同时，往往也受到自然环境的反作用，如水土流失、土地沙漠化、环境污染等，人类生存环境日渐恶劣。

3. 健康影响的双重性

环境对人体健康具有双重影响，环境中既存在对人类健康有利的因素，也存在危害健康的因素。例如，清洁的空气、水，充足的阳光，适宜的气候等对人类是有益的。同时，人类生产生活造成的环境破坏和环境污染又严重威胁着人类的健康和生存发展。有些环境因素在常态情况下会对人体产生不利影响，但人类又无法改变这些环境因素的不利状态，此时人体会通过生理生化的调节机制，动员人体的防御系统与这些不利的环境因素保持动态平衡，逐步对环境产生适应。例如，长期居住在海拔 3 000 米以上高原的人，体内红细胞和血红蛋白的代偿性较高。

全球普遍关注的生态环境问题

全球普遍关注的生态环境问题包括温室效应、臭氧层破坏、酸雨、生物多样性减少等。

1. 温室效应

温室效应是指大气中的某些气体能吸收红外线长波辐射，使大气增温，从而对地球起到保温的作用，使地球上的生命得以生存。但由于人类过度使用燃料，对森林无节制地砍伐，使温室气体（如二氧化碳、甲烷、氧化亚氮等）在大气中含量增加，它们共同作用，使温室效应异常强化，全球气温上升。研究表明，近 100 年来，全球气温升高了 0.3～0.6 ℃。气温上升，使冰川融化，全球海平面上升，同时有利于病原体及虫媒的繁殖，引起虫媒传染病的流行程度和范围扩大。气候变化是人类活动造成的，人类活动反过来也能影响气候变化。比如，减少碳排放，降低大气中的二氧化碳含量，恢复生态和植被，利用植物的光合作用吸收二氧化碳，能有效改善温室效应。

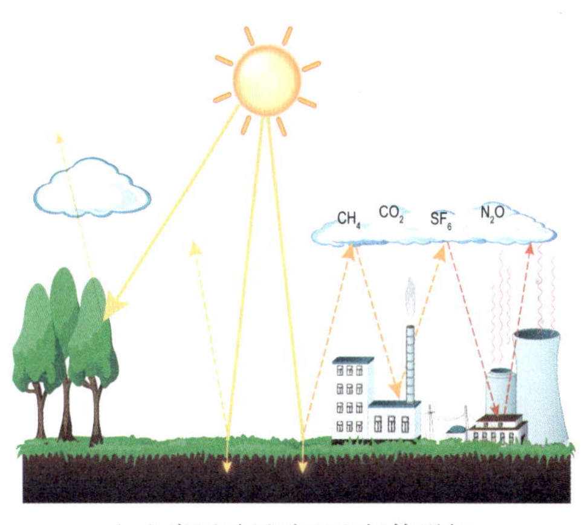

人类活动导致温室气体增加

2. 臭氧层破坏

位于大气平流层底部的臭氧层可有效地吸收来自太阳光中的短波紫外线，使生活在地球上的人类和其他生物免遭其伤害。而人类活动产生大量的化学物质（如氧化亚氮、氟氯烃、溴代烷烃）与臭氧作用，会破坏臭氧分子，导致臭氧层减少和空洞的形成，使臭氧层遮挡吸收短波紫外线的功能削弱，造成人群皮肤癌和白内障的发病率上升。

3. 酸雨

酸雨是指pH值小于5.6的降水（如雨、雪、雹、雾等），是由大气中的一次污染物（如二氧化硫、氮氧化物等）在大气中氧化凝结而形成。酸雨可使土壤中的化学元素溶出，导致土壤的pH值降低而破坏植被、腐蚀建筑物；促使土壤中重金属水溶性增加，加速向农作物、水产品的转移和污染；还可使湖泊水体酸化，影响水生生物正常生存，甚至使鱼类绝迹。

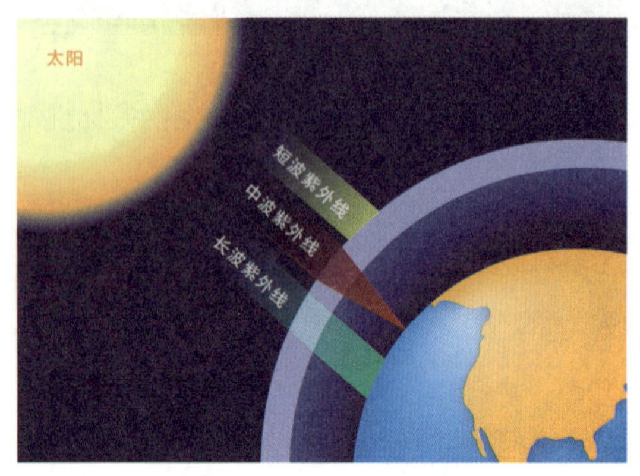

臭氧层可吸收短波紫外线

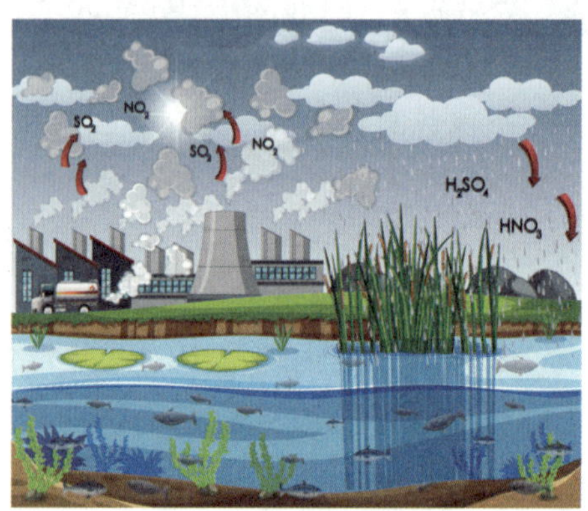

人类活动产生的大气污染物（SO_2、NO_2等）氧化凝结形成酸雨

4. 生物多样性减少

生物多样性是地球上所有的生物、植物、动物和微生物及其所构成的综合体。生物多样性为人类提供丰富的自然资源，具有维持生态系统、调节气候、净化空气和水的功能。由于环境的污染与破坏，如恣意砍伐森林、植被破坏、乱捕乱猎，已导致世界上大量生物物种不断消失。地球上的物种约有3 000万种，自1600年以来，已有700多个物种灭绝，约4 000个物种濒临灭绝，3 000多个物种成为濒危物种，7 000多个物种成为稀有物种。

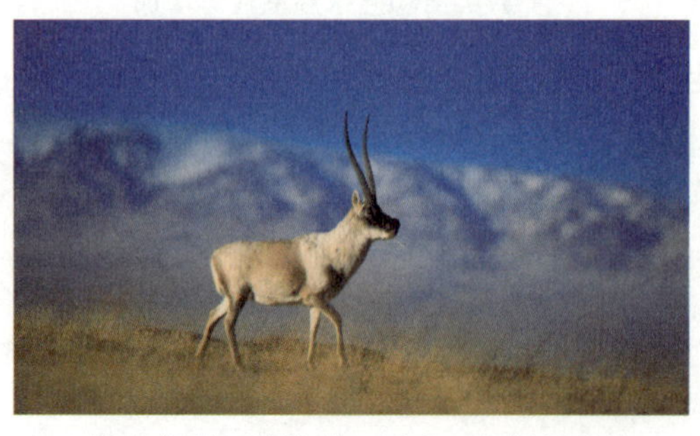

濒危物种：藏羚羊，国家一级保护动物

环境保护

环境问题不是单一的社会问题，在很大程度上是人类社会发展以牺牲环境为代价的必然产物，又与人类社会的政治经济发展密切相关。我国正面临如何促进经济、社会和环境协调与可持续发展的巨大挑战。

知识拓展

环境保护是我国的一项基本国策。《中华人民共和国环境保护法》是为保护和改善环境，防治污染和其他公害，保障公众健康，推进生态文明建设，促进经济社会可持续发展而制定的法律。此外，我国还制定了《中华人民共和国水污染防治法》《中华人民共和国大气污染防治法》《中华人民共和国城乡规划法》等多部环境保护或与环境保护密切相关的法律。

环境问题的防治要从源头开始，即要解决从污染产生、发展直至消除的全过程中存在的有关问题，并采取相应的防治措施，以保护和改善人类生存的生态环境。治理环境污染、保护好环境是全人类共同的责任和义务。

生态文明建设

生态文明建设不仅是人与自然和谐共生的中国式现代化的鲜明特征，同时对建构清洁美丽世界具有重要贡献。党的十八大以来，我国生态文明建设取得举世瞩目的重大成就。面对环境污染的严峻形势，党中央、国务院坚决向污染宣战，先后颁布实施大气、水、土壤污染防治行动计划，提出坚决打好污染防治攻坚战的决策部署，污染治理成效不断显现，环境质量明显改善。城乡环境建设不断加强，绿色低碳的生活方式得到倡导践行，美丽人居环境、绿色生活方式正在逐步形成。

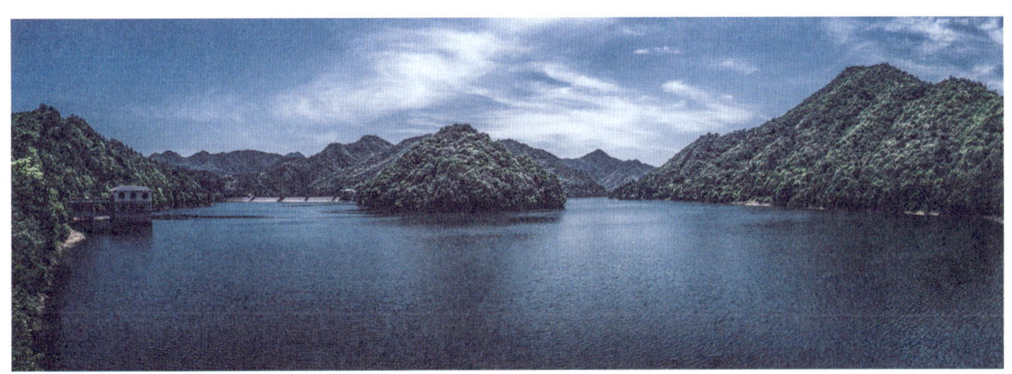

党的十八大把生态文明建设纳入中国特色社会主义事业“五位一体”总体布局，十九大将“坚持人与自然和谐共生”作为新时代坚持和发展中国特色社会主义的十四条基本方略之一，并将“增强绿水青山就是金山银山的意识”正式写入党章，将新发展理念、生态文明等内容写入宪法。党的二十大报告指出，中国式现代化是人与自然和谐共生的现代化，中国人民愿同世界人民携手开创人类更加美好的未来，再次充分展现了中国作为负责任大国的担当与作为。美好的未来离不开美丽的生态，在世界整体面临气候变化等全球性问题时，中国所作出的承诺及部署，为世界人民应对全球性生态问题注入了信心。

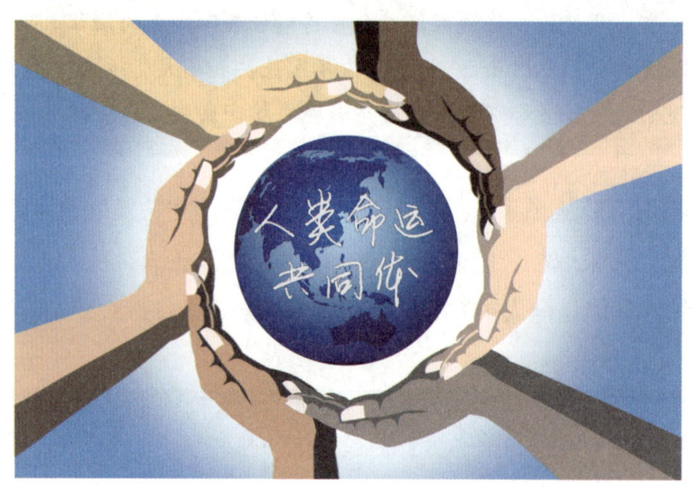

党的十八大以来，我国积极参与和引领全球气候变化谈判进程，推动《巴黎协定》达成、签署、生效和实施，宣告了力争于 2030 年前实现碳达峰，努力争取 2060 年前实现碳中和；积极推动落实联合国 2030 年可持续发展议程，成功举办《生物多样性公约》缔约方大会第十五次会议，发布“昆明宣言”，为全球环境治理提供了中国理念和中国贡献，展现了大国风范和担当。中国共产党创造性地提出了“人类命运共同体”“人与自然生命共同体”等先进理念，为世界提供了行之有效的中国方案。随着中国进入新时代并日益走近世界舞台的中央，中国有能力及责任在生态文明建设中发挥更大的引领作用，切实提升生态文明全球叙事能力，推进全球生态文明建设。

要像保护眼睛一样保护生态环境，像对待生命一样对待生态环境，做到：

◎ 树立绿色文明理念，关心生态环境，宣传普及环保知识和法律法规。

◎ 树立环保节约意识，养成节约粮食、节约水电、节约纸张的良好习惯。

◎ 不乱扔垃圾，做好垃圾分类，不用或少用难再生和难降解的物品，使用可再生资源，不使用一次性塑料餐具、塑料袋，不随意丢弃塑料制品，减少垃圾对水源、土壤、空气等环境的污染。

◎ 关注生态建设，保护野生动植物资源。不虐待小动物，不吃珍稀动植物，不践踏草木，不攀折花叶。积极参加植树种草、清除白色垃圾、治理水土流失等环保公益活动。

让我们一起播撒绿色希望，共创绿色家园，为建设美丽中国奉献自己的一分力量！

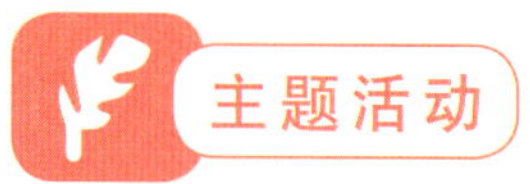

“减塑”行动

伴随着生活节奏的加快，一次性泡沫塑料饭盒、塑料袋、筷子、水杯等已经深入人们的生活。它们的出现的确给人们的生活带来了诸多便利，但这些使用过的一次性制品若被埋在地下，常因很难降解，在自然界停留的时间过长，侵占土地的同时，还会影响农作物吸收养分和水分；若混入城市垃圾一同焚烧，会产生有害气体，污染空气；若被动物误食，会导致动物死亡；塑料高温下分解出的有毒物质，会通过食品进入人体……这些塑料制品已经给我们的生态环境造成巨大的“白色污染”。

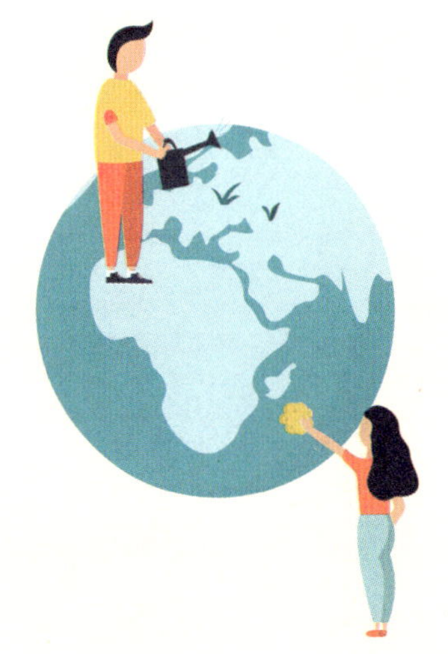

良好的生态环境需要政府、社会和每个公民的共同努力。我们要从自身做起，从小事做起，在了解“白色垃圾”危害的基础上，树立并践行绿色生活的理念。同时，积极向周围亲朋好友宣传绿色环保理念和绿色生活常识，让更多的人加入绿色低碳生活的行列中。

在你的家庭中，可以找到哪些一次性塑料制品？在生活中，除了“白色污染”，还有哪些环境污染呢？让我们一起去探究吧！

<table>
<tr><td>调查时间</td><td></td><td>调查人</td><td></td></tr>
<tr><td>我（家）的一次性
塑料制品</td><td colspan="3"></td></tr>
<tr><td>来源</td><td colspan="3"></td></tr>
<tr><td>造成的危害</td><td colspan="3"></td></tr>
<tr><td>我（家）的“减塑”
行动</td><td colspan="3"></td></tr>
<tr><td rowspan="3">其他环境污染</td><td>产生原因</td><td colspan="2"></td></tr>
<tr><td>危害</td><td colspan="2"></td></tr>
<tr><td>建议</td><td colspan="2"></td></tr>
<tr><td>教师点评</td><td colspan="3"></td></tr>
</table>

第7课 自然环境与健康

生活情境

暑假的一天中午，烈日炎炎，知了在树上叫个不停。放假一个人在家的小张拿起手机点起了外卖。他先是点了一份拌面，又点了一杯奶茶。等他吃饱喝足后，想起下午还跟朋友约了去看电影，他看看外面的大太阳，果断放弃了坐公交的想法，用手机叫了辆专车去电影院。

请同学们想一想，从环保的角度出发，小张的上述行为有哪些可以改进的地方？

地球是人类赖以生存的环境，它由水圈、大气圈、岩石土壤圈及生物圈构成，与人类的健康密切相关，一旦出现污染，污染物则有可能通过空气、水或土壤影响人类的健康。

大气与健康

地球表面包围着很厚的、随地球旋转的空气层，称为大气层，也称大气圈。按照从地球表面由近及远分别是对流层、平流层、中间层、热层和外大气层。其中对流层与我们的生活密切相关。

1. 大气的化学组成

大气是由多种混合气体、水蒸气和气溶胶组成，去除水蒸气和气溶胶后的空气称为干洁空气。我们所呼吸的空气是不是主要以氧气为主？并非如此，干洁空气按照化

外大气层
700～190 000 km
逸散层底
700 ～1 000 km
热层
80～700 km
卡门线（国际航空联合会定义的大气层和太空的界线）
100 km
中间层
50～80 km
平流层
12～50 km
臭氧层
20～30 km
对流层
0～12 km

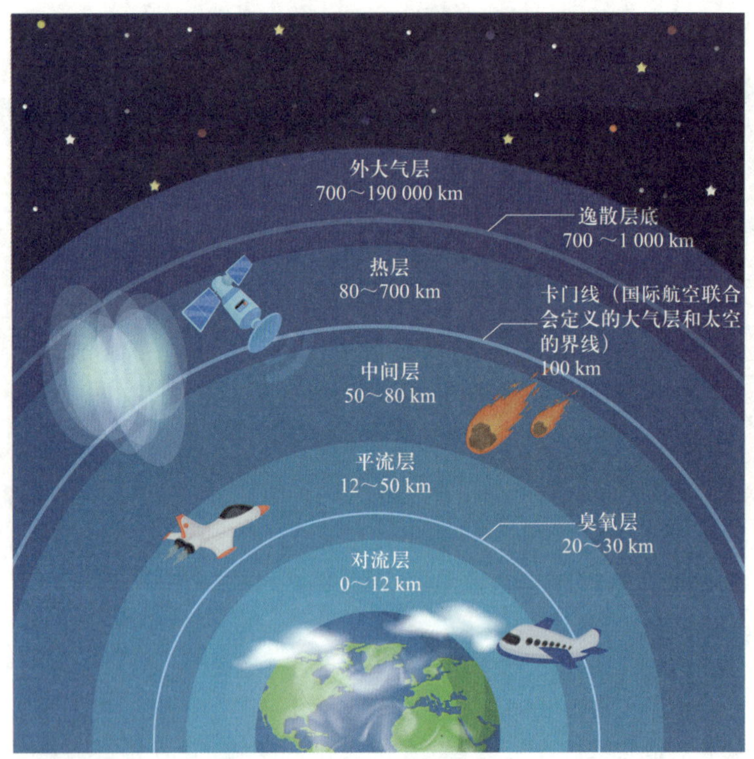

大气层的构成

学组成进行分类，按体积分数计算，占比最多的是氮气，为78.10%，其次才是氧气，为20.93%。

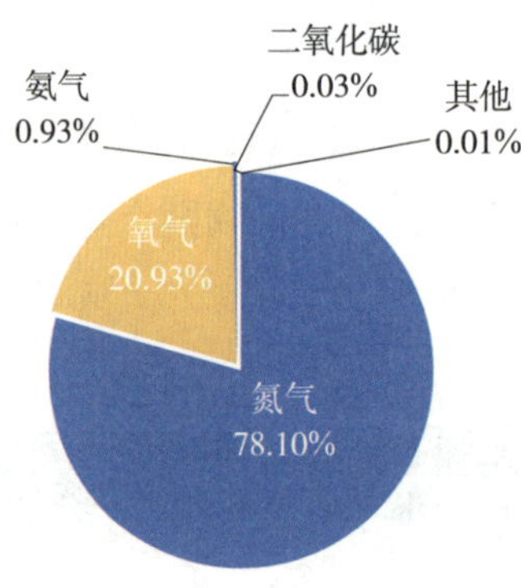

空气的化学组成

2. 大气的物理性状

大气的物理性状包括太阳辐射、空气离子化和气象条件等。

太阳作为一团熔融物体在反应的过程中产生大量辐射能，太阳产生的辐射是各种复杂天气现象出现的根本原因。太阳光谱根据波长分为γ（伽马）射线、X射线、紫外线、可视线、红外线和无线电波。

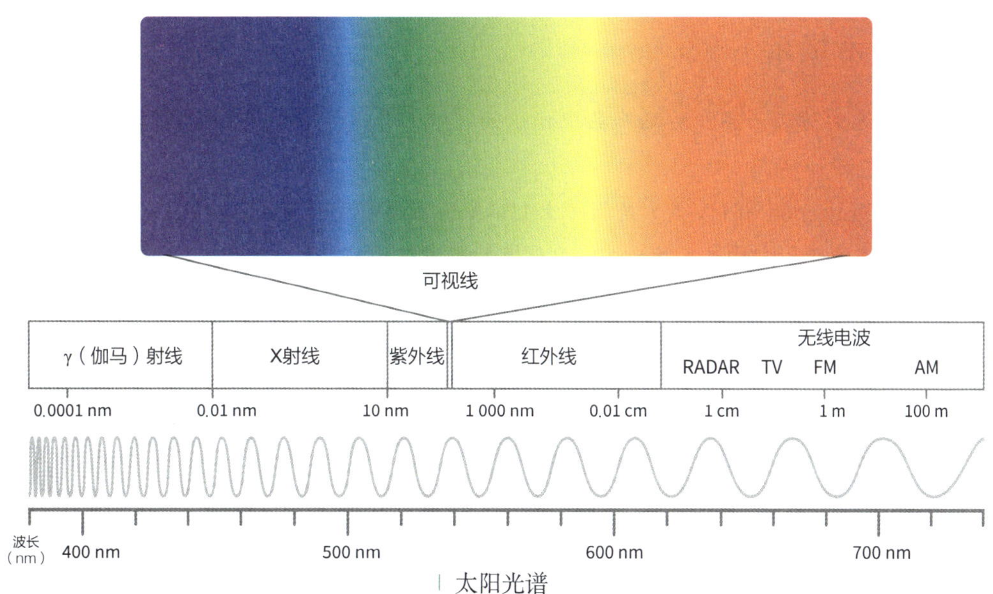

太阳光谱

紫外线根据波长不同可分为UV-A（长波紫外线）、UV-B（中波紫外线）和UV-C（短波紫外线）。太阳辐射产生的UV-A可以穿透大气层到达地表，UV-B可少量（10%）到达地表，而UV-C则全部被臭氧层吸收。不同波段的太阳光具有不同的生理功能。例如，适度的紫外线照射可以预防佝偻病的发生，但过量的照射则可能使皮肤晒黑甚至晒伤；可视线是我们产生视觉的重要条件，适度的光线强度有利于预防近视，但过强或过弱的光线均会影响视力水平；红外线主要具有热效应，在临床治疗当中多用于物理治疗，能够促进新陈代谢和细胞增生，有消炎镇痛的作用。

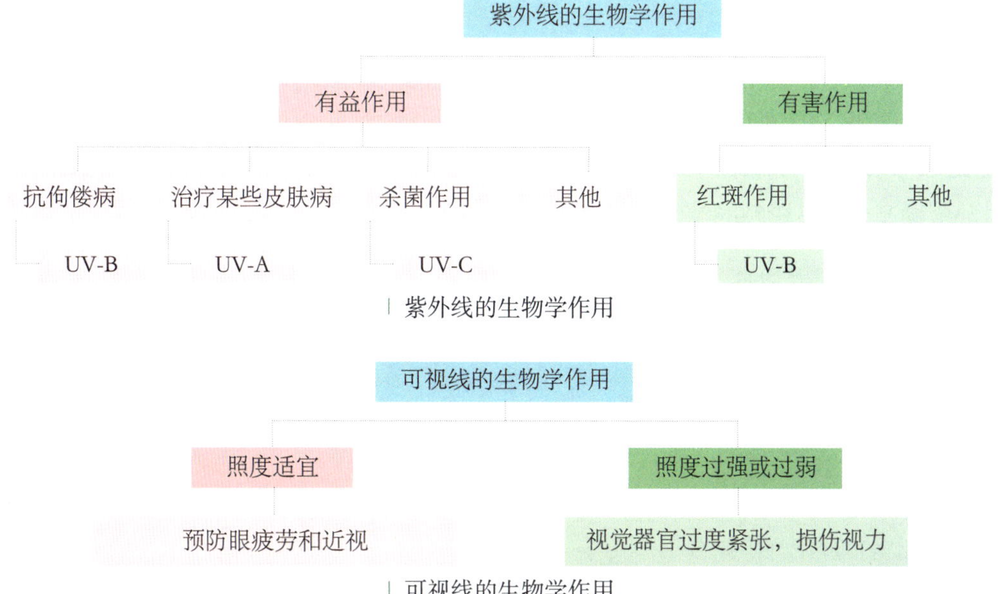

紫外线的生物学作用

可视线的生物学作用

生活提示

如何选购防晒产品？防晒产品中标识的“PA++”和“SPF30”这类信息分别是什么意思呢？

PA（Protection of UV-A）是指防止 UV-A 伤害到何种程度的指标，以 +、++、+++ 三种强度来表示。+ 越多，防止 UV-A 伤害的效果就越好。

SPF（Sun Protection Factor）是显示防止 UV-B 伤害的防晒效果数值，SPF 后面的数字越大，防晒时间越久。

选购防晒产品时，如果是用于日常防晒防止晒黑，则应选择 PA 指数较高的产品；如果是用于外出活动防止晒伤，则应选择 SPF 值较高的产品。

气象因素和太阳辐射共同作用于人体，对人体的温感、体温调节、心脑血管功能、神经功能、免疫功能和新陈代谢功能有调节作用。如果气候变化过于激烈，人体易发生代偿失调，容易引起疾病发生，如引起心脑血管疾病的突然发作、呼吸系统疾病和骨关节疾病发作等。

大气中带有电荷的物质称为空气离子，根据离子大小和运动速度的不同分为轻离子和重离子。轻离子与空气中的水滴或颗粒物结合后成为重离子，重离子含量越多，说明空气污染情况越严重。空气中的离子根据电荷性不同分为阴离子和阳离子，阴离子对人体有镇静、催眠、降压、改善肺功能等作用，而阳离子则会引起失眠、头疼、心情烦躁、血压升高等人体不适。

3. 大气污染的来源

大气污染是指由于人为或自然原因，使一种或多种污染物混入大气中，并达到一定浓度，超过大气的自净能力，致使大气质量恶化，对居民健康和生活条件造成危害，对动植物产生不良影响的空气状况。

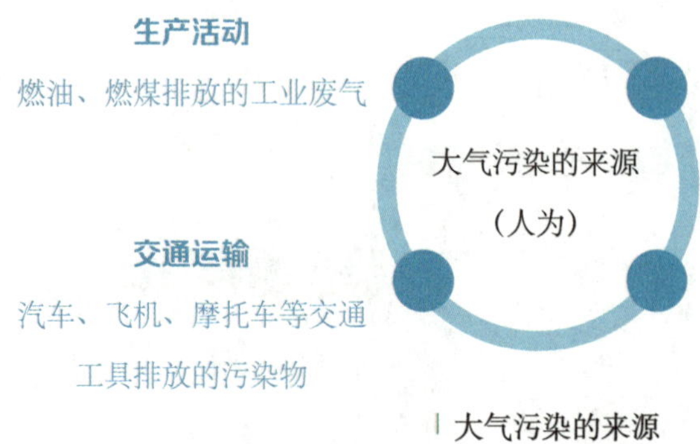

大气污染的来源

大气污染包括天然污染和人为污染。天然污染是由于自然原因造成的，如沙尘暴、火山爆发、森林火灾等；人为污染主要是由于人类生产和生活活动造成的。人为污染的来源更多，影响更为广泛。

常见的大气污染物见表 3-1。

表 3-1　常见的大气污染物

常见的大气污染物	来源	危害
二氧化硫（SO_2）	含硫燃料燃烧，有色金属冶炼，钢铁、化工、炼油行业，以及硫酸制造	对眼和上呼吸道有刺激作用，引起慢性支气管炎、支气管哮喘和肺气肿
氮氧化物（NO_x）	煤油、重油燃烧产生 NO，NO 在空气中被氧化为 NO_2	NO_2 可导致上呼吸道黏膜刺激症状，肺发生损伤；NO 会导致高铁血红蛋白血症和中枢神经系统损伤
悬浮颗粒物（TSP）	自然界的风沙尘土、人类活动燃料燃烧产生	PM_{10}：粒径≤10 μm，为可吸入颗粒；$PM_{2.5}$：粒径≤2.5 μm，为可入肺颗粒。颗粒物吸入体内容易引起支气管炎、肺气肿和支气管哮喘等，同时还会对心血管系统产生不良影响
一氧化碳（CO）	机动车尾气、炼钢、炼铁、焦炉、采暖锅炉、民用炉灶等	室内 CO 浓度过高易导致急性中毒，大气中 CO 排放过多会引起温室效应

4. 大气污染的危害

大气污染对人体产生的危害包括直接危害和间接危害。

直接危害是指大气污染物直接作用于人体，产生直接危害，包括急性中毒、慢性危害、变态反应、致癌作用及机体免疫力降低等；间接危害是指大气污染物未直接作

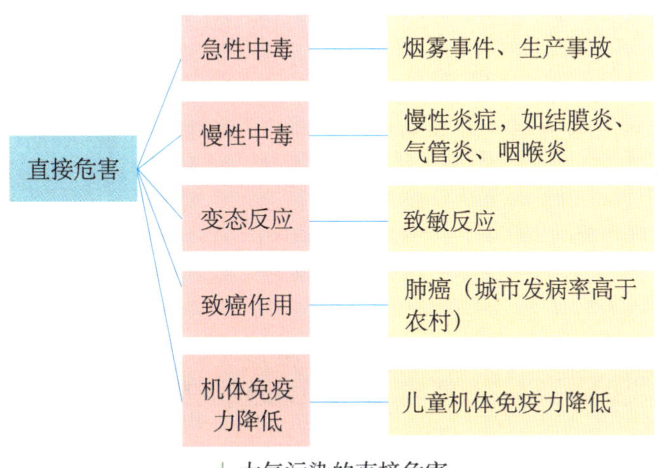

大气污染的直接危害

用于人体，而是通过影响生态环境，使生态环境发生破坏，包括温室效应、酸雨、臭氧层破坏及形成大气棕色云团等。

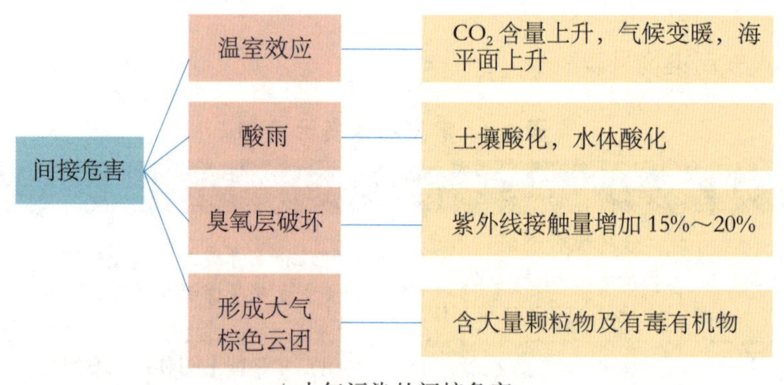

丨大气污染的间接危害

伦敦烟雾事件：英国在 1873—1965 年发生了多次烟雾事件，其中最严重的一次是 1952 年 12 月发生的震惊世界的伦敦烟雾事件。当时，伦敦居民的采暖壁炉排出的大量煤烟与浓雾混合，停滞于城市上空，使整个城市被浓烟吞没。数千名市民感到呼吸困难，并伴有咳嗽、喉痛、呕吐等症状发生，老人和病患者死亡不断增加，4 天内死亡了 4 000 多人。

美国洛杉矶光化学烟雾事件：美国洛杉矶从 1943 年到 1955 年发生过多次光化学烟雾污染事件，特别是 1955 年发生的光化学烟雾事件。当时气温高达 37.8 ℃，持续了一周多时间，很多居民出现眼和呼吸道刺激症状，老弱病患者死亡率增加，65 岁以上的人群平均每天死亡 70～317 人。

印度博帕尔市联合农药厂异氰酸甲酯泄漏事件：1984 年 12 月 3 日凌晨，该厂 30～40 t 异氰酸甲酯及其水解产物泄漏，直接排入大气，毒气向下风向扩散，共波及 11 个居民区，65 km^2 的市区，致使 52 万人口遭受严重损害。

日本四日市哮喘事件：四日市位于日本伊势湾西岸，曾因每隔 4 天有一次集市而得名。1955 年，四日市开始修建炼油厂、发电厂等石油联合企业，因使用中东高硫重油，工厂排出大量的 SO_2 和粉尘。1960 年开始，工厂附近的居民出现哮喘病；1961 年，患病居民大量出现；1970 年，四日市哮喘病患者达到 500 多人。

水与健康

水是一切生命过程必需的基本物质，成人体内水分含量占体重的 65% 左右，儿童可达 80% 左右。人的一切生理活动和生化反应都需要在水的参与下进行。同时，水也是自然界重要的组成部分之一，是重要的自然资源，在维持生态平衡中发挥着重要作用。

我国水资源总量位列世界第四位，但人均水资源仅为世界水平的 28%，是全球水资源最贫乏的国家之一。我国水资源南北分布不均，北方缺乏水资源，南方水质污染严重，中西部水源性工程建设不足。同时，我国水资源在季节上也存在分布不均。

1. 水资源的种类

地球上的天然水源分为降水、地表水和地下水三大类。自然界中的水资源在一定条件下不断进行着水的循环。

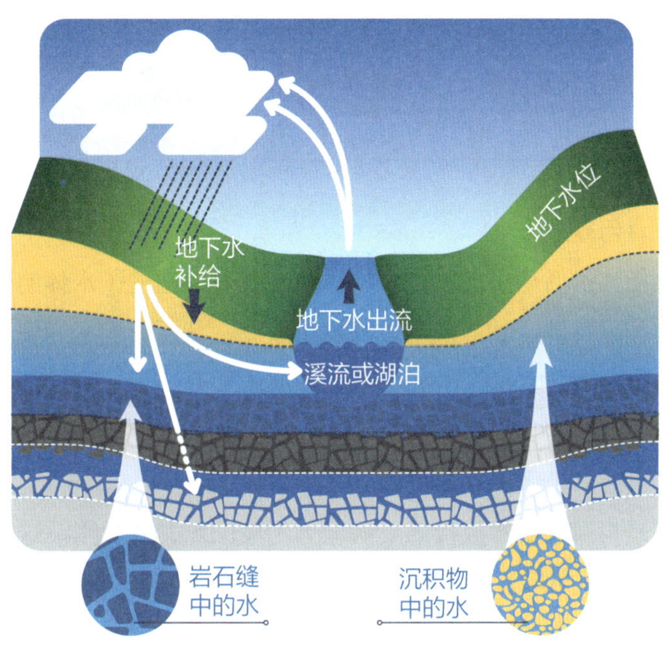

自然界中水的循环

由于水资源的匮乏和污染日益严重，人们开发了许多新型的水资源，如桶装水、直饮水和淡化水。不同的水资源有着各自不同的优缺点和卫生学特点，见表 3-2。

表 3-2　不同水资源的卫生学特征区别

水资源类别	优点	缺点	其他特征
降水	水质较好，矿物质含量少	收集过程中易发生污染，水量不稳定	降水包括雨、雪、冰雹等
地表水	水量充足，水质较软	江河水泥沙含量高，细菌含量高；湖泊水水质较清，但自净能力差	地表水以降水为主要补充来源，与地下水也有互补关系

续表

水资源类别	优点	缺点	其他特征
地下水	物理感官性状好，细菌含量少	矿物质含量高，水质硬度较高，溶解氧含量低	浅层地下水相对易被污染；深层地下水水质、水量更加稳定；泉水易受污染，水量不稳定
桶装水	包括纯水、净水和天然矿泉水，理论上经消毒，无细菌污染	纯水不含有矿物质，桶装水生产质量参差不齐，存在细菌污染的现象	净水和天然矿泉水制作的桶装水含有一定的矿物质
直饮水	无须对所有水质进行深度净化	安装要求高，要具备自来水供水系统，同时一次性费用投入较高	居住者直接饮用水量仅占总用水量的 5%
淡化水	可解决淡水资源不足的问题	技术要求高，尚未大面积采用	我国西北缺水地区使用地下苦咸水或地面苦咸水湖进行淡化，沿海地区使用海水进行淡化

2. 水体污染与疾病

水体污染是指人类活动排放的污染物进入水体后，超过了水体的自净能力，使水质和水体底质的理化特性、种群及组成等发生改变，从而影响水的使用价值，造成水质恶化，甚至危害人体健康或破坏生态环境的现象。

水体污染物的类型主要包括生物性污染物、化学性污染物和物理性污染物。其中，生物性污染物主要会引起介水传染病和藻类毒素中毒。

介水传染病是指通过饮水或接触受病原体污染的水，或食用被这类水污染的食物而传播的疾病。例如，可以通过水传播的霍乱、病毒性肝炎、伤寒、血吸虫病等。

水体中含有大量氮磷元素的物质，会造成水体富营养化，导致水体中藻类大量繁殖，在江河湖泊中此现象称为水华，在海湾中称为赤潮。藻类大量繁殖的同时，部分藻类会产生毒素，人类接触或者饮用了含有藻类毒素的水体，会导致人体出现中毒现象。

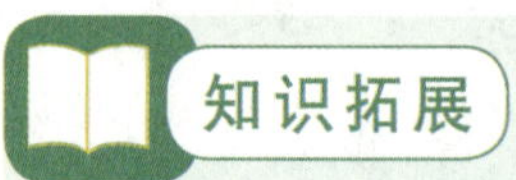

水中常见的化学性污染物及其危害见表 3-3。

表 3-3　水中常见的化学性污染物及其危害

污染物	来源	危害	限值
汞	工业废水排放、医院口腔科废水排放、含汞农药使用	慢性汞中毒，出现水俣病的特异性体征及其他临床症状，包括末梢感觉减退，视野向心性缩小，共济运动失调及听力语言障碍	生活饮用水：0.001 mg/L

续表

污染物	来源	危害	限值
氰化物	无机氰化物主要是氢氰酸、氰化钠、氰化钾的排放；有机氰化物主要是丙烯和乙腈等	浓度超过 0.14 mg/L 会引起急性中毒，主要表现为头痛、头晕、心悸等；体内出现蓄积会使甲状腺功能低下，甲状腺增生和肿大	生活饮用水：0.05 mg/L
酚类化合物	工业废水污染，主要来自焦化厂、煤气厂、化工厂、制药厂、炼油厂、合成纤维厂、染料厂等	酚类物质有特殊臭味，会影响水质感官性状，同时影响水生生物的生存；酚类物质大剂量进入人体引起急性中毒，表现为大量出汗、肺水肿、吞咽困难、肝及造血器官损害；长期低剂量接触会引起记忆力减退、头晕、失眠、贫血、皮疹等症状	生活饮用水：0.002 mg/L
氯化消毒副产物	水中含有有机物，在进行氯化消毒的过程中会产生氯化消毒副产物，主要包括三卤甲烷、卤乙酸、卤代酮类和卤乙腈类物质	引起发育不良、生殖缺陷，以及心、脑、肾和肝的损害，甚至有潜在的致癌作用	—

3. 生活饮用水卫生标准

生活饮用水是指符合生活饮用水卫生标准的用于日常饮用和洗涤的水。

国家《生活饮用水卫生标准》（GB 5749—2022）共有 97 项指标，其中常规指标 43 项，反映了生活饮用水水质的基本状况，共分为 4 组，即微生物指标、毒理指标、感官性状、一般化学指标和放射性指标。

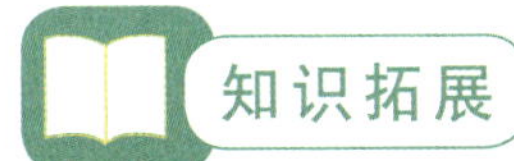

生活饮用水水质常规指标及限值见表 3-4。

表 3-4 生活饮用水水质常规指标及限值

指 标	限 值	指 标	限 值
微生物指标		**毒理指标**	
1. 总大肠菌群（MPN/100 mL 或 CFU/100 mL）	不应检出	4. 砷（mg/L）	0.01
2. 大肠埃希氏菌（MPN/100 mL 或 CFU/100 mL）	不应检出	5. 镉（mg/L）	0.005
3. 菌落总数（MPN/mL 或 CFU/mL）	100	6. 铬（六价）（mg/L）	0.05

续表

指 标	限 值	指 标	限 值
7. 铅（mg/L）	0.01	25. 肉眼可见物	无
8. 汞（mg/L）	0.001	26. pH	不小于 6.5 且不大于 8.5
9. 氰化物（mg/L）	0.05	27. 铝（mg/L）	0.2
10. 氟化物（mg/L）	1.0	28. 铁（mg/L）	0.3
11. 硝酸盐（以 N 计）（mg/L）	10	29. 锰（mg/L）	0.1
12. 三氯甲烷（mg/L）	0.06	30. 铜（mg/L）	1.0
13. 一氯二溴甲烷（mg/L）	0.1	31. 锌（mg/L）	1.0
14. 二氯一溴甲烷（mg/L）	0.06	32. 氯化物（mg/L）	250
15. 三溴甲烷（mg/L）	0.1	33. 硫酸盐（mg/L）	250
16. 三卤甲烷（三氯甲烷、一氯二溴甲烷、二氯一溴甲烷、三溴甲烷的总和）	该类化合物中各种化合物的实测浓度与其各自限值的比值之和不超过 1	34. 溶解性总固体（mg/L）	1 000
17. 二氯乙酸（mg/L）	0.05	35. 总硬度（以 $CaCO_3$ 计）（mg/L）	450
18. 三氯乙酸（mg/L）	0.1	36. 高锰酸盐指数（以 O_2 计）（mg/L）	3
19. 溴酸盐（mg/L）	0.01	37. 氨（以 N 计）（mg/L）	0.5
20. 亚氯酸盐（mg/L）	0.7	**放射性指标**	**指导值**
21. 氯酸盐（mg/L）	0.7	38. 总 α 放射性（Bq/L）	0.5
感官性状和一般化学指标		39. 总 β 放射性（Bq/L）	1.0
22. 色度（铂钴色度单位）	15	—	—
23. 浑浊度（散射浊度单位 NTU）	1	—	—
24. 臭和味	无异臭、异味	—	—

4. 水的净化与消毒

天然水源水质在不能满足生活饮用水要求的时候，需要通过净化和消毒等处理以达到饮用标准。

饮用水净化：饮用水净化包括混凝沉淀和过滤处理，其目的是除去水中的悬浮物质和胶体物质，清除水中可能存在的原虫包囊以及大大降低水中微生物的含量，改善水的感官性状。

饮用水消毒：饮用水消毒是杀灭水中的病原体，使其符合饮用水各项细菌学指标的要求，以防止介水传染病的发生和传播。我国大部分地区集中供水采用的是氯化消毒方式。

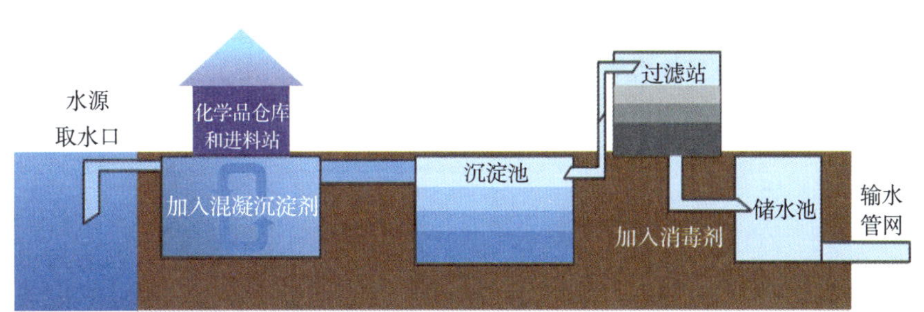

饮用水净化消毒过程示意图

土壤与健康

1. 地质环境与疾病

在地球地壳漫长的演变过程中，由于各地形成土壤的母质（岩石）成分、气候、地形及地貌等因素不同，使地球表面的化学元素分布不均，造成一些地区的水、土壤、空气中某些或某种化学元素过多或缺乏，继而影响到该地区人群对化学元素的摄入量。人和动物从外界环境中获得该元素的量不能满足或超过机体正常需要量，从而引起的某些特异性疾病称为生物地球化学性疾病。

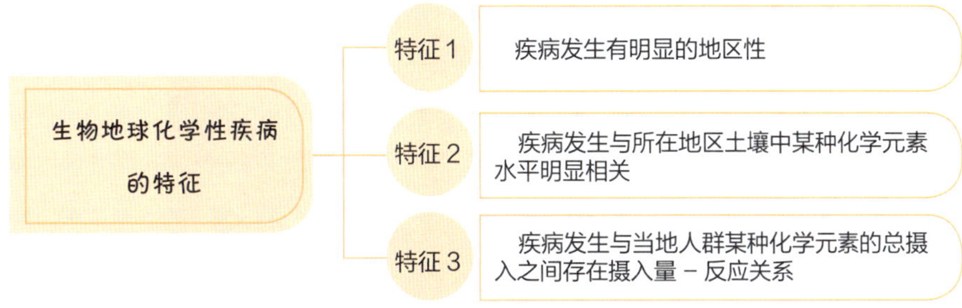

生物地球化学性疾病的特征

常见的生物地球化学性疾病见表 3-5。

表 3-5 常见的生物地球化学性疾病

元素	缺乏 / 过量	地区	疾病	症状	防治措施
碘	缺乏	山区发病高于平原，内陆高于沿海，农村高于城市	碘缺乏病（甲状腺肿和地方性克汀病为主要常见病症）	地方性甲状腺肿以甲状腺肿大为主要症状；地方性克汀病主要表现为“呆、小、聋、哑、瘫”	补碘是防治碘缺乏病的根本措施
氟	过量	广大农村地区，某些少数民族饮用砖茶的地区	氟斑牙、氟骨症	氟斑牙：牙釉面光泽度改变、釉面着色、釉面缺损。氟骨症：身体疼痛、肢体变形、关节功能障碍	改用低氟饮水，改造落后的燃煤方式，改饮低氟茶
砷	过量	饮水型：新疆、内蒙古、山西和台湾西南沿海地区。燃煤型：贵州黔西南地区	地方性砷中毒	皮肤改变，如色素沉着或间以小片色素减退斑和角化；类神经症，周围神经炎；黑脚病；皮肤癌	改换水源或消除砷的污染源；改换炉灶，切断砷的来源
硒	缺乏	东北、华北、西北、中南、西南及西藏	克山病	心肌病变、慢性心功能不全、心肌坏死等	治理生态环境，消除诱发因素，合理补充硒元素

2. 土壤污染与疾病

人类生产和生活活动中排出的有害物质进入土壤中，即造成土壤污染。被污染的土壤会影响农作物生长发育，直接或间接危害人畜健康。土壤污染的来源包括工业污染、生活污染和农业污染。

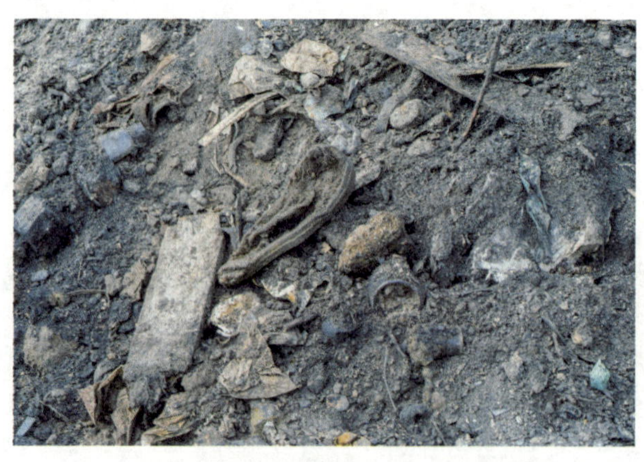

现代文明的垃圾难以分解，污染土壤

◇ 工业污染

工业污染包括废水、废气、固体废弃物，以及汽车尾气污染。

◇ 生活污染

生活污染包括生活垃圾、人畜粪便和生活污水等。

◇ 农业污染

农业污染主要是来自农药和化肥的污染。

不同类型的土壤污染物对人类健康会造成多种危害，见表3-6。

表3-6　土壤污染对人类健康的危害

不同类型的污染物	污染来源	健康危害
生物性污染	医院的废水、废渣；人或动物排出的含有病原体或寄生虫卵的粪便	引起肠道传染病和寄生虫病，引起钩端螺旋体病和炭疽病，引起破伤风和肉毒梭菌外毒素中毒
化学性污染	工业废水、废渣，农药污染	重金属易引起人体中毒，而农药进入人体除发生中毒，还存在远期危害，例如，对免疫功能产生影响、对内分泌系统和生殖系统产生影响，以及可能具有致癌、致畸和致突变作用
放射性污染	核反应产生的废水、废气和废渣，核电站及科研机构产生的废弃物	一次大剂量接触会导致急性放射病，远期会产生致癌、致畸和致突变作用

20世纪初，在日本富山县神通川流域的一些居民得上了一种怪病。患者先是劳累时腰背疼痛，继而发展至肩、脚、膝、髋关节等部位疼痛，休息后消失。随病情加重，可发展至全身关节疼痛、活动受限，重者四肢弯曲变形，脊柱也缩短变形，全身出现多发性骨折。严重的患者全身疼痛，日夜呼叫，故名“痛痛病”。

原来，在神川河的上游，一家金属矿业公司修建了一座炼锌厂，炼锌厂排放的废水中含有大量的镉，污染了流域的农田。“痛痛病”就是因为长期食用含镉很高的稻米而引起的慢性镉中毒。此病多在营养不良的条件下发病，最后患者多因全身极度衰弱并发其他疾病而死亡。

人人争做环保卫士

| 活动准备 |

（1）分组。根据本课内容设计若干学习主题，将全班同学分成若干小组。

（2）预习。每组成员根据本组主题学习污染的来源，并列举减少或消除污染的方法。同时，也可在课前通过拍摄照片或视频的方式，记录生活中能够减少污染的具体做法。

| 活动过程 |

（1）分组展示学习成果。每组派一名代表对学习情况进行总结，同时展示课前拍摄的照片或视频，并进行陈述。

（2）其他小组同学进行提问。其他小组同学可提出不同意见，或进行提问及补充。

（3）教师点评。授课教师对每组同学的陈述进行补充与点评。

第8课 人为环境与健康

生活情境

李明在球场打球时突然流起了鼻血，怎么也止不住。经过一系列检查，李明患上了急性淋巴细胞白血病。怎么会突然得了白血病呢？经了解，李明一家半年前刚搬进了新居，新家装修完只通风了半个月就匆匆搬进去了。经专业机构检测，李明家中室内空气的苯和甲醛含量均严重超标。

人为环境是人为加工形成的生活环境，包括住宅的设计和配套、公共服务设施、交通、电话、供水、供气、绿化面积等。人为环境的质量对人类的生活和工作、社会的进步都有极大影响。

住宅与工作场所环境与健康

人的一生中大约有 2/3 以上的时间都是在室内度过的。随着信息网络技术的普及，在住宅中办公日趋普遍，因此，住宅成为人们生活、居住、学习、工作的重要环境。

1. 住宅与工作场所环境基本要求

室内环境包括微小气候、日照、采光、噪声、绿化和空气清洁状况等。良好的室内环境有利于人体健康，安静整洁、明亮宽敞、微小气候适宜、空气清洁的室内环境，对机体是一种良性刺激，可使人精神焕发，提高机体各系统的生理功能，增强机体

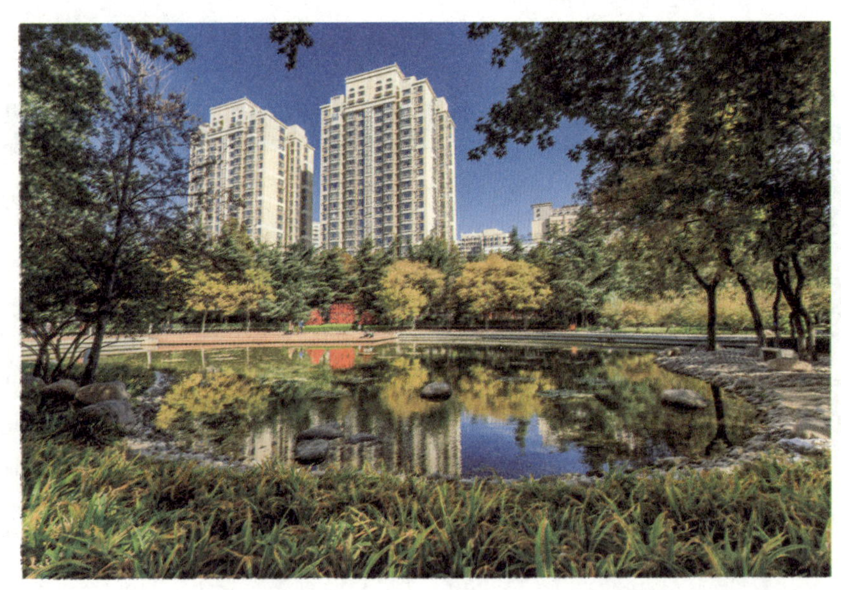

免疫力，防止疾病的传播，降低人群患病率和死亡率。不良的室内环境不利于人体健康，拥挤、寒冷、炎热、潮湿、阴暗、空气污浊、噪声、含有病原体或有毒有害物质的室内环境，对机体是一种恶性刺激，可使中枢神经系统功能紊乱、失调，降低机体各系统的功能和抵抗力，使人情绪恶化、生活质量和工作效率下降，患病率和死亡率增高。

住宅一旦建成可使用几十年乃至百年以上，因此，其卫生状况可影响一个家庭几代人和众多家庭成员的健康。如果原住宅中存在传染病的病原体，则可引起新迁入居住的家庭成员感染疾病。

为了保证室内具有良好的居住、办公环境，应满足下列各项基本卫生要求：室内有适宜的微小气候，冬暖夏凉，干燥防止潮湿，必要时应有通风、采暖、防寒隔热等设备。

建筑物室内由于墙、房顶、地板、门窗等围护结构的作用，形成了与室外不同的室内气候，称为室内微小气候。室内微小气候由室温、气湿、气流和热辐射四个要素组成，室内微小气候必须维持机体的热平衡与体温调节正常状态，使人体具有良好的温热感觉，体温、皮肤温、脉搏、汗分泌量等生理指标的变化保持在正常范围以内。对室内微小气候的卫生要求，随季节、地区和房间的用途而有所不同。

为维护人体健康，居室日照时间每天应在 2 h 以上。合理采光照明可保持大脑兴奋性和觉醒状态的周期变化，对机体生理状态产生良好作用。光线不足可致视功能过度紧张，促成近视以及全身疲乏和降低工作效率，且易造成意外事故的发生。以太阳光线为光源者称自然采光，在天然光线不足时应采用人工光源照明。人工光源照明的卫生要求是照度足够、分布均匀、光谱适宜（接近日光）、避免炫目和保障使用安全。

2. 室内空气污染的来源

室内空气污染的重要来源是人体污染，室内污染物不易扩散，使室内污染的程度往往较室外污染更严重。因此，室内污染可能对人体健康有更直接、更严重的影响。室内空气污染可来源于室内和室外。室内来源主要是消费品和化学品的使用、建筑及装饰材料以及个人活动等产生的污染物质；室外来源主要是通风时渗入室内的室外空气中的污染物，以及人进出室内时带入的室外环境污染物。

◇ 室内燃烧和加热

厨房内煤气、液化石油气、燃煤等会产生大量的烟尘、油烟、一氧化碳和氮氧化物。此外，还有烹调油烟的污染。

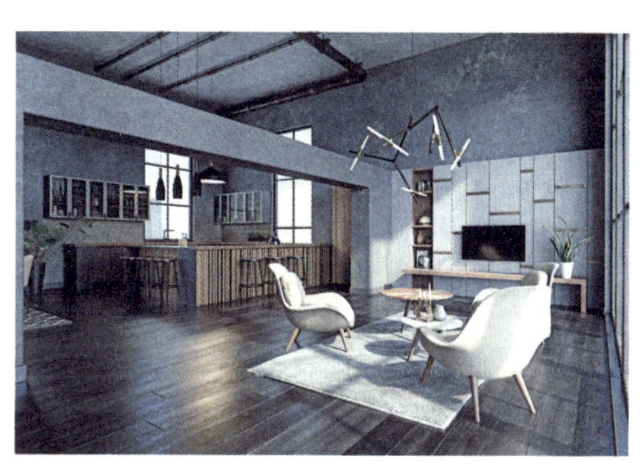

◇ 室内人的活动

人体排出的大量代谢废弃物以及谈话时喷出的飞沫都是室内空气污染的来源。人呼吸时可向空气中排放二氧化碳、氨类等多种内源性有害代谢气体、水蒸气等，并使空气氧含量减少。呼吸道传染病患者及病原携带者谈话、咳嗽、打喷嚏时，随飞沫可排出病原体。人体排汗、皮肤脱落碎屑，亦可散发出气味。

◇ 室内建筑材料和装饰材料

现代化的室内装饰，如人造板、胶合板、壁纸、各种涂料、化纤地毯等，都会释放醛、苯、酚类等有害气体。此外，用于隔热、防火的板壁或管道的石棉建材，可散布石棉纤维。矿渣砖、石材、房基地，可散发氡及其子体衰变产物。

◇ 室内办公设备及家用电器

微波炉、电热器、电视机等家用电器可增加人们接触电磁辐射和噪声污染的机会。空调换气设施使用不当使室内污染物不能及时排出室外，会导致室内空气质量下降。

◇ 其他

室内施洒或喷雾各种杀虫剂、清洁剂、除臭剂、化妆品（如发胶）等家用化学品，也可造成挥发性有机物污染。猫、狗、鸟类等宠物可传播弓形虫病、狂犬病、鹦鹉热等。

3. 室内空气污染的危害

室内空气污染物种类很多，主要包括化学性污染物、物理性污染物和生物性污染物。

化学性污染物：二氧化碳、二氧化硫、一氧化碳、氮氧化物、多环芳烃、烹调油烟、颗粒物、甲醛等。

物理性污染物：噪声、非电离辐射、氡及其子体等。

生物性污染物：军团菌、尘螨等。

这三大类污染物相互有关、共同存在，如室内烹调时，既可产生化学性污染物，又可使室温升高或产生电磁波（使用微波炉或电磁炉时）引起物理性污染。室内空气污染对人体可造成严重的健康危害，如引起中毒性疾病、诱发癌症、传播传染病、引起变态反应和不良建筑综合征等。

◇ 引起中毒性疾病

用来做饭取暖的各种炉灶、火炕所用燃料（煤、煤气、石油液化气、天然气、木材、稻草等），在高温燃烧过程中均可产生有害物质，如二氧化碳、二氧化硫、一氧化碳、氮氧化物、苯并芘和悬浮颗粒物等。如在寒冷的冬天，有人在室内燃烧煤炭取暖，如果排烟不畅，很容易因煤炭不完全燃烧产生高浓度一氧化碳而引起急性一氧化碳中毒。一氧化碳的低浓度污染则与动脉粥样硬化、心肌梗死、心绞痛发病有密切关系。

◇ 诱发癌症

煤、汽油及香烟燃烧不完全产生的苯并芘进入人体，在体内代谢转化后可诱发肿瘤。动物实验证明，苯并芘可诱发皮肤癌、肺癌、胃癌。香烟烟雾中含有大量二噁英等有毒物质，这些物质是吸烟致癌的重要原因。

◇ 传播传染病

室内空气中的病原体可随空气中的尘埃、飞沫进入人体，引起呼吸道传染病，如流行性感冒、麻疹、流行性脑脊髓膜炎、白喉及肺结核等。

◇ 引起变态反应

尘螨等多种室内变应原可引起哮喘、过敏性鼻炎、荨麻疹等变态反应症状。

◇ 引起不良建筑综合征

空调系统通风不良形成的室内空气污染会引起不良建筑综合征。该综合征多发生在新建或重新装修的办公楼，发生于办公室工作人员。一般有眼、鼻、喉刺激症状，以及头痛、疲劳、胸闷、憋气、注意力不集中等症状。当发病者离开该环境一段时间后，症状会缓解。

生活提示

据世界卫生组织调查，中国女性大部分不吸烟，但却是肺癌的高发人群，究其原因，厨房油烟危害是罪魁祸首。女性每天做一次饭所受到的油烟危害，相当于吸两包烟。油烟是食用油和食物在高温条件下产生的大量热氧化分解产物，含有许多有害甚至致癌的物质，如醛、酮、烃、脂肪酸、醇、芳香族化合物、酯、内酯、杂环化合物等，它们具有强烈的辛辣味，对鼻、眼、咽喉黏膜有强烈的刺激性，可引起鼻炎、咽喉炎、气管炎等呼吸系统疾病，长期吸入还会导致哮喘恶化，从而增加患肺癌的机会。一日三餐必不可少，总免不了要接触油烟，怎么做才能减少厨房油烟呢？可以通过用新油炒菜，不用煎炸过或曾经加热过的油炒菜，减少爆炒、煎炸、过油、过火的炒菜方式，油温八成热时炒菜，加强厨房通风等方法减少厨房油烟。

4. 室内空气污染的防护措施

室内环境与室外环境是统一的整体，当室内环境中的污染物浓度高于室外时，室内的污染物就向外扩散。室外绿化好的居民区，绿色植物对扩散到室外大气中的污染物具有吸附吸收和净化作用，促进了室内污染物外向转移、扩散，加快了室内环境中污染物浓度的降低。室内空气污染的防护措施主要有以下几点。

◇ 科学配置

使用绿色环保燃料、改进燃烧方式、提高燃烧效率，以降低室内污染物的浓度，如使用煤气、电热烹调、集中式采暖等。选择合格的居室家装材料，科学饲养宠物、家畜，慎用家用化学品，避免霉菌和细菌在室内滋生。

◇ 日常防护

经常开窗通风换气，尤其是刚装修的房间或新家具放置后，需经一定时间充分通风后再居住。厨房可安装除油烟机和排风扇，以降低局部污染物浓度。坚持合理清扫制度，必要时进行空气消毒以杀灭病原菌。在空调开启时，应保持进入一定量的新风。

室内养花种草，并保持良好的个人卫生习惯。

◇ 控制吸烟

青少年禁止吸烟，家庭成员戒烟或者减少吸烟。劝阻更多的吸烟者戒烟，在公共场所不吸烟。

公共场所环境与健康

公共场所是人类生活环境的组成部分之一，是人工建成的具有多种服务功能的封闭式（如宾馆、展览馆、电影院等）和开放式（如公园、体育场等）的公共建筑设施，供公众进行学习、工作、旅游、娱乐、交际、购物、美容等活动的临时性生活环境。

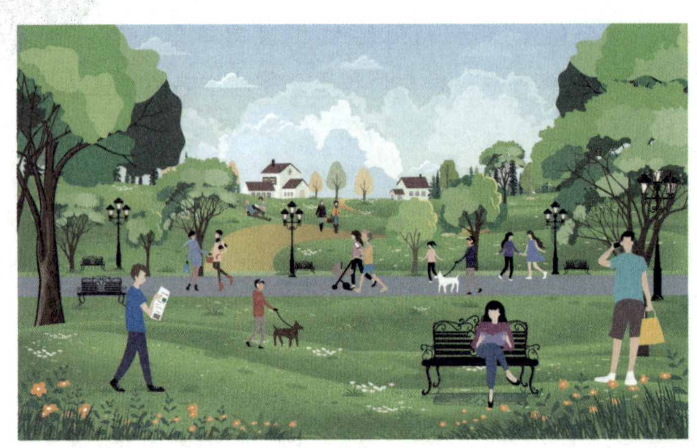

1. 公共场所基本卫生要求

根据2019年4月23日国务院修改发布的《公共场所卫生管理条例》，应依法进行卫生监督的公共场所共7类28种，如宾馆、美容店、舞厅、体育场（馆）、公园、图书馆、商场（店）、书店、候诊室、候车（机、船）室、公共交通工具等。

公共场所人口密集，流动性大，设备物品供公众重复使用，易污染。健康与非健康个体混杂，易造成疾病特别是传染病的传播。无论何种公共场所，首先应保证使用者的健康，防止各类传染病的传播。

2. 公共场所卫生通用要求

◎ 选址符合城市总体规划和功能分区要求，附近无污染源，通风日照良好。

◎ 内部布局合理，具有足够的符合场所性质的卫生设施和消毒设施。

◎ 供水系统符合卫生要求。

◎ 制定卫生管理制度、清洗消毒制度等，并能落实。

◎ 具有通风换气设施，新风量应满足卫生标准的规定。

◎ 微小气候、空气、采光、照明、噪声等卫生指标监测符合卫生标准。

3. 公共场所国家卫生标准

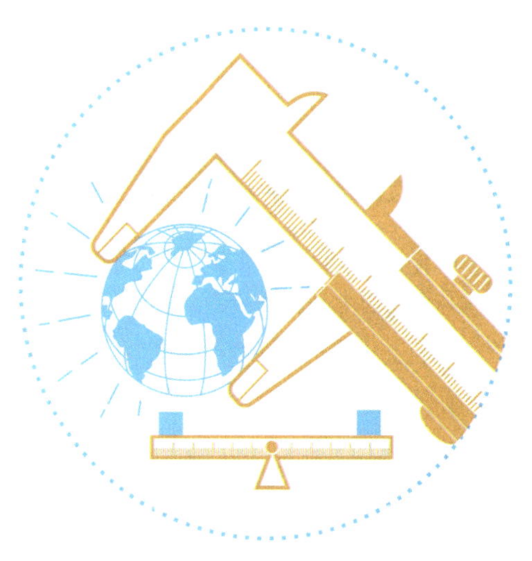

随着经济社会的快速发展和居民生活方式的多元化，我国公共场所的数量、服务内容不断增加，公共场所的卫生安全受到政府和公众的广泛关注。国家市场监督管理总局和国家标准化管理委员会联合发布了 2019 年第 4 号国家标准公告，批准发布《公共场所卫生指标及限值要求》（GB 37488—2019）等 7 项公共场所卫生强制性国家标准，于 2019 年 11 月 1 日正式实施。标准规定了公共场所物理因素、室内空气质量、生活饮用水、游泳池水、沐浴用水、集中空调通风系统和公共用品用具的卫生要求，适用于宾馆、旅店、招待所、公共浴室、理发店、美容店、影剧院、录像厅（室）、游戏厅（室）、舞厅、音乐厅、体育场（馆）、游泳场（馆）、展览馆、博物馆、美术馆、图书馆、商场（店）、书店、候诊室、候车（机、船）室与公共交通工具等公共场所。除地铁站台、地铁车厢外，公共场所是地下空间的，不适用于该标准。其他公共场所也可参照使用。

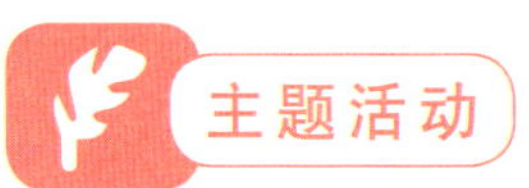

主题活动

垃圾分类 人人有责

| 活动准备 |

同学们，你们知道怎么对垃圾进行正确分类吗？

垃圾主要可分为四大类：可回收物、有害垃圾、厨余垃圾和其他垃圾。

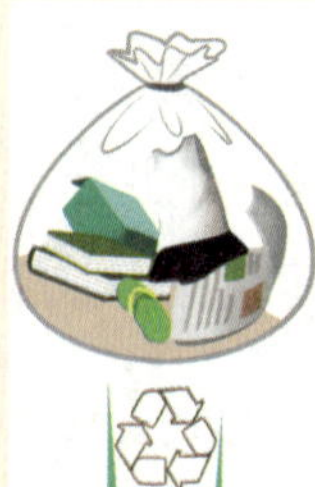

可回收物（蓝色桶）：可以再生循环的垃圾。包括废纸、废塑料、废玻璃、废金属、废旧纺织物、废旧家具、废旧电器电子产品。

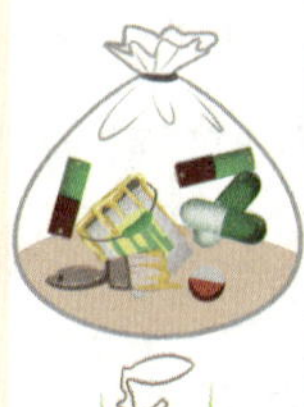

有害垃圾（红色桶）：含有毒有害化学物质的垃圾，对人体健康或自然环境造成直接或者潜在的危害。包括废充电电池、废扣式电池、废荧光灯管、废药品、废油漆及其容器、废杀虫剂、废消毒剂及其包装物等。

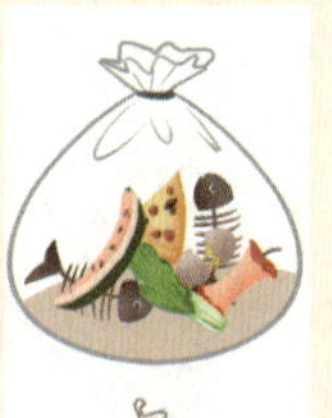

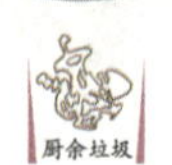

厨余垃圾（绿色桶）：日常生活中产生的易腐性垃圾。包括食材废料、剩菜剩饭、过期食品、瓜皮果核、花卉绿植废弃物、中药药渣等家庭厨余垃圾。农副产品集贸市场产生的有机垃圾。

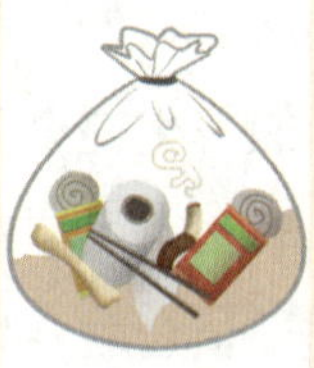

其他垃圾（黑色桶）：难以回收以及暂无回收利用价值的废弃物。包括普通干电池、使用过的各类卫生纸和餐巾纸、带有塑料或者蜡制衬里的纸张、纸盒和一次性用品等。

活动过程

同学们，快快行动起来，为了地球的洁净、生命的健康，让我们共同做好垃圾分类，合理投放垃圾，保护环境，同时将自己进行垃圾分类的内容记录在下列表格中。

垃圾分类记录表

姓名		班级	
家庭住址（小区）		进行垃圾分类天数	
请将垃圾正确分类			
可回收物		有害垃圾	
厨余垃圾		其他垃圾	

第四单元

职业与健康

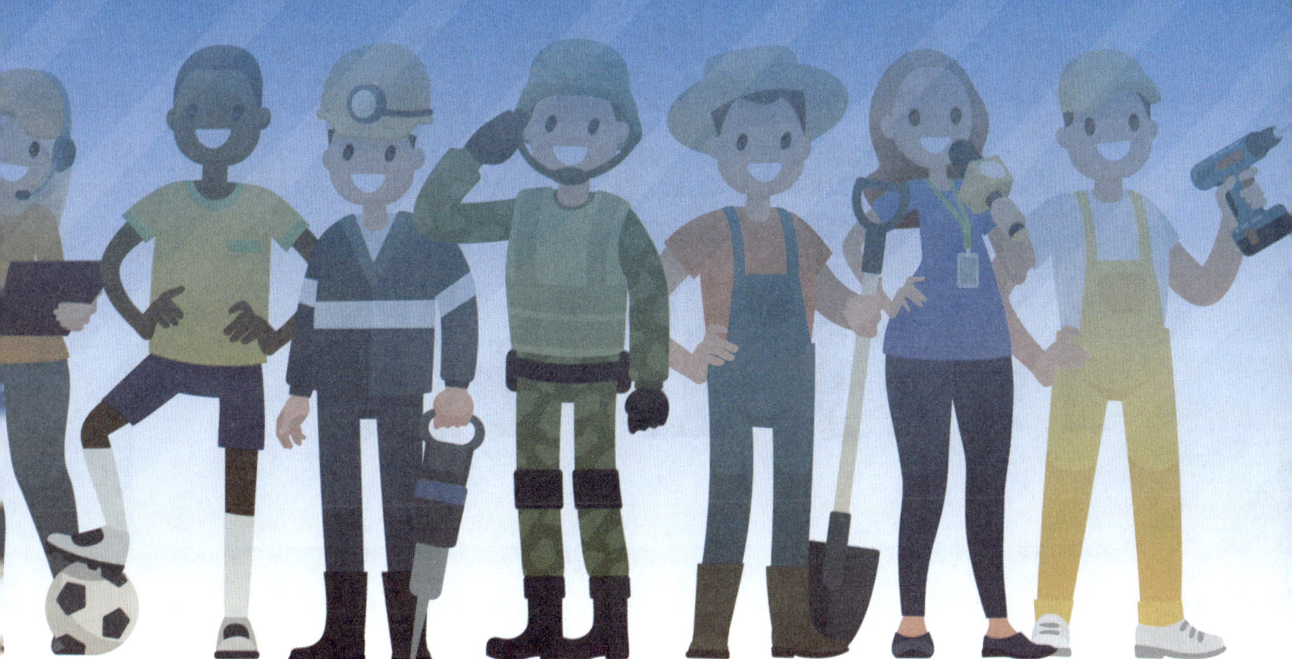

我国是世界上劳动人口最多的国家。截至2021年底，我国就业人口达7.5亿人，多数劳动者职业生涯超过其生命周期的一半。

随着我国工业化进程的快速发展，劳动者接触各类职业有害因素引发的健康损害问题也逐步增加。当前，传统职业性有害因素如粉尘、毒物等仍然威胁着工人的健康。同时，新技术和新材料的应用带来了新的职业病危害问题。在当前的职场环境中，由于工作压力导致的生理和心理问题也日渐增多。

同学们毕业后主要在各行各业的一线岗位工作，是接触职业性有害因素的高危人群。因此，提高职业病防护意识，学习职业健康方面的知识，懂得利用法律武器保障自身的合法权益，对于职业生涯的可持续健康发展具有重要意义。

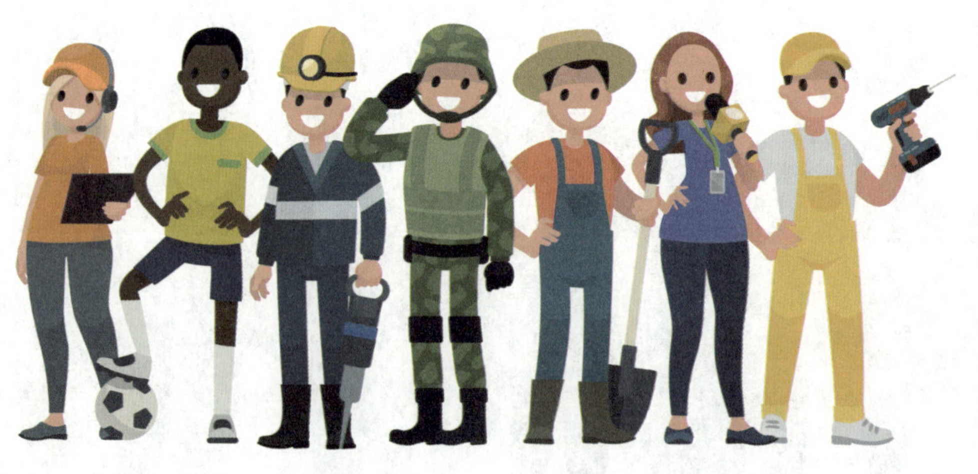

第9课

职业性有害因素

生活情境

在苹果手机显示屏制造过程中有一步清洗屏幕的工序，传统的方法是使用酒精擦拭屏幕。而正己烷的挥发速度明显快于酒精，可以将该工序耗费的时间从 7 秒缩短至 2 秒。并且，使用酒精擦拭的显示屏良品率仅在 60% 左右，而使用正己烷擦拭的良品率能够达到 96% 以上。

2011 年 1 月 20 日，3 家民间组织发布调研报告称：苹果公司的多家供应商在生产过程中要求员工使用正己烷清洗显示屏和 LOGO 标志，致使多名员工中毒、致残。经过近 9 个月的治疗，目前仍有部分员工在住院治疗。后苹果公司发布《2011 年供应商责任进展报告》，首度承认其在华供应商某科技有限公司 137 名工人“因暴露于正己烷环境，健康遭受不利影响”。

职业性有害因素是指在生产过程、劳动过程和作业环境中存在的各种有害的化学、物理、生物因素，以及在作业过程中产生的其他危害劳动者健康的有害因素。从传统工业到新兴产业以及第三产业，都存在一定的职业性有害因素。劳动者长期接触职业性有害因素，会导致不同程度的健康损害。

化学因素

化学因素主要来源于生产过程中的材料、产品、工业三废等，包括粉尘和毒物，如铅、汞、苯、正己烷、氯气、一氧化碳、苯胺、氯乙烯、农药、矽尘、石棉尘等。

1. 生产性粉尘

生产性粉尘是指在生产过程中产生的能长时间飘浮在空气中的固体颗粒，是污染作业环境、损害劳动者健康的常见职业性有害因素，可引起多种职业性肺部疾病。生产性粉尘导致的尘肺病占我国职业病总人数的90%左右。

知识拓展 2022年，全国共报告各类职业病新病例11 108例，其中职业性尘肺病及其他呼吸系统疾病7 615例（其中职业性尘肺病7 577例），职业性耳鼻喉口腔疾病1 879例，职业性传染病308例，职业性化学中毒399例，物理因素所致职业病749例，职业性皮肤病48例，职业性肿瘤71例，职业性眼病23例，职业性放射性疾病11例，其他职业病5例，因尘肺病死亡9 613例。

◇ 生产性粉尘的来源

工农业生产中存在大量粉尘污染，如矿山、冶炼、建筑、化工、农业等行业均可产生大量粉尘。矿山采掘过程中，由于放炮、机械凿动、切割、摩擦、振动，产生大量的岩尘和矿尘；宝石加工过程中，配料、切粒、磨珠、分筛、打孔、抛光工序可产生大量游离二氧化硅粉尘。

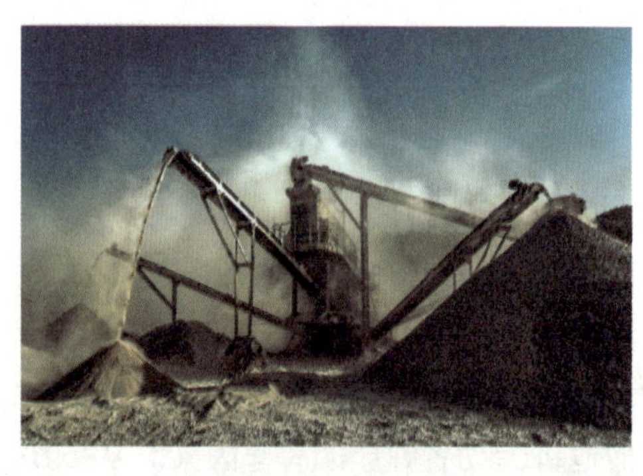

采石场作业的粉尘

◇ 生产性粉尘对人体的危害

生产性粉尘侵入人体的途径主要有呼吸系统、眼睛、皮肤等。不同化学成分的粉尘可分别导致肺纤维化、皮肤黏膜刺激、中毒和致敏作用（见表4-1）。生产环境中的粉尘浓度越高，作业工人暴露时间越长，进入人体内的粉尘剂量越大，对人体的危害就越大。另外，粉尘分散度越高、颗粒越细小、硬度越大、在空气中飘浮的时间越长，对人体危害越大。有些粉尘达到一定浓度后，若遇明火或电火花时会爆炸，导致人员伤亡和财产损失。

表4-1 常见生产性粉尘及主要危害

常见的粉尘	主要来源	主要危害
矽尘	采矿、修路、建筑	呼吸道炎症、矽肺、肺癌等

续表

常见的粉尘	主要来源	主要危害
石棉	石墨矿开采、造船、建筑、耐火材料等行业	石棉肺、肺癌、间皮瘤等
煤尘	煤矿开采、运输	煤工尘肺、呼吸道炎症、肺癌等
铝尘	铝矿冶炼、生产铝粉、铝合金切割	铝尘肺、黏膜刺激、皮肤炎症、角膜损伤等
玻璃纤维尘	玻璃加工、切割	黏膜刺激、皮肤炎症、角膜损伤等
棉尘	纺织厂、服装厂	过敏、呼吸道炎症等
铅、砷、锰等粉尘	金属冶炼、电焊、蓄电池制造	呼吸道炎症、金属中毒、肺癌等
面粉	粮食加工、食品加工	呼吸道炎症、粉刺、毛囊炎等

◇ 生产性粉尘危害的控制措施

我国政府历来重视预防控制粉尘危害，在控制粉尘危害和预防尘肺发生方面做了大量工作。我国的综合防尘措施可以概括为“革、水、密、风、护、管、教、查”八字方针，对控制粉尘危害具有指导意义。

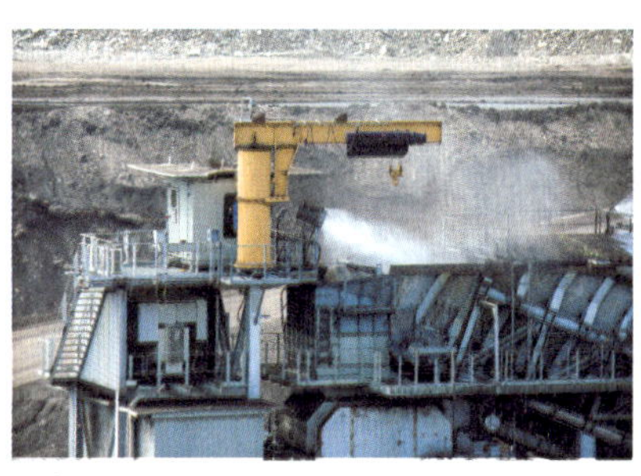

湿式作业可降低空气中粉尘浓度

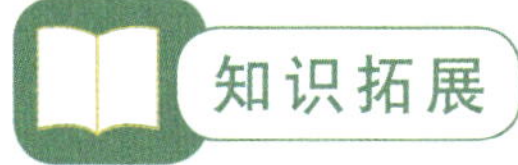

我国总结的“防尘八字方针”

- **革** 工艺改革和技术革新，是减少粉尘危害的主要途径。
- **水** 湿式作业，粉尘湿润后就更快沉降而不易在空气中飞扬，是一种经济易行的方法。
- **密** 密闭尘源，凡产生粉尘的设备尽可能密闭，防止粉尘逸散。
- **风** 通风除尘，包括送入清洁空气和抽出含尘空气。
- **护** 个人防护，最常见的方式为佩戴防尘口罩。
- **管** 管理制度，建立各项规章制度，如设备检修制度、劳动组织制度等。
- **教** 宣传教育，普及防尘知识的教育，使工人了解粉尘的危害性。
- **查** 查尘和查体，查尘是为检测生产环境空气中粉尘浓度使其达标，查体包括就业前体检、定期体检、离岗体检等。

2. 生产性毒物

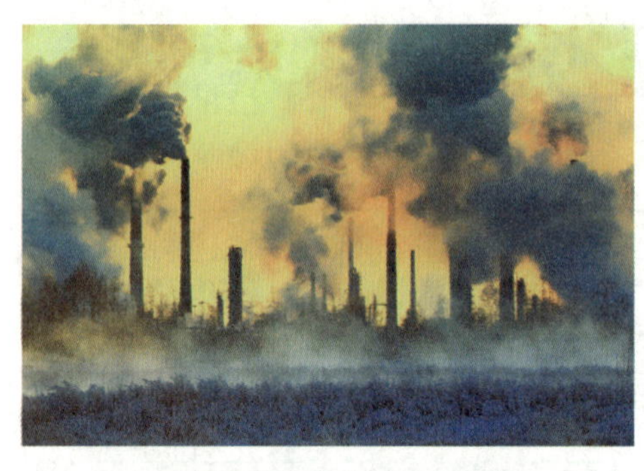
工业生产产生的生产性毒物

◇ 生产性毒物的来源

生产性毒物可来源于生产过程中的各个环节，作业人员接触生产性毒物的机会较多，如原材料处理、化工合成、搬运、包装、化学反应失控引起的泄漏、作业人员出料和清釜操作等。

生产性毒物的存在形态可以是固体、液体、气体或气溶胶。

知识拓展

气溶胶是雾、烟、尘的总称，其成分复杂，毒性较大。

雾为悬浮于空气中的液体微滴，如酸雾、漆雾；烟为悬浮于空气中直径小于 0.1 μm 的固体微粒，如铅矿熔融时的铅烟、电焊时的锰烟；尘为悬浮于空气中直径为 0.1～10 μm 的固体颗粒，如矿石粉碎、水泥包装时的粉尘。

◇ 生产性毒物对人体的危害

生产性毒物作用于人体后，在一定条件下可能造成劳动者出现急性中毒、慢性中毒、过敏、肿瘤等各种危害。

（1）局部刺激和腐蚀。氯气、氨气等毒物可对皮肤、黏膜产生强烈的刺激或腐蚀。

（2）中毒。包括急性中毒和慢性中毒。毒物经各种途径进入人体后干扰和破坏机体正常生化和生理功能，导致病理改变甚至死亡。

（3）致突变。苯可导致机体发生染色体畸变或基因突变，引起细胞遗传特性的变化。

（4）致癌。石棉、氯乙烯等毒物可导致职业性肿瘤。

（5）致畸。农药等生产性毒物可引起畸胎、死胎等。

（6）免疫毒性。二异氰酸甲苯酯可产生变态反应性病变，有的毒物可使机体免疫功能受抑制。

毒物导致机体中毒的程度与特点取决于毒物的化学性质、剂量、接触时间、劳动环境、个体易感性等多种因素。常见的生产性毒物及其对人体的危害对象见表 4-2。

表 4-2　常见的生产性毒物及其对人体的危害对象

生产性毒物的种类	主要接触机会	常见生产性毒物	主要危害对象
金属及类金属	金属开采、冶炼、铸造、电焊等	铅、汞、锰、砷	神经系统
刺激性气体	气体生产、化合物合成等	氯气、氨气、氮氧化物、光气	呼吸系统、皮肤、黏膜
窒息性气体	冶金业、食品加工等	一氧化碳、硫化氢、氰化氢、甲烷	大脑、心脏、肺
有机溶剂	化工合成、制药、制鞋等	苯及苯系物、二氯乙烷、正己烷	神经系统、造血系统、皮肤
苯的氨基、硝基化合物	制药、燃料、油漆等	苯胺、三硝基甲苯	血液系统、肝脏、晶状体
高分子化合物	塑料、合成纤维、合成涂料等	氯乙烯、丙烯腈、含氟塑料	肝脏、神经系统、呼吸系统
农药	农药生产、农药使用	有机磷农药、拟除虫菊酯、氨基甲酸酯	神经系统、呼吸系统

◇ 生产性毒物危害的控制措施

生产性毒物种类多、危害行业广、影响人数庞大，导致的职业中毒是常见的职业病，控制生产性毒物对保护劳动者健康有重大意义。生产性毒物危害控制需要采取综合措施，达到消除或减少毒物对职工的危害。具体措施包括以下几点。

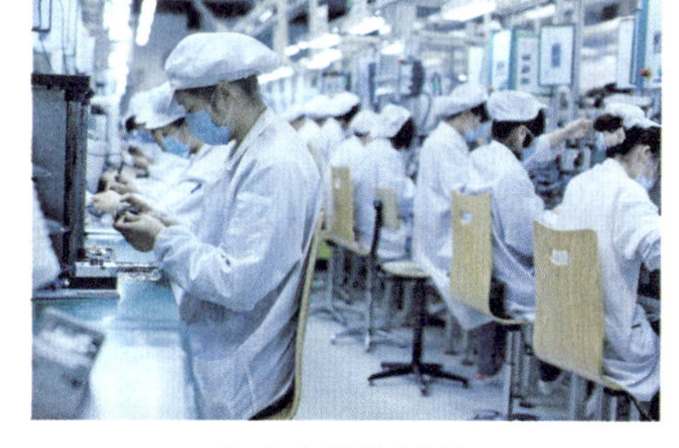

个人防护用品

（1）工艺改革。存在有毒物质的工艺过程应尽可能密闭生产；用无毒或低毒代替有毒或高毒物质。例如，硅整流器代替汞整流器，电子血压计代替水银血压计；使用自动化操作，减少劳动者接触毒物的机会，用自动电焊代替手工电焊。

工业通风设备

（2）防护措施。使用防护设备，如排毒柜、排毒罩及槽边吸风等，加强通风排毒以降低毒物浓度。个体防护用品包括呼吸防护器、防护帽、防护眼镜、防护面罩、防护服和皮肤防护用品等。

（3）职业卫生服务。对作业场所空气中毒物浓度进行监测，对接触有毒物质的劳动者做好上岗前和定期健康检查。

（4）安全卫生管理。企业应做好宣传教育，尽危害告知义务，使作业人员享有职业中毒危害的知情权。《职业病防治法》为生产性毒物的控制和职业中毒的预防提供了法律保障。

◇ 职业中毒的急救和治疗原则

职业中毒包括急性和慢性职业中毒。急性职业中毒重在现场处置，应立即将中毒者搬离中毒环境，尽快将其移至上风向或空气新鲜的场所，保持呼吸道通畅；若存在皮肤或衣物污染，应脱去污染的衣物，用清水冲洗皮肤；部分重症中毒者若存在呼吸、循环障碍，应立即进行心肺复苏，并尽快转送医院治疗。慢性职业中毒者应脱离毒物接触，尽早使用特效解毒剂，同时开展对症治疗，促进康复，后续还要对中毒者进行劳动能力鉴定，并安排合适的工作或休息。

知识拓展

有毒气体中毒的“一戴”“二隔”“三救出”措施

“一戴”：施救者应佩戴好输氧或送风式防毒面具，系好安全带；无条件可佩戴简易防毒口罩，腰间系好安全带或绳索，方可进入高浓度毒源区域施救。

“二隔”：应尽快隔绝毒气，以免继续被中毒者吸入，可由施救者携带送风式防毒面具，并尽快将其戴在中毒者口鼻上，紧急情况下也可用便携式供氧装置（如氧气袋、瓶等）为其吸氧。

“三救出”：施救者在“一戴”“二隔”的基础上，争分夺秒地将中毒者转移出毒源区，进一步做医疗急救。为缩短救出时间，一般以两名施救者抢救一名中毒者为宜。

物理因素

随着工农业生产中机械化的普及，工作场所的物理性有害因素也越来越常见。在生产环境中，与劳动者健康密切相关的物理因素包括异常气象条件、工业噪声和振动、电离辐射和非电离辐射等。

工业场所的物理性有害因素一般无法从根本上消除，采取的预防措施是将这些因素控制在正常范围内，同时通过控制接触时间来保护劳动者的健康。常见的物理性有害因素包括高温作业、噪声、振动等。

1. 高温作业

高温作业是指在高气温、强烈热辐射、高气湿相结合的异常气象条件下的作业，其 WBGT 指数*超过规定限值。常见有三种类型。

◇ 高温、强热辐射作业

如炼铁、铸造、砖瓦、烧锅炉、热处理等，其共同特点是热辐射强度大、湿度较低，形成干热。

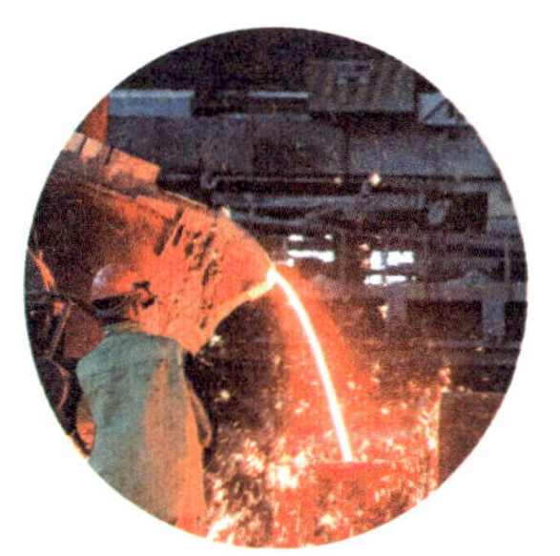
炉前工人（高温、强热辐射作业）

◇ 高温、高湿作业

如印染、造纸、缫丝、电镀等作业，其特点是高气温和高气湿并存，形成湿热。

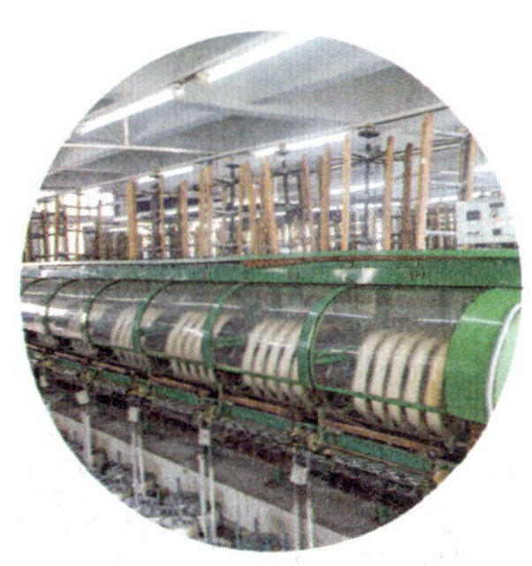
缫丝车间（高温、高湿作业）

◇ 夏季露天作业

如夏季的农业生产、建筑、搬运等作业，其特点是太阳辐射和地面辐射共同作用，形成高温和热辐射联合暴露。

高温可使劳动者感到热、渴、头晕、心慌、无力、疲倦等不适感，严重者会发生中暑。环境温度过高、湿度过大、风速小、劳动强度过大、劳动时间过长是中暑的主要致病因素。过度劳累、睡眠不足、体弱、肥胖、尚未产生热适应是中暑的常见诱发因素。

为了预防中暑，劳动者应避免长时间在高温环境工作，还可采用个人防护、及时补水、合理安排休息等综合措施降低中暑的风险。

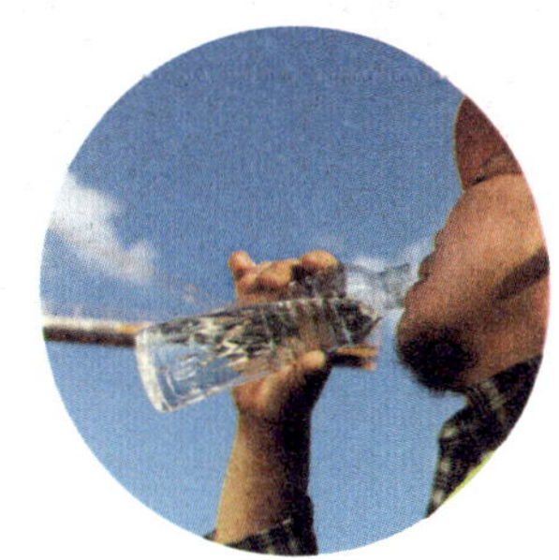
建筑工人（夏季露天作业）

中暑的现场急救

立即将病人转移至阴凉通风的地方平卧，解开其衣领，同时用浸水的冷毛巾敷在其头部，并快速扇风。轻者一般经过上述处理会逐渐好转，再服一些人丹或十滴水；重者除上述降温方法外，还可用冰块敷其头部、腋下和大腿腹股沟处，同时用井水或凉水反复擦身，扇风进行降温。严重者应尽快送医院救治。

2. 噪声

从卫生学角度讲，凡是使人感到厌烦或有损健康的声音都称为噪声。接触噪声的行

---

* WBGT 指数是综合评价人体接触作业环境热负荷的一个基本参量。

业很多，主要有机械制造、矿山、建筑、建材、纺织、运输等行业。根据噪声的来源，可分为机械性噪声（如钻机、球磨机、冲压机等产生的噪声）、流体动力性噪声（如空压机、汽笛、爆破等产生的噪声）、电磁性噪声（如电动机、发电机、变压器等产生的噪声）。

噪声主要危害劳动者的听觉系统，导致听阈位移甚至耳聋。轻度听觉损伤主要表现为轻度耳鸣，若进一步发展，可在一定程度上影响语音听力，影响正常交流。有时一次强烈的噪声可致暂时性的两耳全聋，同时感到剧烈耳鸣并有眩晕。此外，噪声还可导致头痛、头晕、失眠、多梦、记忆力减退，甚至出现血压不稳、心律不齐等症状。

我国颁布施行的《工业企业噪声卫生标准》规定，作业场所的噪声标准为 85 分贝（A 声级），现有工业企业经努力暂时达不到标准时，可适当放宽，但不得超过 90 分贝（A 声级）。

为了保护作业人员的听力，劳动者在噪声环境作业时，应佩戴防噪耳塞或耳罩，工厂管理上应对一线接噪工人采取轮岗作业，并定期安排听力检查。

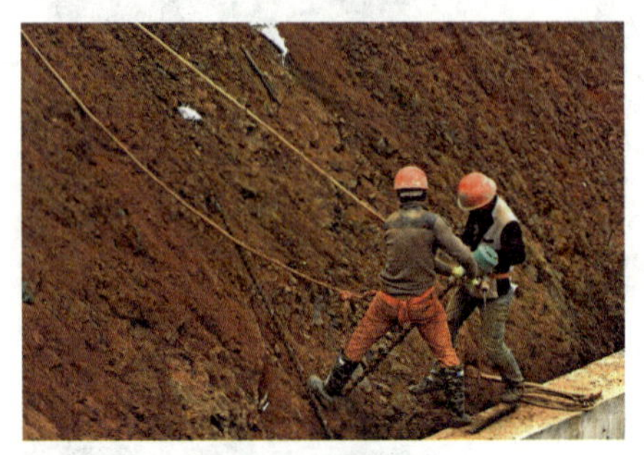
| 操作风钻的工人

3. 振动

振动普遍存在于生产环境中，根据振动作用于人体的方式，分为全身振动和局部振动。全身振动多为工作平台或座椅的振动，振动通过足和臀部传导至全身，如交通工具类作业；局部振动一般指手传振动，指劳动者手持振动工具时，振动作用于人体的手及手臂并产生一定的健康危害，如操作风钻、风镐、铆钉机、电钻、电锯、砂轮机、抛光机等。

长时间接触高强度的全身振动会导致机体健康受损，如工龄较长的司机易患腰背痛和椎间盘突出，大强度的全身振动还可以引起机械性损伤，如挤压、撕裂、骨折等。过量接触手传振动会导致手臂振动病，手臂振动病是长期从事手传振动作业而引起的以手部末梢循环和（或）手臂神经功能障碍为主的疾病，并能引起手臂骨关节－肌肉的损伤，发病部位多在上肢末端，典型表现为发作性手指变白。

合理配备和使用个人防护用品，如防振手套、减振座椅等，能够减轻振动危害。脱离振动作业后应注意保暖，适当休息，多数轻症手臂振动病患者可逐渐好转和痊愈。

生物因素

在一些行业中存在大量对劳动者有害的微生物、寄生虫、昆虫、其他动植物及其产生的生物活性物质，如动物皮毛上的布氏杆菌、炭疽杆菌、森林脑炎病毒，动物毛发、粪便、有毒分泌物，以及花粉等。生物性有害因素可导致的法定职业性传染病有5种，包括炭疽、布鲁氏菌病、森林脑炎、艾滋病、莱姆病；生物性有害因素还可导致挤奶工结节、牧民狂犬病、矿工钩虫病、禽流感、职业性哮喘、过敏性肺炎、职业性皮肤病等疾病。另外，医务人员由于工作的特殊性，接触生物性有害因素风险较大，如艾滋病病毒、新型冠状病毒等。

其他危害劳动者健康的有害因素

随着我国经济转型升级，新技术、新材料、新工艺广泛应用，新的职业、工种和劳动方式不断产生，职业病危害因素更为多样、复杂，传统的职业病危害尚未得到根本控制，社会心理因素和不良职业工效学因素所致精神疾患和肌肉骨骼损伤等工作相关疾病问题日益突出，职业健康工作面临多重压力。同时，随着科技的进步，纳米材料产业、石墨烯工业、微电子工业、航天工业、深潜作业和生物基因工程技术等蓬勃发展，这些新兴产业的发展，带来了新的职业病危害。

当前，职业病疾病谱已发生了很大变化，社会心理因素和职业工效学因素所致疾病已是影响劳动者健康的主要问题。劳动者在工作中应保持积极乐观的态度，善于自我调节，做到劳逸结合，避免职业紧张的发生。

新近的一些研究表明，许多职业病与工具、机器和作业场所的不良设计有关。为了防止不必要的健康损伤，职业工效学以职业人群为中心，研究人、设备、环境之间的相互关系，旨在实现人在工作时的健康、安全、舒适，同时保持最佳工作效率。

主题活动

发现职业性危害

几乎各行各业的职业都存在职业性危害，如工人工作时可能接触到化学毒物、噪声、高温等，医院放射科医生工作时会接触放射线，传染病医院的医护工作者可能会接触甲肝、乙肝病毒等。请分组讨论，排查自己家人的工作存在哪些职业性有害因素，应如何预防，并以思维导图的形式记录下来。

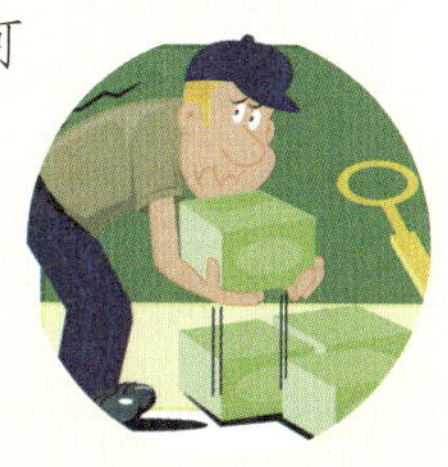

第10课

职业相关的健康影响

生活情境

小兰的父亲是一名园艺工人。在一次工作中，父亲遭遇交通事故，受伤住院了。小兰担心父亲的身体，父亲却在担心生病期间的费用开销，以及不能工作影响了收入。同病房的病友提醒小兰的父亲："你这种情况属于工伤，可以申请工伤认定，享受工伤医疗待遇和停工留薪。"哪些情况可以认定为工伤？工伤医疗期间能够享受哪些待遇？小兰带着这些疑问，准备向老师请教。

职业与健康本质上是相互促进、相辅相成的，良好的劳动条件有利健康，健康的劳动者能更好地从事职业活动，反之亦然。由于现阶段生产技术的局限性和劳动者的工作疏忽，劳动者在工作中不可避免地存在健康损害，包括工伤、职业病和工作有关疾病。

工伤

工伤属于工作中的意外伤害，其发生与劳动组织、安全管理、机器构造和防护、个人心理状态、作业方式等有关。常见的工伤类型有机械伤害、物体打击、车辆事故、高处坠落等。

为了保障因工作遭受事故伤害或者患职业病的职工获得医疗救治和经济补偿，促进工伤预防和职业康复，分散用人单位的工伤风险，我国制定了《工伤保险条例》。

常见的工伤认定案例见表 4-3。

表 4-3 常见的工伤认定案例

案例举例	是否算工伤	法律依据
案例一：上下班途中被车撞伤	是	《工伤保险条例》第十四条第六款规定：在上下班途中，受到非本人主要责任的交通事故或者城市轨道交通、客运轮渡、火车事故伤害的应当认定为工伤
案例二：为个体户干活受伤	是	《工伤保险条例》第二条规定：中华人民共和国境内的企业、事业单位、社会团体、民办非企业单位、基金会、律师事务所、会计师事务所等组织和个体工商户的雇工，均有依照本条例的规定享受工伤保险待遇的权利
案例三：因工受伤，但单位未办工伤保险	是	《工伤保险条例》第六十二条规定：依照本条例规定应当参加工伤保险而未参加工伤保险的用人单位职工发生工伤的，由该用人单位按照本条例规定的工伤保险待遇项目和标准支付费用
案例四：陪客户喝酒喝出病	否	《工伤保险条例》第十六条规定：有醉酒情形的，不得认定为工伤或者视同工伤

职业病

职业病是当职业性有害因素作用于人体的强度与时间超过一定的限度时，损害超出了机体的代偿能力，从而导致一系列的功能性和（或）器质性的病理变化，出现相应的临床症状和体征，影响劳动能力的一类疾病。《职业病分类和目录》将职业病分为10 类 132 种（见表 4-4）。

表 4-4 职业病分类和目录

职业病分类	数量	职业病名称举例
1. 职业性尘肺病及其他呼吸系统疾病	19 种	矽肺、煤工尘肺、石墨尘肺、石棉肺、水泥尘肺、电焊工尘肺、过敏性肺炎、哮喘等
2. 职业性皮肤病	9 种	接触性皮炎、电光性皮炎、痤疮、化学性皮肤灼伤、白斑等
3. 职业性眼病	3 种	化学性眼部灼伤、电光性眼炎、白内障（含放射性白内障、三硝基甲苯白内障）

续表

职业病分类	数量	职业病名称举例
4. 职业性耳鼻喉口腔疾病	4种	噪声聋、铬鼻病、牙酸蚀病、爆震聋
5. 职业性化学中毒	60种	铅及其化合物中毒（不包括四乙基铅）、汞及其化合物中毒、氯气中毒、苯中毒、正己烷中毒、氯乙烯中毒、甲醇中毒、有机磷中毒等
6. 物理因素所致职业病	7种	中暑、减压病、高原病、航空病、手臂振动病、激光所致眼（角膜、晶状体、视网膜）损伤、冻伤
7. 职业性放射性疾病	11种	外照射急性放射病、外照射亚急性放射病、外照射慢性放射病、内照射放射病、放射性皮肤疾病等
8. 职业性传染病	5种	炭疽、森林脑炎、布鲁氏菌病、艾滋病（限于医疗卫生人员及人民警察）、莱姆病
9. 职业性肿瘤	11种	石棉所致肺癌、间皮瘤，联苯胺所致膀胱癌，苯所致白血病，砷及其化合物所致肺癌、皮肤癌，氯乙烯所致肝血管肉瘤等
10. 其他职业病	3种	金属烟热，滑囊炎（限于井下工人），股静脉血栓综合征、股动脉闭塞症或淋巴管闭塞症（限于刮研作业人员）

职业病的特点有：

（1）病因明确，控制相应的病因或限制了作用条件后，发病可以减少或消除。

（2）病因可检测，疾病和病因有剂量（接触水平）–反应关系。

（3）群体发病，接触相同有害因素的人群往往不止一个人发病。

（4）早发现、早诊断、早处理，预后较好。

（5）对于尘肺病，目前无特效治疗方法，应着眼于职业性有害因素的控制措施。

为了维护自己的权益，劳动者应该主动与用人单位签订劳动合同，并应将生产过程中可能产生的职业病危害及其后果、职业病防护措施和待遇等在合同中写明。如劳动者怀疑患有职业病，应尽快到相关医疗机构就诊，并提供相关工作证明。若诊断为职业病，应积极配合医生进行治疗，并拿起法律武器积极争取自身的合法权益。

我国《职业病防治法》的有关规定

◇ 职业病防治工作坚持预防为主、防治结合的方针，建立用人单位负责、行政机关监管、行业自律、职工参与和社会监督的机制，实行分类管理、综合治理。

◇ 劳动者依法享有职业卫生保护的权利。用人单位应当为劳动者创造符合国家职业卫生标准和卫生要求的工作环境和条件，并采取措施保障劳动者获得职业卫生保护。

◇ 用人单位应当建立、健全职业病防治责任制，加强对职业病防治的管理，提高职业病防治水平，对本单位产生的职业病危害承担责任。

◇ 用人单位应当优先采用有利于防治职业病和保护劳动者健康的新技术、新工艺、新设备、新材料，逐步替代职业病危害严重的技术、工艺、设备、材料。

◇ 发生或者可能发生急性职业病危害事故时，用人单位应当立即采取应急救援和控制措施，并及时报告所在地卫生行政部门和有关部门。卫生行政部门接到报告后，应当及时会同有关部门组织调查处理；必要时，可以采取临时控制措施。卫生行政部门应当组织做好医疗救治工作。

◇ 对遭受或者可能遭受急性职业病危害的劳动者，用人单位应当及时组织救治、进行健康检查和医学观察，所需费用由用人单位承担。

◇ 用人单位不得安排未成年工从事接触职业病危害的作业；不得安排孕期、哺乳期的女职工从事对本人和胎儿、婴儿有危害的作业。

◇ 用人单位和医疗卫生机构发现职业病病人或者疑似职业病病人时，应当及时向所在地卫生行政部门报告。确诊为职业病的，用人单位还应当向所在地劳动保障行政部门报告。接到报告的部门应当依法做出处理。

工作有关疾病

工作有关疾病是指由于生产环境及劳动过程中某些不良因素，造成职业人群常见病发病率增高、潜伏的疾病发作、现患疾病的病情加重。

工作有关疾病的病因往往是多因素的，职业性有害因素是该病发病的诸多因素之一，但不是唯一因素。职业性有害因素促使潜在疾病暴露或病情加重。通过控制职业性有害因素和改善工作环境，可减少工作有关疾病的发生。

需要注意的是，工作有关疾病不属于我国法定职业病的范围，不属于工伤保险赔付的范围。

常见的工作有关疾病见表 4-5。

表 4-5 常见的工作有关疾病

常见的工作有关疾病	举例
行为和身心疾病	焦虑、忧郁、神经衰弱等
非特异性呼吸系统疾病	慢性支气管炎、肺气肿、支气管哮喘等
心脑血管疾病和代谢性疾病	高血压、冠心病、高血脂、糖尿病等
其他疾病	胃溃疡、腰背痛等

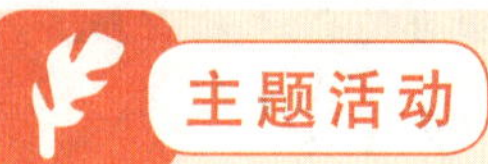

学会自主学习 保障自身权益

| 活动准备 |

分组学习《工伤保险条例》《职业病防治法》等法律法规，明确劳动者依法享有的职业卫生保护的权利。每个小组确定一个学习主题，各小组学习主题不重复。

| 活动过程 |

请各小组派一名代表围绕学习主题分享学习收获，可以直接讲述，也可以使用制作好的演示文稿或小视频等。

第11课 常见行业职业健康问题

生活情境

张同学的父亲曾是村里有名的木工，现在某建筑工地工作。张同学深知父亲喜欢做木工，这份工作既能让父亲发挥自己的能力，又能够补贴家用。但是，建筑工地的工作对身体是个考验。张同学希望能搞清楚父亲的工作到底有哪些可能的健康隐患，从而做到早预防、早控制。

不同的行业和工种，劳动者面临的职业危害也有所不同。学会识别常见的职业健康危害，有助于更有效地保护自身健康。

矿山开采行业职业健康问题

矿山开采是指用人工或机械对有利用价值的天然矿物资源的开采，主要包括煤炭开采、有色金属矿石开采、石料开采等。

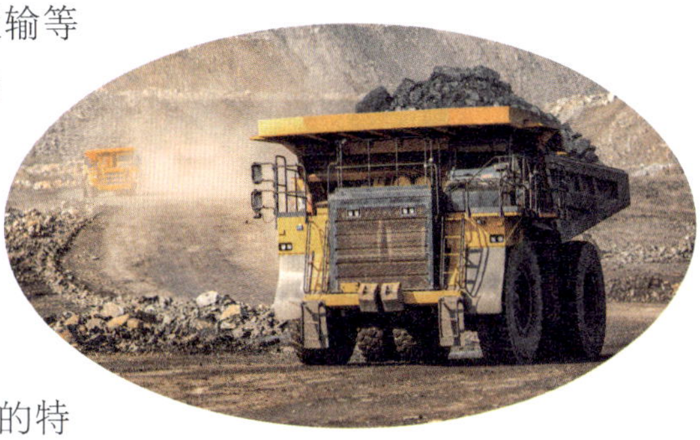

矿山的开采通常以钻孔、爆破、运输等采矿工作开始，再经过粗破碎、振动筛筛分等方式进行选矿。在这个过程中，机械振动、爆破噪声、粉尘是最为常见的职业危害因素。此外，不同的矿藏资源在开采过程中还可能产生特异性的健康危险因素。不同矿藏开采过程中的特异性职业性有害因素见表4-6。有些矿床埋藏较深，需要地下开采，井下作业矿岩坍塌风险高，环境湿度大、温度高，与地面的温差大，矿工易患感冒或上呼吸道感染等疾病。在巷道狭窄的地方，矿工须采取肘部和膝部支撑爬行的方式进行作业，长期反复易患滑囊炎。

表4-6　不同矿藏开采过程中的特异性职业性有害因素

工作内容	职业性有害因素	主要症状
铅矿开采	重金属毒物	头痛、食欲减退、脐周痛、四肢无力、肌肉麻痹
磷矿开采	类金属毒物	肺炎、肝脏损害
煤矿开采	甲烷	头痛、乏力、恶心、呼吸困难、心律失常、昏迷
含硫矿井	硫化氢和二氧化硫	头痛、眼和呼吸道刺激症状、呼吸困难、昏迷
含放射性元素的矿藏（如铀矿）	氡及其子体	肺气肿、肺癌

虽然采矿工作过程中可能存在一些对劳动者健康不利的因素，但只要能够尽早识别，并采取合适的预防措施，就能大大降低其对健康的危害，甚至可以完全避免相关疾病的发生和发展。矿山开采行业主要职业性有害因素的预防措施见表4-7。

表4-7　矿山开采行业主要职业性有害因素的预防措施

职业性有害因素	预防措施
振动	在操作时采用减振措施，限制作业时间和振动强度，佩戴减振手套等个人防护用品 认真参与职业健康体检，患有多发性周围神经病和雷诺病者不能从事接触振动的作业 减振手套
噪声	佩戴防噪声耳塞 定期监护听力，已发生听力损伤或有听觉系统疾患者不应从事接触噪声作业 防噪声耳塞
粉尘	参加上岗前防尘培训 使用防尘口罩 定期参加体检，早发现、早诊断、早治疗 防尘口罩

续表

职业性有害因素	预防措施
采矿工作中的金属和类金属毒物及有害气体	劳动过程中注意通风 穿防毒工作服、戴手套和口罩 禁止在工作场所饮食、吸烟 工作结束后认真洗手、洗澡、换洗工作服 定期检测工作场所有毒有害物质浓度 定期体检 防毒工作服

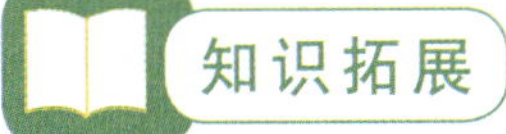

矿产资源是经济社会发展的重要物质基础，遏制重特大事故、降低事故总量是矿山产业一直以来的重要目标之一。我国原国家安全生产监督管理总局和国家煤矿安全监察局分别出台了《非煤矿山外包工程安全管理暂行办法》和《煤矿安全生产标准化管理体系基本要求及评分方法》，旨在建立并落实安全生产责任制和安全管理制度，保障安全设施和施工条件。采矿业从业者应遵守国家和企业的规定，重视工作过程中的各项安全检查工作，切实保护好自身安全与健康。

冶炼行业职业健康问题

冶炼是用焙烧、熔炼、电解以及使用化学药剂等方法把矿石中的金属提取出来，减少金属中所含杂质或增加金属中某种成分，炼出所需要的金属。金属冶炼的方法主要有火法、湿法和电化学沉积三类。金属冶炼行业可能产生的职业性有害因素因金属类型和冶炼方法的不同而有所差异。同时，劳动过程中普遍存在的不良作业姿势和较重的体力负担等，如不能合理调整，均可能对健康产生威胁。

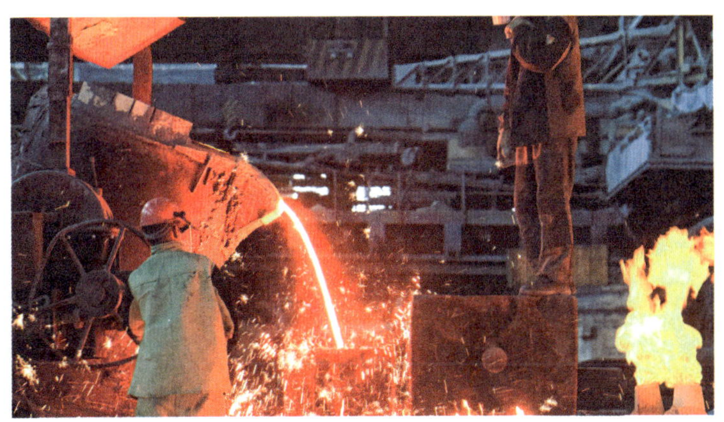

冶炼过程中的职业性有害因素见表 4-8。

表 4-8 冶炼过程中的职业性有害因素

工作内容	职业性有害因素及主要症状
火法冶炼过程	高温：头晕、多汗、心悸、痉挛等中暑症状 噪声：听力受损、精神不集中 电离辐射：神经、造血、消化和生殖系统损害 紫外线辐射：对皮肤、眼睛伤害，皮肤癌等 一氧化碳：头晕、心悸、呕吐，浓度高可致呼吸衰竭等 各类金属在高温条件下产生的含有大量毒物的烟尘（如铅、锌、锡烟尘）：对皮肤、眼、鼻、喉部位黏膜刺激，头痛，肌肉和胃肠道症状，心肺功能及神经损伤等
湿法和电化学沉积冶炼过程	高湿环境：体温升高、心跳加快、头晕恶心 因浸出液的不同而产生的硫酸雾、氨等：对皮肤、眼、呼吸道黏膜刺激，头晕，腹泻，支气管或肺部损害
金属冶炼前的粉碎、运料工序，冶金炉等设备的维修，以及电焊、气割等工种	粉尘：咳嗽、咳痰、胸闷、呼吸困难 氮氧化物：咳嗽、气管炎、肺炎、呼吸困难 臭氧：咽喉肿痛、胸闷咳嗽、气管炎、肺气肿、肺水肿，头痛、视力下降和记忆力衰退，影响体内细胞的新陈代谢，降低肺对细菌的抵抗力，加速人的衰老，引发皮肤疾病 噪声、紫外辐射：听力受损，皮肤伤害

我国职业卫生工作者对冶炼行业的职业性有害因素已有一定的研究，并总结了相应的预防措施（见表 4-9），对保护劳动者健康起到了积极作用。通常情况下，健康损害的严重程度和可逆程度与有害因素的接触浓度、剂量和时间相关。因此，尽快减少或停止接触，尽早发现并治疗对劳动者的健康至关重要。

表 4-9 冶炼行业职业性有害因素的预防措施

职业性有害因素	预防措施
高温、高湿	岗前体检，患有高血压、心肺功能不全、肝肾疾病、甲状腺功能亢进等疾病者不宜从事高温、高湿作业 穿耐热、导热系数小而透气性高的防护服，按不同的作业需要，佩戴隔热面罩、手套、护腿等个人防护用品 加强营养，少量多次饮用含盐饮料，不感到口渴也要定时补充水分 合理安排休息时间，保证充足的睡眠，保证舒适和清凉的休息环境 预备防暑药物
电离辐射	岗前体检，凡血常规异常，患有心、肺、肝、肾、皮肤、眼、神经系统疾患者不宜从事存在电离辐射的工作（主要指放射工作） 在岗时定期体检、脱离放射工作体检及后期随访，根据所从事的工种，对主要暴露器官或全身的放射性进行测定，并妥善保存测定结果 采用有效的屏蔽措施，穿电离辐射防护服，与辐射源保持一定的距离，减少接受辐射的时间

续表

职业性有害因素	预防措施
紫外线辐射	增大与辐射源的距离，采用屏蔽装置 佩戴面罩、防护手套，穿合适的防护服
一氧化碳	作业时严禁明火、高热，使用防爆电器和照明设备 穿防静电工作服 作业场所禁止饮食 严格遵守安全操作规程，认真参与应急演练 浓度超标时，佩戴过滤式防毒口罩或面具
各类金属在高温条件下产生的含有大量毒物的烟尘（如铅、锌、锡等烟尘）；因浸出液的不同而产生的各种有害物质，如硫酸雾、氨等；以及工作过程中可能产生的其他有毒有害气体	劳动过程中注意通风 穿防毒工作服、戴手套和口罩 禁止在工作场所饮食、吸烟 工作结束后认真洗手、洗澡，换洗工作服 定期检测工作场所有毒有害物质浓度 做好岗前体检和定期体检

知识拓展　提起电离辐射，很多人都会感到恐惧，认为只要接受照射便会引起严重的健康问题，事实上这是一个误解。根据我国放射卫生防护标准对放射性工作人员剂量限值的规定，如果全身均匀照射的年剂量限值不超过 50 mSv，工作 50 年的累积剂量不超过 2.5 Sv，不至于引起寿命缩短（Sv 是电离辐射剂量的单位，1 Sv=1 000 mSv）。然而，目前的科学证据表明，电离辐射对生殖细胞和胚胎的损伤却无最低安全剂量，因此，有生育计划以及怀孕和哺乳期的职工应避免从事接触电离辐射的工作。

化工行业职业健康问题

化学原料及化学制品制造业简称化工行业，具体可分为基础化学原料制造、化学品制造业、农药和化肥制造业等众多与民众生活息息相关的产业。每种类型的化工行业均有其独特的职业性有害因素和相关的健康危害。

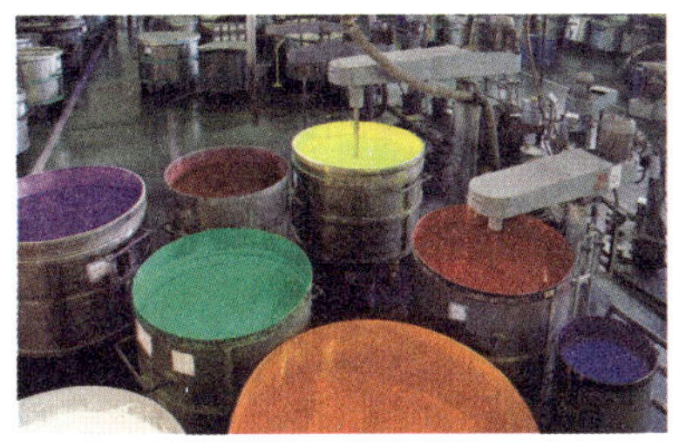

1. 基础化学原料制造业

基础化学原料制造业主要指三酸一碱（硫酸、硝酸、盐酸和氢氧化钠）等基础化学原料的制造工业。该行业可能产生的职业性有害因素包括含硫矿石粉碎时的粉尘、焙烧时的高温，逸出的二氧化硫和一氧化氮，氢氧化钠和氯气的腐蚀与刺激作用等。上述因素主要可造成劳动者肺部损伤以及眼和皮肤的灼伤。

2. 化学品制造业

化学品制造业主要包括石油加工行业、合成材料制造业、塑料制品业、涂料、油墨、颜料及类似产品制造业。石油加工是指对石油进行炼制或以石油为原料进行化学生产的行业，该行业的职业性有害因素种类众多。例如，原油电脱盐、分馏时产生的硫化氢，蒸馏及制冷时产生的氨，工业泵、压缩机运行时的噪声，加热炉、反应塔在生产过程中产生的高温和热辐射等。此外，合成材料、塑料、涂料及油墨等产品的制造行业通常存在各行业典型的职业性有害因素，如有机溶剂及其挥发物形成的微粒和粉尘。

化学品制造业的部分职业性有害因素见表 4-10。

表 4-10 化学品制造业的部分职业性有害因素

工作内容	职业性有害因素	主要症状
原油催化重整	苯、甲苯、二甲苯	头痛，恶心，视物模糊，神经、造血及生殖功能损伤，白血病
合成材料制造业、塑料制品业	酮类、酯类、醛类、醇类等有机物	头痛，恶心，皮肤、神经及呼吸系统症状
涂料、油墨、颜料及类似产品制造业	易燃易爆的载色剂和溶剂	皮肤、神经及呼吸系统损伤，爆炸可致人员伤亡

3. 农药和化肥制造业

农药可经消化道、呼吸道和皮肤三种途径进入人体。农药对人体的危害主要取决于其毒性大小及进入人体的剂量。通常，短时间大量接触（误食、吸入或皮肤接触）农药可引起急性中毒，症状包括多汗、口鼻分泌物增多、呼吸困难、消化道出血、肌肉痉挛，重者可致死。长期接触毒物导致的慢性中毒主要表现为虚弱和皮肤、肌肉、神经病变。此外，农药的致癌、致畸和致突变作用也是其主要职业健康危害。

在化肥制造业，石料运输、筛选、破碎等过程会产生各类粉尘、噪声及振动；燃烧炉等高温设备的运转，生产过程中以气体或蒸气形式存在的一氧化碳、氮氧化物、二氧化硫、硫化氢、氨、甲醇、甲醛等是其主要职业健康危害。

为将化工行业的职业健康危害降至最低，可行的预防措施有：确保作业场所无“跑、冒、滴、漏”现象，通风排毒情况良好；加强个人防护，应根据自身所在的岗位特点，佩戴符合国家标准的防护口罩、防护手套、防护眼镜、防噪声耳塞、防毒物渗透工作服等劳动安全防护用品；牢记安全操作流程，熟悉淋洗器、洗眼器等防护设施的安装位置及使用方法；工作场所严禁明火、高热，禁止饮食；工作结束后将衣服彻底清洗，避免将污染衣物带回家，并及时洗澡；重视职业健康体检，高危人群（如患有神经系统或肝肾疾病者、妊娠期和哺乳期妇女等）不宜从事接触有毒有害物质的工作。

建筑行业职业健康问题

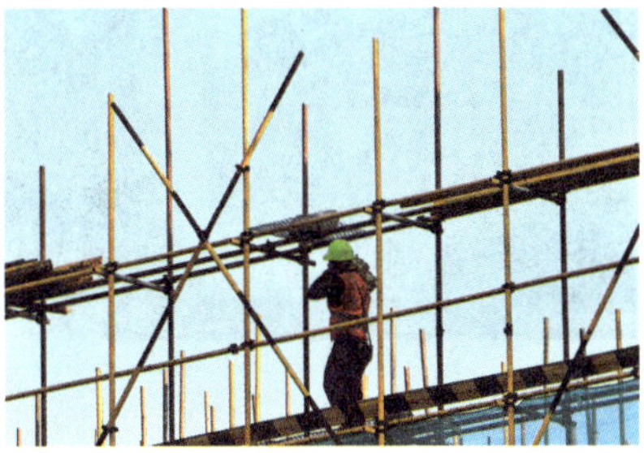

建筑业是指从事建筑安装工程的勘察、设计、施工，以及对原有建筑物进行维修活动的物质生产部门，主要由房屋和土木工程建筑业、建筑安装业、建筑装饰业组成。

1. 房屋和土木工程建筑业

房屋和土木工程建筑业的工作场所一般在室外，作业人员经常在高温、寒冷、潮湿等恶劣环境中作业，容易导致作业人员冻伤、中暑，诱发关节炎、风湿病等。建筑工人在施工现场还能接触到多种粉尘，主要有游离二氧化硅的粉尘、水泥尘、石棉尘、电焊烟尘和木尘等。此外，施工安全事故也是建筑工人生命安全的严重威胁，高空坠落、被高空坠物击中等伤害事件频发。

2. 建筑安装业

建筑安装是指建筑物主体工程竣工后，建筑物内各种设备的安装。包括建筑物主体施工中敷设线路、管道的安装，以及铁路、机场、港口、隧道、地铁的照明和信号系统的安装。其职业性有害因素包括运砂、水泥和焊接作业产生的粉尘；打洞穿孔、金属切割等产生的噪声、振动；管道防腐、黏合等过程产生的苯系物（含有苯环的芳香族化合物）等。

3. 建筑装饰业

建筑装饰涉及建筑工程后期的装饰、装修和清理工作。包括门窗玻璃、地面、地板处理；墙面、墙板处理，粉刷；天花板的处理、粉刷；涂漆；室内其他木工、金属制作服务，以及其他竣工工作。在该工作中，粉尘、噪声、振动、有机溶剂是主要职业性有害因素。

建筑行业职业性有害因素会造成尘肺、职业性耳聋、振动性白指、皮肤黏膜或神经损伤、慢性劳损等健康危害，甚至危及生命。因此，劳动者在高处作业必须系安全带，在工作场所应穿戴有效的个人防护用品（如工作帽、防护服、防护靴、减振手套等）；学习除尘设备（如捕尘器、烟气净化装置等）和湿式作业（如湿式打孔等）的操作方法，并使用防尘面罩等防护用品，以减轻粉尘暴露；积极参加职业体检和健康教育活动。

机器制造行业职业健康问题

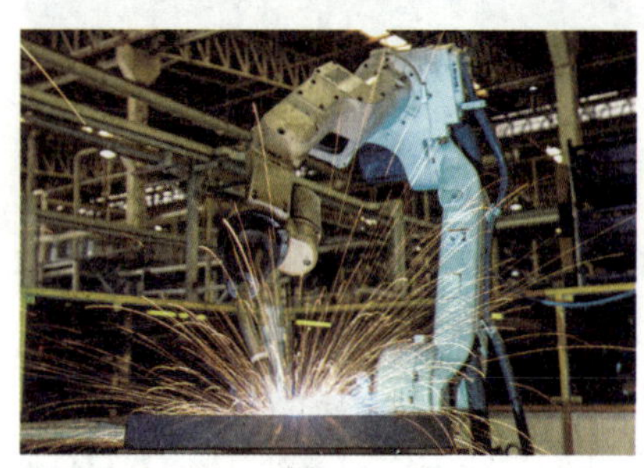

机器，泛称为机械，指消耗能源、执行机械运动的装置，主要用来进行能量变换，代替人的劳动。机器制造行业的水平是一个国家综合国力强弱的重要标志之一。该行业涉及范围广泛，包括汽车制造、工程机械、军民品加工等。从生产工艺的角度，可细分为铸造、锻压、热处理、机械加工和机器装配等行业。

铸造行业的基本生产工序为造型、造芯、烘干、金属熔炼、浇注和清砂等。锻压主要用于加工金属制件，是指先使金属受热，再利用外力改变坯料的形状等方法。热处理过程包括淬火、退火、回火等。机械加工一般指车、刨、钻、磨、铣等加工过程。机械装配一般包括组装、调整、焊接、涂装和检验等环节。

机器制造相关的各个行业所存在的职业性有害因素较为相似，如生产性粉尘、噪声、振动和高温，这些因素分别可导致尘肺、听觉敏感度下降、手部感觉障碍、中暑等。此外，还包括金属烟雾、一氧化碳、氮氧化物、热处理辅助材料散发出的氯化钡蒸气和氰化物、加热时所用的高频电磁炉产生的高频电磁场等。其中，化学性有毒有害物质可引起作业工人黏膜刺激、灼伤等急性中毒及器官功能受损等慢性危害，高频电磁场对人体中枢神经系统、内分泌系统及生殖系统等多个系统的组织和功能均有影响。与其余存在相似职业性有害因素的行业类似，提高工作场所安全意识、加强个人防护、保证休息时间、定期体检是机器制造行业劳动者预防职业健康危害的必要措施。

信息产业职业健康问题

信息产业是以计算机和通信设备行业为主体的产业。近年来，随着计算机和互联网行业的兴起，信息产业吸引了越来越多的劳动者。信息产业可分为信息技术设备制造业和信息服务业。

1. 信息技术设备制造业

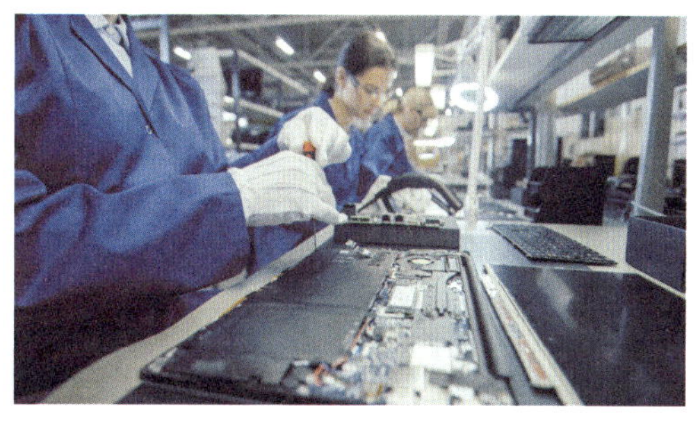

信息技术设备制造业主要涉及生产集成电路为主的半导体工业。集成电路是手机、电子计算机、飞机等多种现代工具的必要组成部分。集成电路制造业可能存在的职业性有害因素包括化学毒物、特殊材料有毒气体和物理因素。主要包括芯片清洗、氧化扩散、化学气相沉积、光刻过程中可能接触到的有机溶剂和酸碱物质，以及在集成电路芯片制造过程中需与硅片结合的砷化氢、溴化氢、硅烷等高毒和易燃易爆气体；车间噪声、刻蚀过程中所用的紫外线和微波、离子植入作业所产生的 X 射线等。对于此类职业性有害因素，劳动者应谨记安全生产和个人防护的原则，认真对待操作过程中的各个细节，防患于未然。此外，信息技术设备制造业还存在小零件流水线装配过程的简单重复劳动，可能造成劳动者颈、肩、眼部功能障碍，应通过适当的运动和休息来预防。

知识拓展

人的脊柱就像建筑的承重结构，具有支持躯干、保护内脏器官的作用。信息时代，越来越多的人成为久坐一族，脊柱损伤的发病率也不断攀升，劳动者在日常工作和生活中应学会为脊柱减压。有学者对不同姿势时人体脊柱的压力进行了监测（如下图所示，比值越高，压力越大），发现弯腰给脊柱造成的压力通常较大；而仰卧、侧卧以及腰部有支撑的坐姿对脊柱的压力相对较轻。在日常生活中适时采取脊柱受压较小的姿势，并在劳动过程中有意识地挺直腰背，这些方法都可以有效缓解脊柱压力。

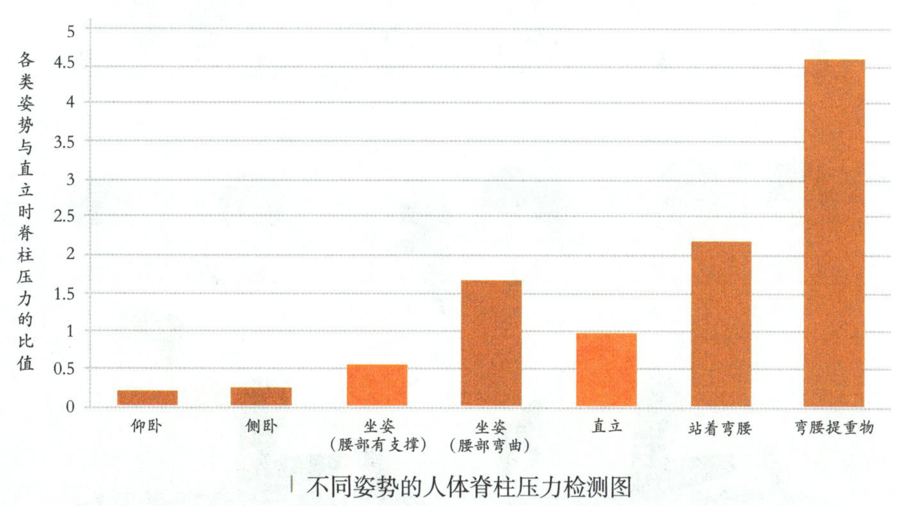

不同姿势的人体脊柱压力检测图

2. 信息服务业

信息服务业的主要工作内容是利用计算机和通信网络等现代科学技术对信息进行生产、收集、处理、加工、存储、传输、检索和利用，包括政府公务、金融服务、软件开发、数据分析等。该行业的职业健康问题主要有近视、结膜炎、泪液分泌障碍等眼部健康问题；手臂、肩膀、腰部的肌肉骨骼系统疾患；久坐所致痔疮、前列腺炎、月经不调等；工作压力大、时间长所致高血压、脑卒中，甚至过劳死。

信息服务业劳动者应学会劳逸结合，加强体育锻炼，以避免出现职业健康问题，实现信息产业与个人健康的可持续发展。

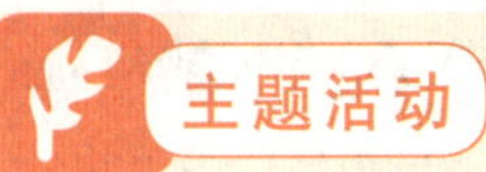

职场放松操

适量运动、舒展筋骨不仅可以缓解久坐造成的骨骼肌肉损伤，还可以促进血液循环、提高免疫力。此外，运动也是放松心情的好方法。下面一组简单的练习可以帮助我们在职场生活中得到放松。以小组为单位，集体练习以下职场放松操。

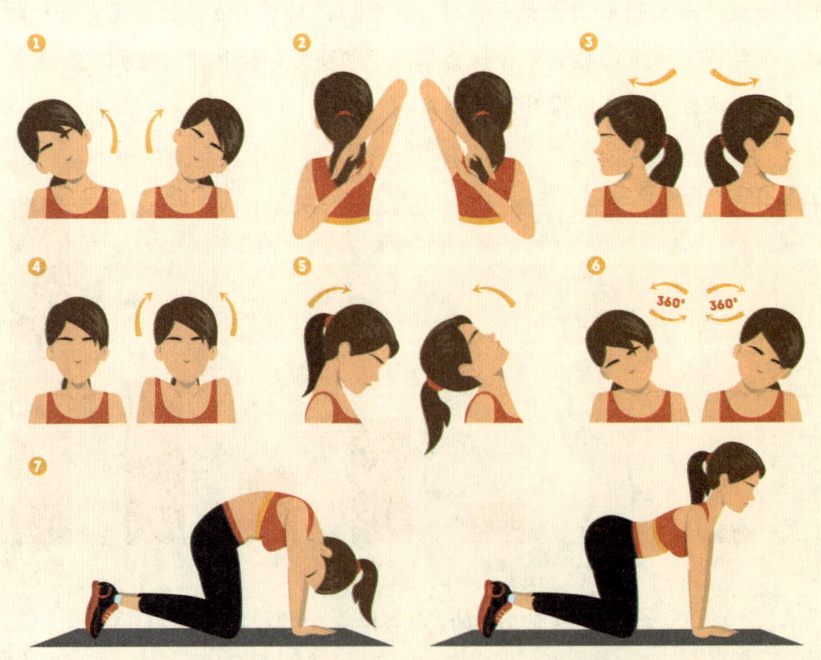

第12课 职业性有害因素的预防和控制

生活情境

小李是生产线上的一名组装工人。作为职场新人，入职后她参加了工厂组织的职业卫生知识培训。虽然小李对工作抱有满腔热情，但是对听课还是打不起精神来，表现得漫不经心。跟她一起入职的小王提醒她："我们是自己健康的第一责任人。不去了解这些职业性有害因素，怎么能更好地保护自身身体健康呢？只有身体健康了，才能更好地工作啊。"

劳动环境、生产工艺以及具体的劳动过程等均有可能产生对劳动者身心健康有害的因素，进而导致工伤、职业病等多种不良健康结果。因此，了解国家和社会对职业人群的保障措施，掌握职业有害因素的预防和控制方法，学会用正确、科学的方法保护自身安全和健康，是每一位劳动者在步入工作岗位前的必修课。

职业卫生法律法规

1. 职业病防治法

为预防、控制和消除职业病危害，保护劳动者健康及其相关权益，保障劳动力资源的可持续发展，促进社会经济发展，2001 年 10 月 27 日全国人大常委会通过了《中华人民共和国职业病防治法》（以下简称《职业病防治法》），后进行了四次修订。

政府
用人单位
劳动者
职业卫生技术服务单位

职业病防治的四个法律关系主体

《职业病防治法》共 7 章 88 条，主要确定了职业病防治的四个法律关系主体：政府相关行政部门、产生职业病危害的用人单位、接触职业病危害因素的劳动者，以及承担职业卫生检测、体检和职业病诊断的职业卫生技术服务单位。法律明确了上述四方之间的行政和民事法律关系，分别规定了各自的权利义务、法律地位、法律责任。

《职业病防治法》的主要内容有：

（1）明确了用人单位的职责和义务。按照“谁造成职业病危害，谁负责治理”的原则，用人单位的职业病防治责任有：建立、健全职业病防治责任制，履行保护劳动者健康义务，建立、健全职业卫生管理制度和操作规程，落实职业病病人保障，保证职业病防治经费投入，及时消除职业病事故隐患，制定职业病事故应急救援预案，及时报告职业病及职业病事故，落实职业卫生监督的整改措施等。

（2）突出了劳动者健康权益受到法律保护的规定。劳动者依法享有的职业卫生健康权有：获得职业卫生教育、培训权；获得健康检查、职业病诊疗、康复等职业病防治服务权；知情权；要求用人单位提供符合防治职业病要求的职业病防护设施和防护用品，改善工作条件权；依法拒绝职业危害作业权；检举、控告权；职业病防治工作建议权；要求赔偿权等。

（3）对职业病诊断和职业病人保障等问题作出了明确规定。同时，还规定了政府行政部门在职业病诊断鉴定标准、职业病待遇和社会保障、职业场所有害因素监测等方面的监管职责；以及职业卫生技术服务机构的职能和各法律关系主体违反《职业病防治法》的法律责任。

职业健康保护
我行动
2020.4.25–5.1
《职业病防治法》宣传周

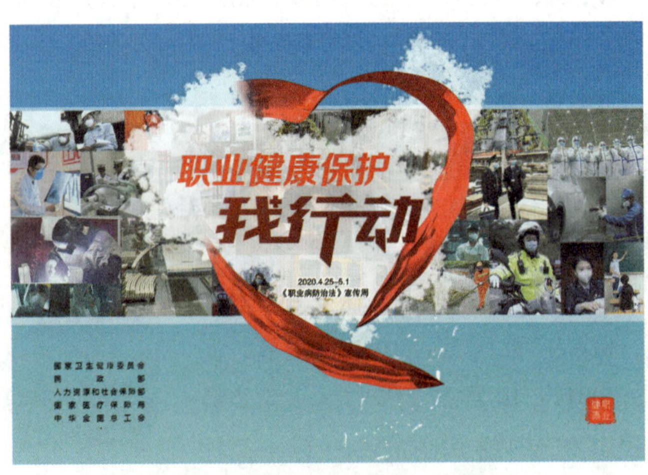

2020 年《职业病防治法》宣传周海报

知识拓展 我国国家卫生健康委员会下设职业健康司，其主要职责之一是拟订职业卫生政策，协调开展职业病防治工作。企业和职工可以通过职业健康司官方网站了解最新的相关政策，还可以获取图文并茂的职业健康保护知识。例如，2023年全国各地陆续进入夏季高温季节前夕，网站公布了《关于做好2023年用人单位防暑降温工作的通知》，以及对该通知精神的具体解读。

2. 职业卫生相关法规与规章

在《职业病防治法》出台的同时，有关部门还发布了一系列具有法律效力的管理办法，以保证《职业病防治法》的顺利实施。其中主要有针对用人单位在保障劳动者生命健康中的职责所制定的《职业健康检查管理办法》，以及为标准化、规范化职业病诊断与鉴定流程而制定的《职业病诊断与鉴定管理办法》。

此外，我国有关部门还印发了《职业病分类和目录》。依照《职业病防治法》的规定，被诊断为患有职业病的劳动者，应享受相应待遇。所在单位参加了工伤保险的，分别由工伤保险基金和用人单位支付相应待遇；未参加工伤保险的，其待遇由用人单位支付。

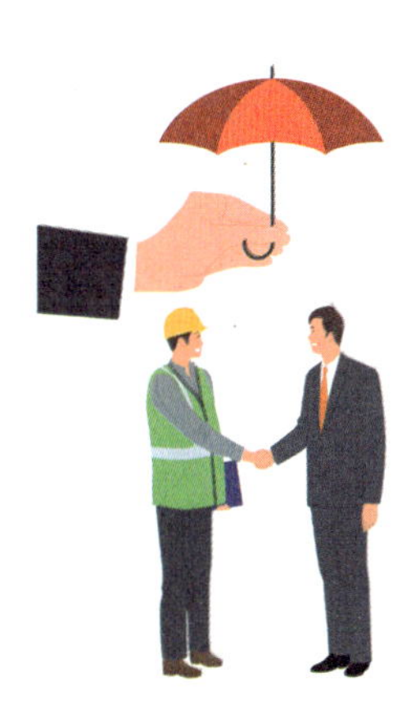

目前我国出台的职业卫生相关法律条款除上文所述的相关法规和规章外，还有《中华人民共和国劳动法》《中华人民共和国安全生产法》《工伤保险条例》《就业服务与就业管理规定》等，以规范用人单位行为、保障劳动者的生命健康等权利。广大劳动者应充分利用网络、图书馆等资源获取法律信息，做到知法懂法，在自身合法权益受到危害时，拿起法律武器，维护自身权益。

知识拓展 劳动法规定，劳动者在退休，患病、负伤，因工伤残或者患职业病，失业，生育等情况下依法享受社会保险待遇。我国的社会保险制度包括基本养老保险、基本医疗保险、工伤保险、失业保险和生育保险，也就是人们常说的“五险一金”中的“五险”。社会保险资金的主要来源是用人单位和劳动者个人依法缴纳。依法享受社会保险是劳动者的基本权利。我国各级政府均设有人力资源和社会保障职能机构，市级及以上政府还设有相关网站，劳动者可通过上述渠道获取相关政策及服务信息。

职业卫生工程技术

在职业有害因素的预防与控制过程中，工作场所的必要措施是重要一环，合理的预防和控制措施能够为劳动者健康提供第一道防线，达到事半功倍的效果。通常用人单位会运用职业卫生工程技术的手段来消除或控制职业危害。常用的职业卫生工程技术有工业通风、工业除尘、空气调节与净化、工业噪声与振动控制、采光与照明。

1. 工业通风

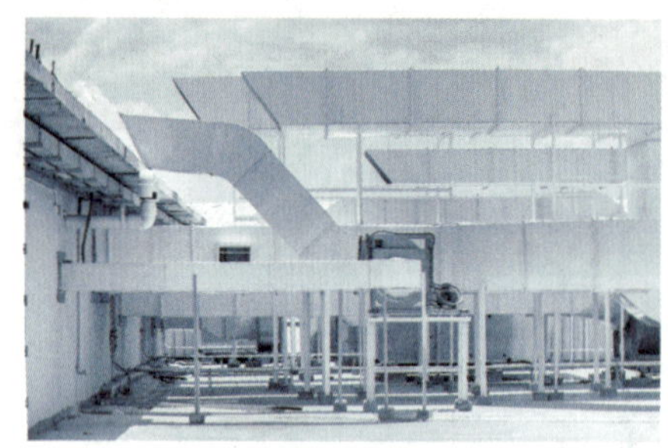
工业空气通风系统

工业工作场所通风包括通风、除尘、排毒、防暑降温等，可分为自然通风和通风机机械通风。工业工作场所通风的目的在于防止粉尘以及有毒、刺激性气体对室内外空气的污染。因此，工业通风技术一方面需要捕获、收集生产设备产生的粉尘、有害气体及高温和余湿，阻止其污染室内空气；另一方面需要净化含有粉尘和有害物质的气体，使其符合排放标准后再排入大气。

2. 工业除尘

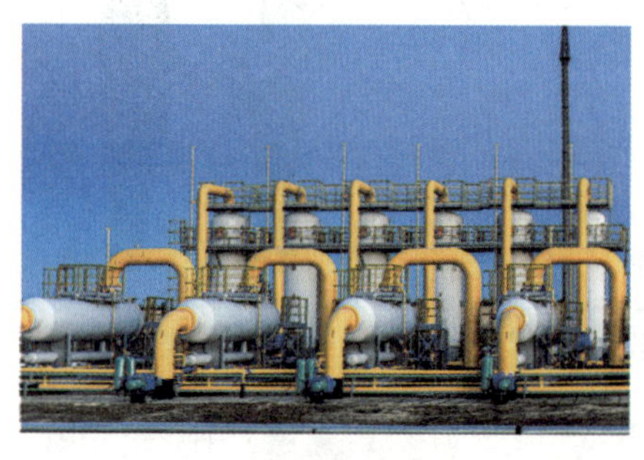
工业除尘设备

工业除尘是将含尘气体引入具有一种或几种力作用的除尘器，使颗粒从气流中分离出来，最终沉积到捕集体表面。工业除尘经常用于燃煤锅炉气、水泥窑炉尾气、钢铁冶炼烟尘、装卸与粉碎工艺颗粒物捕集与去除。除尘技术可分为重力除尘、惯性除尘、湿式除尘、静电除尘、袋式除尘等。

3. 空气调节与净化

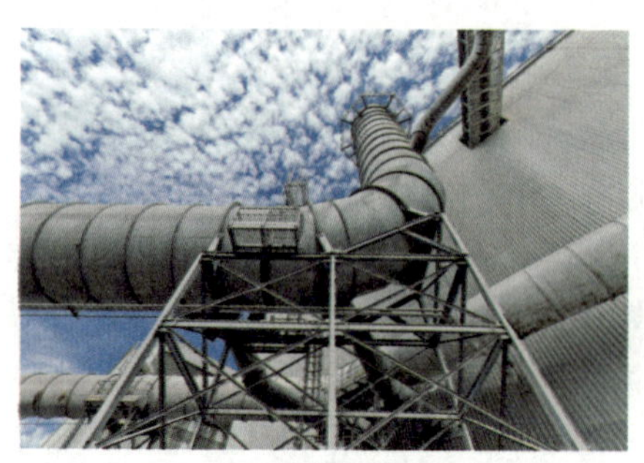
空气净化系统管道

空气调节与净化是指利用人工手段对工作场所内的气温、气湿、气流速度、洁净度进行控制，并为室内提供足够的室外新鲜空气，人为地创造和维持人们工作所需的环境，来创造合适的室内气候环境。空气调节系统的主要功能是对室内空气进行加热、冷却、加湿、减湿，对室外空气进行过滤等；空气净化系统则是通过物理或化学方法对空气中的粉尘、细菌等进行处理，并综合空气调节的效果来达到空气净化的目的。

4. 工业噪声与振动控制

噪声与振动的产生和传播过程均可分为源头、媒介和接收对象三个部分，控制其对劳动者健康的危害也应从上述三个方面着手。如改良工艺和设备以减弱噪声及振动源，通过隔声、隔振、吸声、吸振等方式阻断其传播，戴防噪声耳塞或耳罩，或以在隔间作业的方式保护接收者。

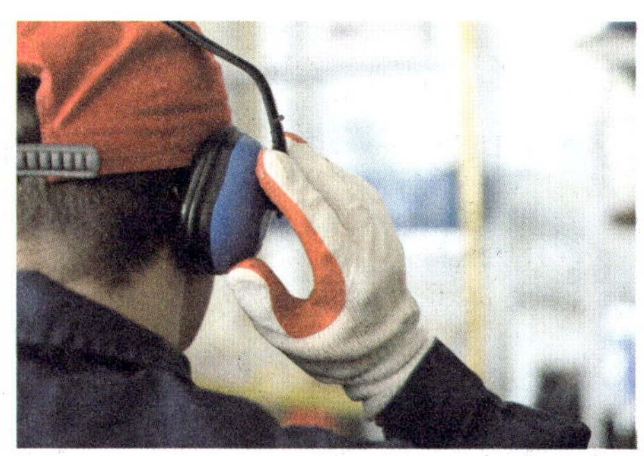

佩戴防噪声耳罩

5. 采光与照明

利用天然光源照亮工作场所的措施称为采光，利用人工光源的则称为照明。合格的采光与照明条件可为劳动者创造良好的可见度和舒适的工作环境，无论是采用天然还是人工光源，光线的明亮程度、均匀程度，以及光线的颜色均取决于具体的工作内容及其精确度。

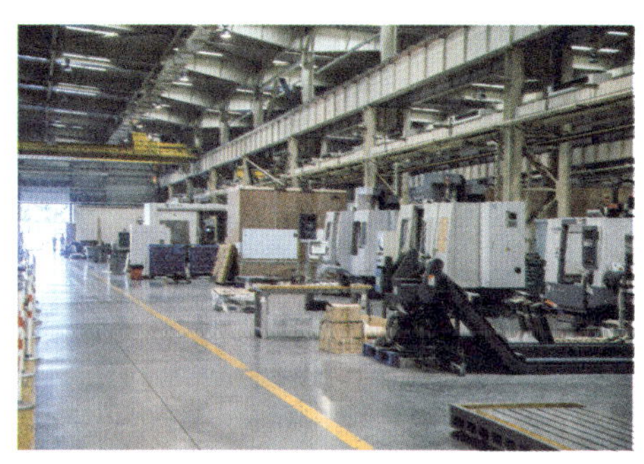

工作场所的采光与照明

个人防护用品

个人防护用品是指作业者在工作过程中为免遭或减轻事故伤害和职业危害，个人随身穿（佩）戴的用品。在工作环境中职业卫生工程技术尚不能消除或有效减轻职业性有害因素和可能存在的事故因素时，个人防护用品是主要的防护措施，属于预防职业有害因素综合措施中的第二道防线。

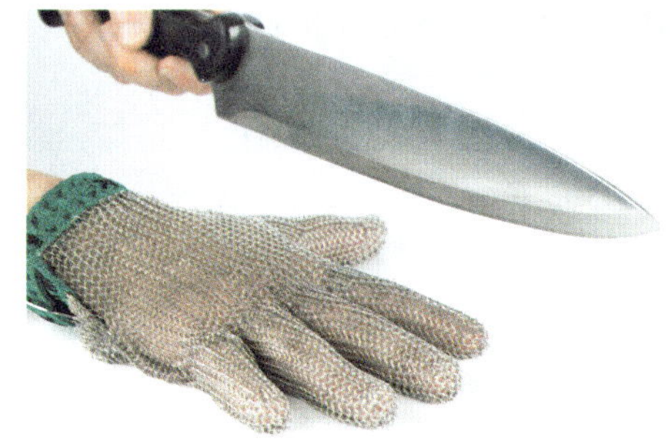

防切割手套

个人防护用品可分为安全防护用品和职业卫生专用防护用品两大类。使用安全防护用品的目的是防止工伤事故，包括防坠落用品（安全带、安全网等）、防冲击用品（安全帽等）、防电用品、防机械外伤用品（防刺绞、割、碾、磨损等的服装、手套、鞋等），以及防酸、防碱、防油、防水用品等。

使用职业卫生专用防护用品的目的是预防职业健康损害，包括防尘用品（防尘、防微粒口罩等）、防毒用品（防毒面具等）、防高温用品、防寒用品、防噪声用品、防放射用品、防辐射用品等。

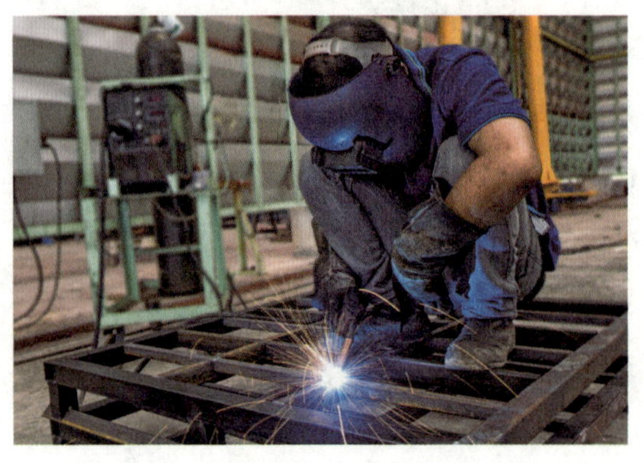
戴金属焊接防护罩的工人

用人单位在为劳动者配备和选择防护品时，可按《用人单位劳动防护用品管理规范》和《个体防护装备配备规范（第1～3部分）》的要求进行。由于个人防护用品的防护效果随有效佩戴时间的减少而下降，劳动者在整个接触职业有害因素的时间段内均应保证有效佩戴。工厂车间内应有专人负责管理、分发、收集和维护防护用品，其目的是延长防护用品的使用期限，并保证防护用品的防护效果。耳罩、口罩、面具等用后应及时洗净，并做好消毒和存储工作；过滤式呼吸防护器的滤料要按时更换，防止失效。

职业健康监护

职业健康监护主要是指医学监护，它是对职业人群进行各种健康检查，了解并掌握其健康状况，早期发现职业人群健康损害征象的一种健康监控方法。

《职业病防治法》规定，用人单位应当建立健全职业健康监护制度，保证职业健康监护工作的落实。具体地，用人单位应当按规定组织上岗前、在岗期间和离（转）岗时，以及应急情况下的健康检查，并将检查结果书面告知劳动者。

1. 上岗前健康检查

上岗前健康检查又称为就业前健康检查，是指用人单位对准备从事某种作业人员在参加工作以前进行的健康检查，目的在于掌握其就业前的健康状况和发现职业禁忌证。例如，上岗前健康检查中发现有明显的听觉器官损害的员工应避免从事接触噪声的岗位，有严重的心肺功能病变的员工应避免从事接触粉尘的工作，神经系统和肝脏功能较差者应避免接触重金属和有机溶剂等职业性有害因素。

2. 在岗期间健康检查

在岗期间健康检查又称为定期健康检查，其目的是及时发现职业性有害因素对工人健康的早期损害和可疑征象。在这一环节中，接触某些特定职业性有害因素的劳动者应进行相应的健康检查。例如，苯接触者应重点关注白细胞和血小板计数，粉尘接触者应重点关注肺功能。

3. 离（转）岗时的健康检查

离（转）岗时的健康检查是为了掌握职工在离开原工作岗位时原有职业性有害因素是否对其造成健康损害，为其即将从事的新工作提供健康基础资料。

4. 应急情况下的健康检查

应急情况下的健康检查是劳动者在应急工作过程中或因事故而可能存在职业性有害因素的急性暴露时进行的健康检查。其目的是评估劳动者的健康状况，获得劳动者职业接触的水平，尽早采取有效的防治手段，减少劳动者的压力和恐惧。若职业性有害因素具有人际传播的可能，应急健康检查也有助于阻止其余劳动者进一步接触，保护更多人的生命安全。

劳动者是我国经济发展中重要的人力资源，保障劳动者的生命健康和可持续发展是全社会的期待。劳动者应认识到自身安全和健康对家庭与社会的意义，并知晓相应的防护措施和维权手段，健康工作，幸福生活。

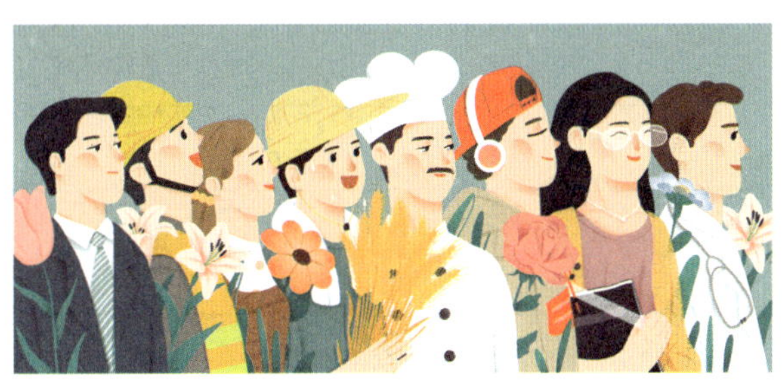

开展职业卫生调查

请同学们完成一次职业卫生调查。

调查需要深入现场，可联系大型企业开展调查，也可选择一些小作坊或小型加工厂开展调查。

对于调查表中职业性有害因素的来源、种类、控制措施、防护措施等均需要填写清楚。调查表各项目的行数可自行增加。

企业职业卫生基本情况调查表

一、一般情况

<table>
<tr><td>单位名称</td><td colspan="3"></td><td colspan="2">行政区码</td><td colspan="3"></td></tr>
<tr><td>法人代表</td><td></td><td>联系电话</td><td></td><td colspan="2">单位组织
机构代码</td><td colspan="3"></td></tr>
<tr><td>单位地址</td><td colspan="3"></td><td colspan="2">邮政编码</td><td colspan="3"></td></tr>
<tr><td>建厂时间</td><td></td><td>全年总产值</td><td></td><td colspan="2">全年总利税</td><td colspan="3">（万元）</td></tr>
<tr><td>企业规模</td><td colspan="8">特大型□ 大型一档□ 大型二档□ 中一型□ 中二型□ 小型□ 其他□</td></tr>
<tr><td>企业注册
类型</td><td colspan="8">国有□ 集体□ 股份合作□ 联营□ 有限责任公司□ 股份有限公司□ 私营□
港、澳、台投资□ 中外合资□ 外商独资□ 其他□</td></tr>
<tr><td>行业分类</td><td colspan="4"></td><td colspan="2">分类代码</td><td colspan="2"></td></tr>
<tr><td>职工总数</td><td></td><td>女职工数</td><td></td><td colspan="2">生产
工人总数</td><td></td><td>生产
女工数</td><td></td></tr>
<tr><td rowspan="2">企业职业
卫生管理
部门名称</td><td colspan="3"></td><td colspan="5">部门专职人员（ ）人，
兼职人员（ ）人</td></tr>
<tr><td colspan="3"></td><td colspan="2">联系电话</td><td colspan="3"></td></tr>
</table>

二、企业用工情况

外地流动工人数（本县以外）			本地农民工人数			正式合同工人数		
男	女	合计	男	女	合计	男	女	合计

三、作业工人接触职业性有害因素情况

<table>
<tr><td rowspan="2">生产
车间</td><td rowspan="2">工种
（岗位）</td><td rowspan="2">所接触职业性
有害因素名称</td><td rowspan="2">作业
方式</td><td colspan="2">总人数</td><td rowspan="2">是否有职业卫生
工程防护设施</td></tr>
<tr><td>总人数</td><td>女工数</td></tr>
<tr><td></td><td></td><td></td><td></td><td></td><td></td><td></td></tr>
<tr><td></td><td></td><td></td><td></td><td></td><td></td><td></td></tr>
<tr><td></td><td></td><td></td><td></td><td></td><td></td><td></td></tr>
</table>

四、主要产品产量，主要原料、辅料的消耗量，中间产品及副产品的产量

序号	物料名称	物料类别	产量、消耗量（吨 / 年）	备注

五、职业病卫生工程防护设施

序号	设施名称及型号	安装地点（车间、岗位）	台（件）数	运转情况

六、个人防护用品配置及发放情况

车间	工种（岗位）	个人防护用品种类、名称	套（件）数	使用情况

七、企业已开展的职业卫生工作内容

1. 对从事有害作业工人进行过何种形式的职业性健康检查？（可多选）

①上岗检查□　②在岗定期检查□　③离岗检查□　④没做过健康检查□

2. 是否建立工人健康监护档案？

①是□　　　②否□

3. 是否对作业场所职业病危害因素进行定期检测？

①是□　　　②否□

4. 对作业场所职业病危害因素实施监测的单位是？

①委托疾病预防控制机构检测□ ②企业自己检测□ ③其他□

5. 是否向卫生监督部门进行职业病危害项目申报？

①是□ ②否□

6. 企业新、改、扩建项目是否进行过建设项目职业病危害预评价？

①是□ ②否□

7. 新、改、扩建项目建成后是否进行建设项目职业病危害控制效果评价？

①是□ ②否□

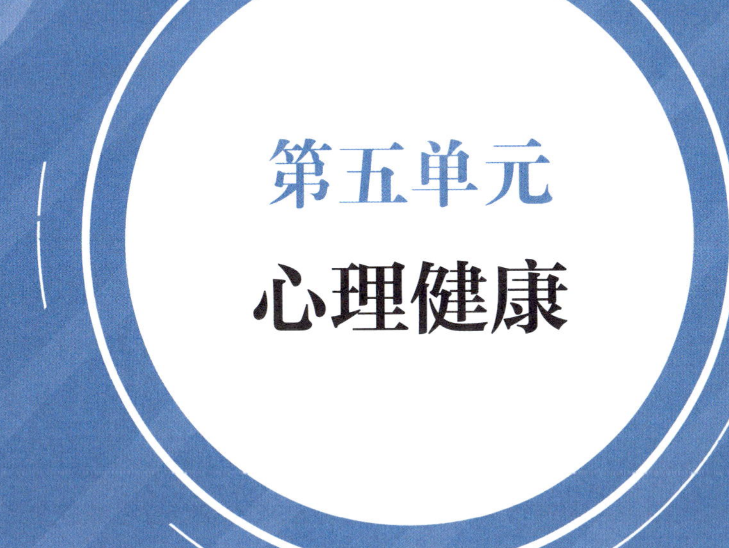

第五单元

心理健康

世界卫生组织将健康定义为“身体、精神和社会适应能力的完满状态，而不仅仅是没有疾病或虚弱”，意味着心理健康与身体健康同样重要。当前社会给予个体的压力越来越大，精神心理问题日益突出。《“健康中国2030”规划纲要》中“塑造自主自律的健康行为”这一章也专门提到了促进心理健康的相关内容。纲要提出：“加大全民心理健康科普宣传力度，提升心理健康素养。加强对抑郁症、焦虑症等常见精神障碍和心理行为问题的干预……提高突发事件心理危机的干预能力和水平。到2030年，常见精神障碍防治和心理行为问题识别干预水平显著提高。”

当心理问题能够自我解决时，采用什么样的自我调适方法是合适的？当心理问题超过自我调节能力时，如何寻求专业的心理咨询服务？是否能够正确识别心理问题和危机？在社会生活中遭遇压力应激事件时如何面对？身边的家人、同事、老师、同学作为我们促进心理健康的支持性力量，我们能否有效沟通，是否可以建立和维护良好的人际关系？以上这些都是每个人都需要掌握的重要技能，而这些能力通过学习和科学的实践都是可以提升的。本单元将对心理健康的概念、常见心理问题，以及如何预防和应对心理问题进行阐述。

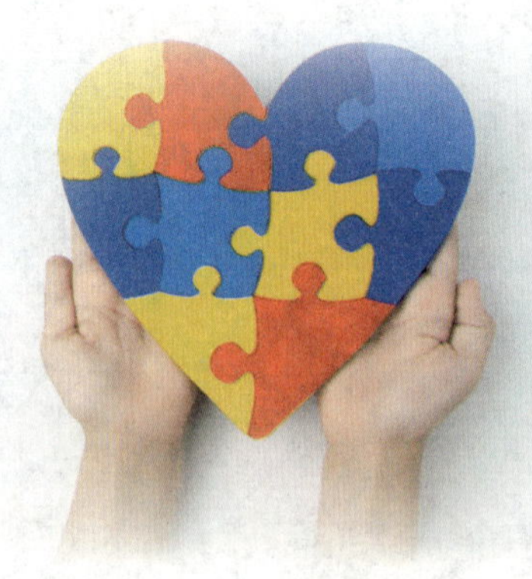

第13课 常见心理问题

生活情境

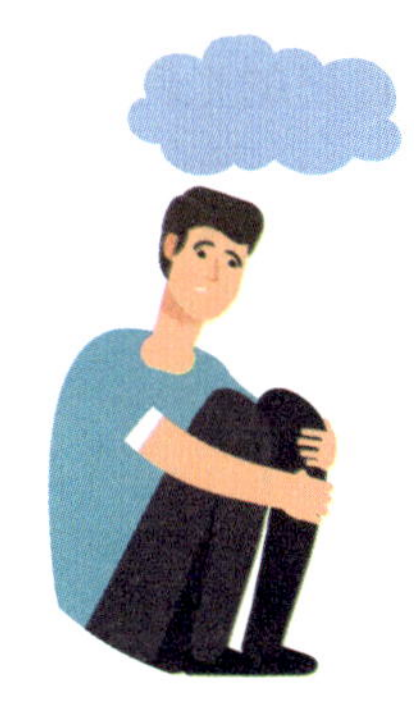

小强是一名16岁的男生。他是校队的短跑运动员，身体强健，一年几乎不会感冒，生长发育、食欲、睡眠都很正常。但最近他经常闷闷不乐，觉得身边的人都对他有敌意，在宿舍里常常因为打扫卫生、公共用品的使用等与室友产生矛盾，有时候别人一个漫不经心的玩笑或一个不经意的眼神都会让他郁闷很久。同学们觉得他有点奇怪，也不太愿意和他相处。

结合小强的这些日常行为表现，你觉得小强的心理健康吗？你的依据是什么？

健康是幸福人生的基础。随着现代医学的发展，人们对健康的认识更加全面。健康包括生理、心理和社会适应性三个方面，是一种在身体上、心理上和社会适应能力上的和谐状态，不仅仅是没有疾病和虚弱的状态。了解心理健康的概念有利于促进人们的整体健康状态。那么，什么是心理健康呢？个体的心理健康需要符合哪些标准呢？

心理健康的概念和标准

1. 概念

世界卫生组织在2001年就指出：心理健康是一种健康或幸福状态，在这种状态下，个体可以实现自我、能够应对正常的生活压力、工作富有成效和成果，以及有能力对所在社会作出贡献。心理健康是人类个体对其生存期间的社会环境的一种高级适应状态，是人类调节社会影响的一种功能。需要指出的是，心理健康与异常之间的界限是相对的，而不是绝对的。

2. 标准

当一个人的心理状态符合什么具体标准时，我们就可以说这个人的心理状态是健康的呢？这里我们列举心理学家马斯洛和米特尔曼提出的心理健康的十条经典标准：

◎ **是否有充分的安全感。**安全感反映了我们和自己、和外界、和他人的关系。我们可以通过觉察、反思，调整自己的状态，给自己、给他人带来情绪安全感，建立和自己、和外界、和他人深入联结的关系。

◎ **充分地了解自己，适当评价自己的能力。**自信意味着真实客观，有时候我们需要从自己的行为、周围人对我们客观全面的评价中了解自己。既不妄自菲薄，也不自夸自大。

◎ **自己的生活和理想是否切合实际。**我们既要仰望星空，也要脚踏实地。只有在尊重事实的基础上有所创建，才更有可能得到幸福健康的生活。

◎ **能否与周围环境保持良好的关系。**在遇到困难挫折时，不退缩，不回避，积极面对，适应环境。

◎ **能否保持自身人格的完整与和谐。**人格是个人带有倾向性的、本质的、稳定的心理特征（兴趣、爱好、能力、气质、性格等）的总和。一个人的人格表现在“知”“情”“意”等心理活动的各个方面，包括个人认知能力的特征、行为动机的特征、情绪反应的特征、人际关系协调的程度、态度和信仰的体系、道德价值的特征等。个体需要在人格的不同结构层次都达到一致和谐的状态，才能保持心理健康。

◎ **是否具备从经验中学习的能力。**21 世纪是持续学习的时代，失败并不可怕，可怕的是无法从挫折失败中学习总结事物发展的客观规律，总结经验，升级认知方式。

◎ **能否保持适当和良好的人际关系。**良好的人际关系会帮助我们建立属于自己的支持系统，是心理能量源源不绝的来源。

◎ **能否适度表达和控制自己的情绪。**过度压抑情绪会造成身心压力，是多数身心疾病的根源。

◎ **能否在集体允许的条件下，适度地发挥自己的个性。**现代社会崇尚个性的自由表达，但不能因不恰当的表达而损害集体利益。

◎ **能否在社会规范的范围内，适度满足个人的基本需求。**一个人不能脱离社会而存在。社会规范保障了人们共同的基本生存空间，是整体心理健康的基础。

心理健康标准不仅提供了一种衡量心理健康状态的方式，更可以作为我们维持心理健康的目标。值得注意的是，当我们使用心理健康标准评价个体的心理健康状态时，获得的只是现阶段特定时期内的判断，不要武断孤立地给自己贴上“心理健康”或“心理异常”的标签，科学的诊断需要结合多种心理生理的指标，还要放在社会文化大背景下进行综合判断。即使某一标准暂时性偏离公认标准，也不一定代表整体心理健康状态的异常，我们此时依然可以保持健康的适应性的生活状态。因此，心理健康更强调的是一种多指标的综合平衡状态。

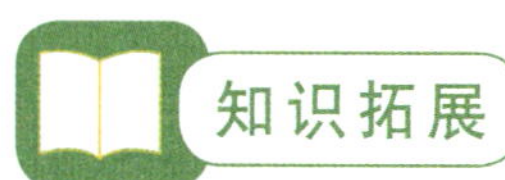

身体是心灵的镜子

身体和心灵是一体两面，唇齿相依。许多身体问题来自无法言说的心理伤痛，许多心灵的痛楚会通过身体来释放和表达。当你很焦虑的时候，你会失眠，辗转反侧；当你压力很大的时候，你会莫名感到身体有一些疼痛；当你很紧张的时候，你会突然拉肚子。不同身体部位的病痛都有特殊的心理意义。

例如感到头痛时，可能是因为身体有话想说。身体可能是在告诉我们，与其理性地思考，不如调动自己的感受，跳脱出思维的怪圈。身体也可能是在告诉我们已经有情绪困扰，无法思路清晰地做事情了，需要我们停下手中在做的事情，看清自己的现状，调整自己，找到正确的方向。

又如，我们驼背时会向前收缩肩膀，把前胸包围起来。前胸是表达情感的中心区域，包裹前胸也许是为了阻止情感向外表达，把情感封锁起来。这可能意味着心里有些敏感和脆弱的部分，想与人保持些距离，害怕受到伤害。

常见心理问题的辨识

我们的情绪就像光谱，开心、愤怒、恐惧、悲伤和焦虑等基础情绪就像不同的颜色，代表着红、黄、蓝、绿等。而具体的每一种情绪，和颜色一样也有更精密、更具体的划分。例如，红色分为深红、猩红、玫红和桃红等，我们的愤怒也可以分为不满、生气、愤懑、悲愤、狂怒等不同程度。

正如颜色有深有浅有变化，情绪也会在不同的情景面对不同的对象时有强烈和轻微等差别，就像在人生的画卷绘制出了五彩缤纷的色彩一样。我们的种种情绪帮助我们在合适的环境下作出恰当的反应，适度的压力和情绪波动也是维持我们身体健康的组成部分。例如，适当的恐惧会提醒我们潜在的困难或危险情况，是否需要采取措施

规避可能的危险。然而在有些情况下，我们的情绪却会和现实不成比例，甚至成为我们心理问题的一部分，影响我们的生活。比如，突如其来莫名而巨大的悲伤；反复确认后仍然担心自己没有锁门；突然高涨的心境，相信自己无所不能的失控情绪等，都是我们心理问题的“信号灯”。要知道，并不是所有的“信号灯”都代表我们有心理问题，我们每个人的心理状况都可能会在不同的生活阶段中有所变化。但如果我们对常见的心理问题“信号灯”足够熟悉，当我们自己或身边的人有类似的情绪或反应时，我们便可以警觉地发现问题，并通过密切关注、及时就医等多种渠道帮助自己和其他人。

以下是一些常见心理问题的表现，其中的一些表现也许只是我们本能下意识的反应，并不一定代表我们存在心理问题。然而，当我们的表现开始影响到正常的工作、生活和身体健康时，就需要我们对这些表现高度重视。如有必要，还应及时求助专业的医生，这不仅是一种科学的态度，也是对我们自己的关怀和照顾。

抑郁的个案

小然最近几个月常常感到悲伤和自责，觉得人生没有什么意义，不想学习也不想出去玩。之前小然最喜欢放学后和好朋友一起去学校门口的奶茶店坐一会儿聊天喝奶茶，现在也觉得没有意义了。晚上，小然躺在床上常常辗转反侧睡不着，盯着天花板直到半夜三更。小然想着白天发生的事，常会想到别人讨厌自己，不喜欢自己的想法总会不自觉地跑到脑子里，脑子里乱成一团，平静不下来。每天睡不好，导致小然注意力也常常不能集中，上课常常走神，越想集中注意力越做不到，也越感到烦躁和悲伤。小然常会觉得自己没用，人缘很差，未来一片灰暗。有时，想着想着，小然甚至认为只有结束了自己的生命才是一种解脱。

就像小然一样，当发现有以下特征时，要警惕抑郁症相关的倾向：

- 发现自己大部分时间感到悲伤、空虚、无望，或频繁流泪。
- 对于什么事都提不起兴趣，以前喜欢的活动或事物都提不起劲。
- 好像丧失了感受快乐和幸福的能力，任何事都无法让自己开心起来。
- 发现饮食或睡眠受到影响，吃不下去饭或暴饮暴食，睡不着或睡不好。
- 反应变慢或常常坐立不安，注意力减退，犹豫不决，每天都很疲劳。
- 注意力下降，记忆力减退，思维速度缓慢。
- 认为自己毫无价值，常常无理由地感觉内疚、自责、自卑。
- 甚至出现伤害自己或自杀的想法及行为。

焦虑的个案

小维平时就比较爱担心，内心时常紧张不安，她总是预感到似乎将要发生什么不好的事情会让自己难以应对。上学担心自己迟到；上课发言担心说错话被老师同学笑话；考试前担心自己能不能考好；和同学聊天担心自己的回应不够恰当，影响与同学的关系；出去买东西担心自己被骗，买到性价比低的商品……甚至有时候都不知道自己担心什么，只是莫名地担心紧张。这次月考老师发卷子时，小维突然感觉一股强烈的恐惧，心跳忽然加速，手心出汗不止，拿笔的手开始发抖，她感到喘不过气，头也有些晕眩。几分钟之内，小维的紧张和恐惧感到达顶端。小维担心自己得了心脏病，去医院反复检查也没有显示任何疾病的迹象。最近这一周，小维会在半夜突然惊醒，出现类似的症状，这让小维感到非常的苦恼和疑惑。

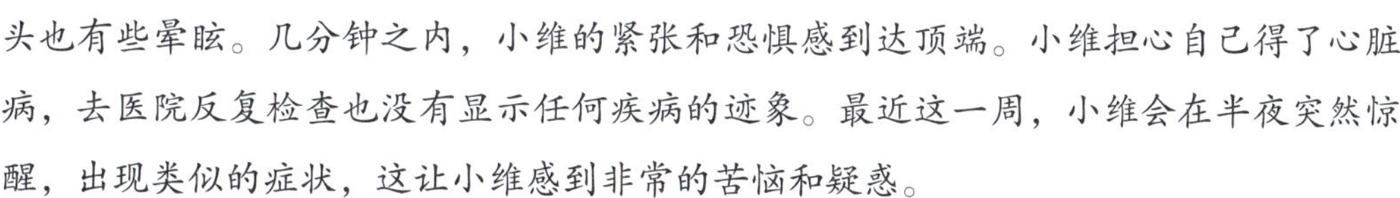

像小维这样的情况，当发现有以下特征时，可能有焦虑症相关倾向：

- 持续长时间对学习和生活中的许多事情都表现出过分的焦虑和担心（通常超过 3 个月以上）。

● 即使发现自己反应过度，却担心难以控制，并为此而苦恼。

● 感受到坐立不安、激动、紧张，容易疲倦，注意力难以集中或头脑空白，肌肉紧张，容易激惹。

● 发现饮食或睡眠受到影响，吃不下去饭或暴饮暴食，睡不着或睡不好。

● 排除其他疾病而引起的身体不适，如口干、消化不良、胸闷、呼吸困难、心慌、耳鸣、头晕眼花、肌肉疼痛等。

强迫的个案

小志一直是大家口中的“别人家的孩子”，他对自己的要求非常严格，甚至到了严苛的状态。他的学习成绩经常保持在第一名，当考到第二名的时候他就会感到自己很失败，担心自己的未来。秩序对于小志来讲十分重要，他的房间里非常整洁，如果物品不是极端整齐的话就会感到全身不自在，无论多忙多累也必须反复整理整齐。同时，他非常在意写字是否清晰，如果一个字写得不清楚，他甚至可以花费半个小时的时间涂改。他知道这会影响正常的学习进度，却无法停下来，必须把字写到完美。

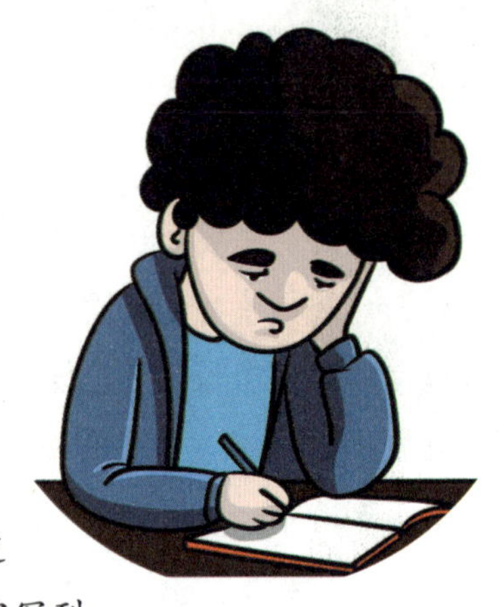

像小志这样的情况，当发现有以下特征时，可能有强迫症相关倾向：

● 感觉自己持续地反复出现一些侵入性和不必要的想法，有某种冲动，令自己感到显著的焦虑或痛苦。

● 极力控制自己忽略或者压抑重复的想法、冲动或者用其他想法和行为来中和，却仍然控制不住，为此十分苦恼。

● 不受控制地反复出现某些想法或行为，这些重复性的想法和行为可以暂时缓解焦虑。比如，会重复清洗、排序、核对、祈祷、计数、检查、触摸、重复念某词等行为。但是这些重复性的想法和行为已经远超过必要范围且不受控制，并且对工作生活造成不利影响。

躁狂的个案

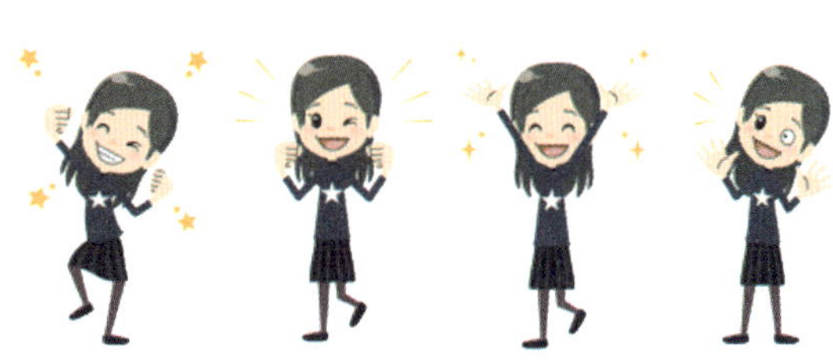

小婷的性格安静、稳重，可在两周前她几乎每天都处在极度兴奋中，对自己能力非常自信。两周前小婷开始积极加入大家的聊天，大家发现她的语速很快，思维跳跃，常常从一个话题跳到另外的话题，滔滔不绝地和大家讲很多。在家中，妈妈也发现了小婷的异常。小婷平时都晚上 11 点睡觉，两周前小婷连着一周熬夜学习到 3 点，早上 6 点就起床，每天却仍然精神抖擞，好像有无穷的精力。小婷还用掉了一年的零花钱网购了很多东西。

像小婷这样，当发现有以下特征时，可能有躁狂症相关倾向：

- 心境高涨或易怒，感觉自己能量很强，精力充沛到好像能做很多事。
- 自尊心膨胀，比平时更健谈，或者必须一直不停地讲话。
- 睡眠需求减少，但白天仍然精力充沛。
- 感觉头脑里充满各种各样的想法，注意力也很容易被转移，无法集中。
- 不计后果地参加可能引起严重后果的高风险活动，比如冲动性的疯狂购物、轻率危险的性行为和愚蠢的商业投资等。

进食障碍的个案

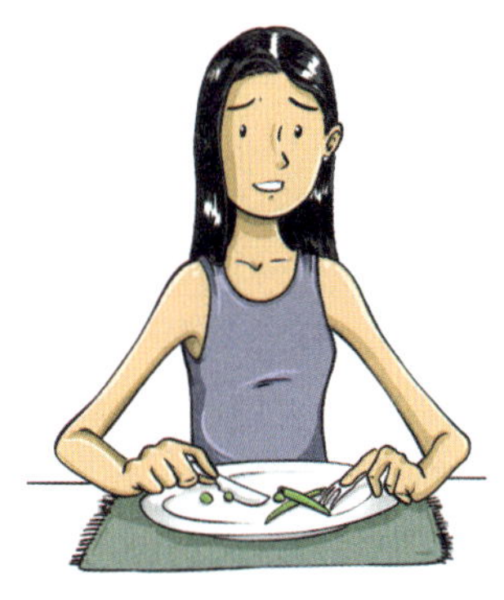

小澄非常在意自己的体形，身高 170 cm 的她体重不足 45 kg。在初三时一位同学说她胖后，她就开始关注自己的体形并主动节食。为了保证自己的体重在 45 kg 以下，小澄常常早饭只喝一杯牛奶，并坚持不吃晚饭。她规定自己一天主食不能超过一碗米饭，甚至有时吃完后还会自行催吐。她每天都跑步一个小时。由于过度节食，她已经半年没来月经，明显的脱发，精神萎靡。家人带她来医院做了血常规化验检查，发现包括血红蛋白浓度等多项指标都出现了异常。

像小澄这样，当发现有以下特征时，可能有进食障碍症相关疾病倾向：

- 刻意减少进食等热量摄入和增加运动消耗，造成明显的低体重和（或）营养不良。
- 通过限制进食、过度锻炼、滥用药物、催吐等行为达到自己的理想体重。
- 对瘦无休止的追求和对胖有病态的恐惧，恐惧性地拒绝维持正常的体重。
- 情绪受到明显的影响，被情绪不稳定、抑郁、焦虑、强迫等状态所困扰。

培养对自己不同情绪状态所带来的变化的敏感觉察能力，能够帮助我们更好地体察自己的感受。理解自己的行为和想法，是帮助我们更敏锐辨识心理状态的第一步。心理状态在适当范围内的波动和变化是我们适应生活的正常反应。当察觉自己或身边的人有了超过正常范围的变化时，要密切关注，必要时及时寻求专业的帮助。

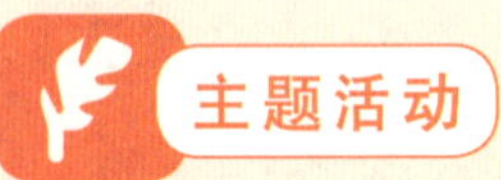

测一测

抑郁自评量表

下面有20个题目，请仔细阅读每一条，每一条文字后面有4个选项，分别表示：A. 没有或很少时间出现（过去1个星期内，出现这种情况的时间不超过1天）；B. 小部分时间出现（过去1个星期内，1～2天有过这种情况）；C. 相当多的时间出现（过去1个星期内，3～4天有过这种情况）；D. 绝大部分或全部时间出现（过去1个星期内，5～7天有过这种情况）。

1．我觉得闷闷不乐，情绪低沉	A	B	C	D
*2．我觉得一天中早晨最好	A	B	C	D
3．一阵阵哭出来或觉得想哭	A	B	C	D
4．我晚上睡眠不好	A	B	C	D
*5．我吃得跟平常一样多	A	B	C	D
*6．我与异性密切接触时和以往一样感到愉快	A	B	C	D
7．我发觉我的体重在下降	A	B	C	D
8．我有便秘的苦恼	A	B	C	D

9．心跳比平常快 A B C D

10．我无缘无故地感到疲乏 A B C D

*11．我的头脑和平常一样清楚 A B C D

*12．我觉得经常做的事情并没有困难 A B C D

13．我觉得不安且平静不下来 A B C D

*14．我对未来抱有希望 A B C D

15．我比平常容易生气激动 A B C D

*16．我觉得作出决定是容易的 A B C D

*17．我觉得自己是个有用的人，有人需要我 A B C D

*18．我的生活过得很有意思 A B C D

19．我认为如果我死了，别人会生活得更好 A B C D

*20．平常感兴趣的事我仍然感兴趣 A B C D

评分标准：正向计分题A、B、C、D按1、2、3、4分计，反向计分题（标注*的题目：2、5、6、11、12、14、16、17、18、20）按4、3、2、1分计。总分乘以1.25为标准分。标准分低于53分为正常，53～62分为轻度抑郁，63～72分为中度抑郁，72分以上为重度抑郁。

焦虑自评量表

下面有20个题目，分为4级评分，请仔细阅读以下内容，根据最近1个星期的情况来回答：A. 没有或很少时间出现（过去1个星期内，出现这种情况的时间不超过1天）；B. 小部分时间出现（过去1个星期内，1～2天有过这种情况）；C. 相当多的时间出现（过去1个星期内，3～4天有过这种情况）；D. 绝大部分或全部时间出现（过去1个星期内，5～7天有过这种情况）。

1. 我觉得比平时容易紧张或着急 A B C D

2. 我无缘无故地感到害怕 A B C D

3. 我容易心里烦乱或感到惊恐 A B C D

4. 我觉得我可能将要发疯 A B C D

*5. 我觉得一切都很好 A B C D

6. 我手和脚颤抖 A B C D

7. 我因为头疼、颈痛和背痛而苦恼 A B C D

8. 我觉得容易衰弱和疲乏 A B C D

*9. 我觉得心平气和，并且容易安静坐着	A	B	C	D
10. 我觉得心脏跳得很快	A	B	C	D
11. 我因为一阵阵头晕而苦恼	A	B	C	D
12. 我有晕倒发作，或觉得要晕倒似的	A	B	C	D
*13. 我吸气、呼气都感到很容易	A	B	C	D
14. 我感到手脚麻木和刺痛	A	B	C	D
15. 我因为胃痛和消化不良而苦恼	A	B	C	D
16. 我常常要小便	A	B	C	D
*17. 我的手脚常常是干燥温暖的	A	B	C	D
18. 我脸红发热	A	B	C	D
*19. 我容易入睡并且一夜睡得很好	A	B	C	D
20. 我做噩梦	A	B	C	D

评分标准：正向计分题A、B、C、D按1、2、3、4分计；反向计分题（标注*的题目：5、9、13、17、19）按4、3、2、1分计。总分乘以1.25为标准分。标准分低于50分为正常，50～60分为轻度焦虑，61～70分为中度焦虑，70分以上为重度焦虑。

温馨提示：量表只是症状评估的工具，而不是疾病诊断的“金标准”。心理疾病的诊断和排除不能只根据量表的得分，还需要结合专业医生的访谈进行综合判断，更不能根据量表的得分自行购买精神科药物自我治疗。

第14课 维护心理健康

生活情境

小明在中学期间学习一直很努力，中考前他也很认真地复习功课，想在中考中取得好成绩。但在距离中考还有一周的时候，他发现自己每天晚上都睡不着觉，白天也很难集中注意力，食欲也下降了。等到中考那天，他就更紧张了，以至好多本来会做的题也不知道怎么答了。从那以后，只要有考试，小明都会在考试前和考试的过程中非常害怕，担心将来在中考中失败再一次出现。这对小明的学习和生活产生了很大的影响，他为此非常苦恼，不知道应该如何调整心态。

在人的一生中，任何人都不可避免地在某一阶段存在着一定的心理困扰。不爱学习、做事拖延、自信心差、以自我为中心、逆反心理较强、人际关系紧张等，这些情况我们几乎都会遇到，也会产生各种心理问题，如焦虑、烦躁、抑郁、愤怒等。这时我们就需要自我调节，加速成长，顺利地度过人生的关键阶段。

日常心理健康维护

1. 自我心理调适

◇ 激发学习的兴趣，学会自主学习

我们在校接受教育是人生的一个驿站，必须行稳致远，进而有为。大家要端正学习的兴趣和动机，调动学习的主动性和积极性，解决具体困难和问题，在观念上实现转变，由“要我学”变为“我要学”，即从被动学习变为主动学习，树立终身学习的理念，适应网络时代的教学模式，做自主学习的主人。

◇ **增强自信心，做事要有恒心**

心理学的研究发现，世界上根本就不存在生来就胆怯、害羞、脸红的人。这些心理的异常现象都是人在后天的成长过程中因某种经历诱发而形成的。因此，我们要寻求改变，要对自己抱有信心。行走时抬头、挺胸，步子迈得有力量，表现得自信十足，这会使你勇敢一些。静下来想一想，别人也曾面对沮丧和困难，却克服了它们，既然别人能做到，当然你也能。做任何事情都要有恒心，持之以恒地努力，孜孜以求，不懈奋斗，走向成功。

◇ **通过努力，对未来充满希望感**

高希望感的人不仅相信未来会比现在更好，同时也相信自己有一定的力量去实现这一点。因此，个体可采取一些方法和策略来进行自我总结和反思，提升希望感：找到让自己兴奋的事情作为目标；明确为了实现目标，可以有哪些路径；思考在这些路径上可能会遇到怎样的困难；思考如何能够绕过这些困难或者寻找可替代性的方法策略。

◇ **走出自我中心，拥有阳光心态**

以自我为中心的人总是不能换位思考，凡事只希望满足自己的需要，要求人人为己，也不容易理解他人的痛苦和烦恼。人际交往中的黄金法则：像你希望别人如何对待你那样去对待别人。应该正视社会现实，学会礼尚往来，在必要时作出点让步。学会尊重、关心、帮助他人，这样才可获得别人的回报，从中也可体验人生的价值与幸福。加强自我修养，学会控制自我的欲望与言行。

◇ **及时有效地沟通，拥有良好的人际关系**

人与人相处，离不开“沟通”这两个字，沟通的目的就是让对方理解你所传达的信息和情感。有效沟通能消除误解，真诚沟通有助于拉近心与心之间的距离，及时沟通可以减少障碍，促进相互之间的关系和谐发展。要勇于付出，利己利人；要心怀感恩，感恩是一种美德，记着感谢曾经在你生命中帮助过你的人。多一些笑容，多一些包容与赞美，会让我们的生活更加美好！

◇ **管理情绪，增强自我控制力**

常见情绪问题一般通过自我调适可以得到有效缓解，下面介绍几种方法。

（1）转移法。当我们认识到痛苦是不可避免的，只能默默地忍受时，要尽快、尽可能积极主动地将自己的注意力转移到那些最有意义的事情上去，转移到最能使你感到自信、愉快和充实的或不会让你痛苦的活动上去，如参加体育活动、逛街、吃美食等。

（2）**宣泄法**。当内心充满烦恼和忧虑时，可以向朋友、家长、老师或心理热线倾诉心声，也可以通过写信、记日记等形式宣泄心里的痛苦。在极度悲伤时，可以寻找适宜的环境或场所尽情地痛哭一场，释放压抑感，以求精神上的轻松和平静。

（3）**放松法**。选择一个舒服的姿势坐好，缓慢地进行呼吸（腹式呼吸），鼻腔吸气，嘴巴呼气。在头脑中想象所有的压力和负面情绪都随着呼气排出身体的画面。

有一天，农夫的一头驴子不小心掉进一口枯井里，农夫绞尽脑汁想办法救出驴子，但几个小时过去了，驴子还是在井里痛苦地哀号着。由于这头驴子年纪已经太大了，这位农夫决定放弃。于是农夫请来左邻右舍帮忙一起将井中的驴子埋了。邻居们人手一把铲子，泥土一铲铲进了枯井。但出人意料的是，这头驴子好像安静下来了，农夫好奇地往井底探头，出现在眼前的景象令他大吃一惊：当泥土落在驴子的背部时，驴子便将泥土抖落在一旁，然后站到泥土堆上面。就这样，驴子将大家铲在它身上的泥土全部抖落在井底，然后再站上去。很快，这头驴子便得意地上升到井口，然后在众人惊讶的表情中快步地跑开了！

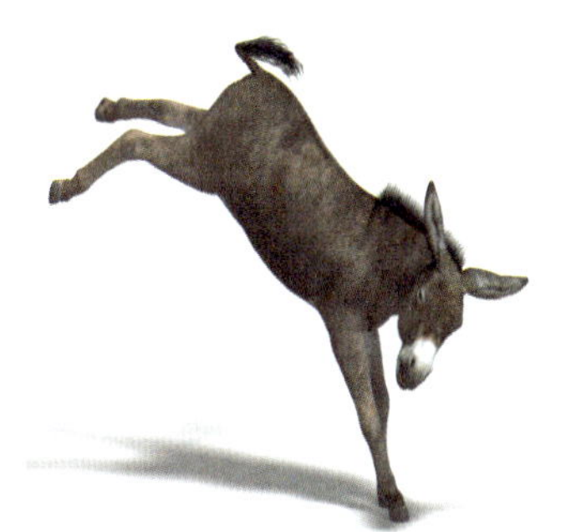

在生命的旅程中，有时候我们难免会陷入“枯井”里，会被各式各样的“泥沙”压在身上，想要从这些“枯井”中脱困的秘诀就是：将“泥沙”抖掉，然后站到上面去！

2. 心理咨询服务的利用

青少年生理和心理发展的不平衡性、不稳定性和可塑性使我们极易受到外界因素的影响，从而产生心理上的巨大变化。可以说，青少年正处于心理发展的疾风暴雨期，是心理变化最激烈、最不平静的阶段。培养健康心灵的重要程度与日俱增，心理健康与身体健康同样重要。如果出现心理问题，要及时向老师、同学以及学校心理咨询中心求助，以帮助自己更好地应对，更好地幸福成长。

◇ 正确对待心理咨询

许多同学对心理咨询常有这样的误解，认为有病的人才会去做心理咨询。其实，心理咨询既可以服务心理正常的群体，也可以服务心理困扰的群体。下列人群都适合接受心理咨询的服务：

精神正常，但遇到了与心理有关的现实问题并请求帮助的人群。	精神正常，但心理健康水平较低，产生心理障碍导致无法正常学习、工作、生活并请求帮助的人群。	特殊对象，即有临床症状或潜伏期的精神病患者。

在实际的心理咨询工作中，第一种和第二种情况的来访者占据绝大多数，且来访者人数正逐年增多。心理咨询的主要任务也正是帮助这部分来访者在生活中能够化解各类心理问题，提高个人心理素质，使人更加健康、愉快、有意义地生活。

◇ 何时需要心理咨询

当你出现下列情况时，请及时寻求专业心理健康工作者的指导，一起面对困难，寻求解决的方法。

- 生活中遇有重大选择而犹豫不定时。
- 学习压力过大，难以自行调节。
- 对环境适应困难。
- 经受挫折后，精神一蹶不振。
- 过分自卑，经常感到心情压抑。
- 在社交方面自感有障碍（如怯懦、自我封闭、不知如何处理人际冲突等）。
- 在经历了重大生活事件后，心灵创伤无法“自愈”。
- 与亲人、恋人关系不和睦，渴望通过指导改善。
- 患有某种身体疾病，对此产生心理压力。
- 各种学习、生活中的困境，自己无法摆脱的情况。

◇ 获得心理咨询帮助

在工作学习和生活中，我们经常有各种喜怒哀乐，忧愁烦恼。当自己无法摆脱烦恼时，可以及时寻求专业心理咨询师的帮助，通过向他们倾诉，获得心灵的慰藉和成长。能够求助，说明来访者对自己的困难或问题有所觉察并有意愿作出改善，是来访者具有一定心理素质的表现。心理咨询师将通过专业的倾听，积极关注，同感共情，请来访者把这些精神痛苦彻底地谈出来，说明白，解开心结，使来访者获得心理的成长，更好地适应生活。

◇ 心理咨询注意事项

- 来访者可通过电话或直接到咨询中心预约时间。来访者须按照预约时间准时到达。如果不能如期来访，一般需要提前至少 24 小时告知取消。

● 心理咨询一般有一个连续的过程，每次咨询时间通常在 45～60 min，需要相对固定时间和频率来开展。

● 心理咨询师和来访者之间不能有除了咨询关系以外的其他关系。面对面咨询也只能在心理咨询室开展，不能在咨询室以外的地方进行。

一个小女孩趴在窗台上，看窗外的人正埋葬她心爱的小猫，不禁泪流满面，悲恸不已。她的爷爷见状，连忙引她到另一个窗口，让她欣赏他的美丽花园，小女孩的心情顿时明朗。老人托起孙女的下巴说："孩子，你开错了窗户！打开旁边的窗户，也许你就看到了希望。"

心理应激及应对

应激一词最初是指"物理上的张力或压力"，这个词后来在生理学和医学界中被用来指由某种实体或压力在人类或动物有机体内所引起的一系列生理生化的变化过程，包括应激的刺激本身和机体对应激产生的反应模式。这个概念也被引入了心理学中。

心理应激是指人由于遭遇到对自身至关重要而又难以应付的重大变化或威胁，而产生的身体和心理层面的一系列反应的总和。产生应激的原因可以是各个方面，躯体性的、心理性的、社会性的、文化性的等，主要包括人们在日常生活中经历的各种生活事件、突然的创伤性体验以及慢性紧张，例如工作压力、家庭矛盾、车祸、失业、亲人的离世、重大疾病等。在人的一生之中，心理应激如影随形，不可避免。了解心理应激的产生，人在应激状态下的心理和行为的特点，以及如何适应应激情境，提高应对应激情境的能力，对于我们每个人都有重要的意义。

我们对待应激常见的反应模式有三种：战斗反应、逃跑反应和木僵反应。这三种反应不仅仅是人类具有的，在动物身上也能看到，是赖以生存和保护自己的反应机制。如果我们感觉自己处于威胁之中，我们的身体会武装起来，充分调动资源，准备对抗或者逃跑。当我们的身体预判这个威胁是可以打得过的时候，我们就会进入战斗反应。但如果预判是"敌人"太强大，我们打不过但我们又尚有求生欲时，我们就会进入逃跑反应。如果我们发现自己什么也做不了，打不过又跑不掉，那么我们很可能无所适从或者充满无力感，进入僵住的状态。当然，这种“预判”有可能是偏离真实的，这与我们个人的早期经验、身体记忆有关。除此以外，应激反应也会受到认知评价的影响，即个体是如何看待应激事件的。个人拥有的支持性资源也会影响到应激过程和应激带来的影响。

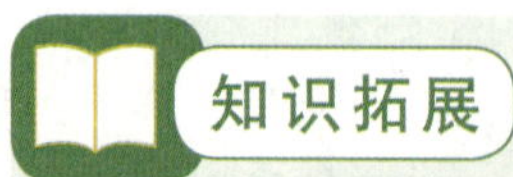

心理应激反应的三个阶段

警觉期：应激发生时进入警觉反应，身体变得比较敏感，开始动员各种潜能，准备蓄势待发。适当的警觉有助于我们积极应对应激。

抵抗期：警觉反应逐渐消退，身体动员各种系统去“抵抗”，代谢水平提高，表现为我们全力以赴地去解决问题，处理应激。

耗竭期：身心疲惫，心理耗竭，处于危机状态甚至死亡。

一般情况下，在抵抗期全力应对之后，经过适当的休息调整，很可能不会进入真正的耗竭期。但是当应激事件远远超过了我们的承受范围或者过早、过长时间的持续存在，就有可能出现应激相关的问题。过长时间受到衰竭状态的折磨，轻者感到虚弱、疲惫、淡漠、抑郁等身心不适，重者形成长期的躯体和精神障碍。

心理应激会给我们带来影响，影响程度和持续时间存在个体差异。适度的应激能促进我们的成长，获得更多的经验，更好地生存和发展，就像我们平时常说的“有压力，才有动力”。但如果应激的强度超过了个体所能承受的能力范围，那我们可能就会出现各种不良的生理和心理反应。

1. 常见的应激反应表现

应激反应可以是生理反应、心理反应和行为反应，其结果可以是适应的或不适应的。下面我们来看看心理应激的常见表现。

◇ 行为层面

做事的活动力增加或减少，很难交流，易怒易争吵，没办法休息或放松，经常哭泣，精神高度警惕，表现出过度担忧。

◇ 身体层面

肠胃不舒服、拉肚子、便秘、反酸；头痛、其他身体部位酸痛；视觉障碍；体重减轻或增加；出汗或发冷；容易被吓到、易紧张；慢性疲劳、失眠、早醒、睡眠浅、多梦；免疫力下降。

◇ 情绪层面

最常见的是焦虑、抑郁、恐惧和愤怒的情绪；有的人也会出现愧疚、自责的情绪，或者感到欣快；可能会否认现实，好像什么也没发生一样；有人反而表现出冷漠。

◇ 思维层面

记忆力变差；失去方向；时常感到困惑；想事情的时候脑子好像变迟钝了；注意力不容易集中；无法决定事件的优先顺序；很难作出决定；想问题容易走极端，失去客观性。

◇ 社交层面

自己一个人待着，不愿意出去社交；会责备自己，感觉自己很渺小很无力；难以给予他人帮助或难以接受帮助；无法享受乐趣，无法忍受任何娱乐，甚至以前觉得享受的活动现在都失去了兴趣。

以上这些症状都是我们面对应激事件的正常反应，一般会随着时间推移逐渐缓解。轻度应激反应不影响日常生活；中度应激反应会影响身体、情感和认知功能，一般在离开危险现场一个星期内症状会逐渐消失（如敏感、易生气、易激惹、情绪紧张、难以放松及缺乏工作动力或效率）；重度应激反应可能会持续 4～6 个星期（长期睡眠困难、自我封闭、烟酒量增加及注意力障碍）。如果上述症状有几项并持续超过 1 个月，影响日常生活和人际关系，请及时去精神心理科寻求专业帮助。

2. 心理应激的应对

当心理应激发生时，每个人都会采用一些方式去应对它。积极的应对方式有利于问题的解决，使人重新适应，获得成长；而消极的应对方式虽然也能一时缓解痛苦，但过度依赖于消极应对方式无异于饮鸩止渴，会让人逃避问题，可能带来更复杂的心理困扰。常见的消极应对方式有作息紊乱、回避社交、借酒浇愁、过度工作、暴饮暴食、过度消费、沉迷于电视网络游戏等。那么积极的应对方式有哪些呢？

◇ 接纳自己的情绪

理解和接纳自己当前的状态，包括生理症状和情绪变化，不必刻意压抑或否定出现的负面情绪，告诉自己在某段时间内持续性的这些情绪和反应是很自然的，会随着时间逐渐消退。同时也保持自我觉察，留意到负面情绪如果已经严重影响正常生活和身心健康，则要引起重视，需要对其进行调节。

◇ 给情绪宣泄通道

人的负面情绪被抑制会降低免疫系统的功能，更容易在身体上出现各种问题，因此，及时宣泄情绪是非常重要的。推荐的宣泄通道包括：向亲友或值得信赖的人倾诉，获得安慰和支持；适度的运动尤其是有氧运动，不仅能促进身体健康，还能改善情绪状态，减轻应激反应，消除疲劳；聆听一些轻松愉快的音乐，如古典音乐、轻音乐，可以抚慰心灵的创伤，改变人的心境；哭泣有时候会被大家忘记，尤其很多男性对哭泣行为有一些负面的评价，但其实哭泣是宣泄负面情绪最直接的方式。

◇ 自我关怀

记录那些生活中发生的让自己平静或快乐的事，或者记录那些可以鼓励或安慰到自己的句子，放在随时可以看到的地方或存在手机里，负面情绪出现时就看看它们。还有一个关怀自己的办法是用对待好友的方式对待自己，即想象如果是好友正处在和自己同样的处境中，自己会说些什么话来安慰他、支持他，会想要为他做些什么？可以把这些话说给自己听，为自己做这些事。

◇ 保持规律性的生活

尽可能保留或恢复应激发生前的生活规律和学习、工作状态，不要因为应激事件的发生而打乱或者暂停生活。在条件允许的情况下，在以往常规的时间起床、吃饭、睡觉，像之前那样的节律去学习、工作，这对于减少应激反应带来的困扰非常关键。

◇ 主动了解信息，但要有限度

主动获取应对应激事件的相关知识和信息，发生意外时与相关的专业人士如警察、医生、律师等积极沟通。但如果过度沉浸于信息的收集，持续性地关注相关信息到自己也停不下来的程度，甚至影响正常作息和生活，就要有意识地控制摄取信息的时间和程度了。

◇ 寻求过去的成功经验

可以回想自己以前有没有经历过应激事件，回忆当时采用了什么样的应对方式来帮助自己渡过了难关，看看现在能否使用或借鉴以往有效的应对方式。

◇ 修正不合理的想法

记录自己在应激发生后经常出现在头脑里的念头，审视这些引发负面情绪的念头是否存在过于绝对化、夸大、灾难化、片面以及过于主观等问题，比如跟自己确认那些糟糕状况发生的可能性有多大？有没有其他可能性？尝试去修正这些不合理的想法。

◇ 学习使用身心放松技术

常见的有呼吸放松法、渐进性肌肉放松法、着陆技术、蝴蝶抱、正念冥想等。应激状态下我们的呼吸容易变得浅而急促，肌肉会不由自主地紧绷起来，有意识地让呼吸变得缓慢而深长，以及有意识地让身体的各个部位的肌肉松弛下来，可以帮助我们从紧张状态中重获放松，平复情绪。当自己的思绪和情感不自主地跑到应激事件上，陷在某些情绪或记忆中时，可以利用感知觉来帮助自己锚定。比如，有意识地让自己在周围环境中找出 5 种让自己感觉舒服的物品，或者用耳朵去寻找当下环境中的 5 种声音，可以有效地把自己拉回到当下，避免进一步沉浸在情绪思绪里不可自拔。

◇ 寻求专业帮助

如果自我调节无效，要及时寻求专业医生或心理治疗 / 咨询师的帮助。

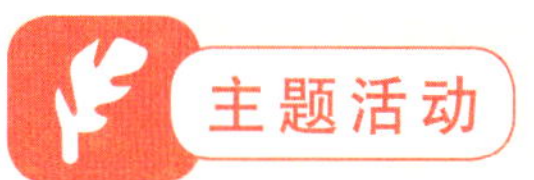

团体心理减压活动

1. 心有千千结

| 活动过程 |

以小组为单位，每组 10 人左右。小组成员手拉手围成一个圈，看清楚自己左右手都是谁，确认后松手。之后小组成员可在圈内自由走动，直到主持人喊停。要求小组成员手拉手，以钻、跨、绕的形式还原成最初的一个圈。

| 小组讨论 |

（1）一开始面对这个“结”的时候，感觉是怎样的？通过解开这个“结”，你的感觉变了吗？你觉得成员间的关系发生了怎样的变化？

（2）在现实生活中，你是否也有这样的心“结”？你的心态是怎样的，如果很久都无法处理矛盾，你会怎么办？

（3）大家运用了哪些方法来解开这个“结”？联系现实生活，这对你解决人际矛盾有何启示？

2. 同舟共济踩报纸

| 活动过程 |

以小组为单位，每组 10 人左右。将报纸看作本小组在落水时唯一的一艘救生艇，想办法让更多的人站到报纸上获救，每个人都必须踩到报纸作为支点。看哪一组获救的人最多。

（1）主持人宣布比赛开始后（并开始计时，以 2 min 为时限），第一轮比赛开始，各个小组开始往报纸上站，站成后举手示意，看哪一组站的人多，人多者获胜（如果在有限的时间内没有站好，以站在报纸上的人数为准计算人数）。

（2）以此类推，进行第二轮比赛。在第二轮比赛中，报纸要对折，其他操作和第一轮相同；第三轮比赛再将报纸进行对折，其他的操作和第二轮一样。

| 小组讨论 |

（1）在活动刚开始时你的心情怎样？你想到了些什么？

（2）在活动过程中出现问题时是如何解决的？

（3）联系实际生活，你在这个游戏中收获了什么？

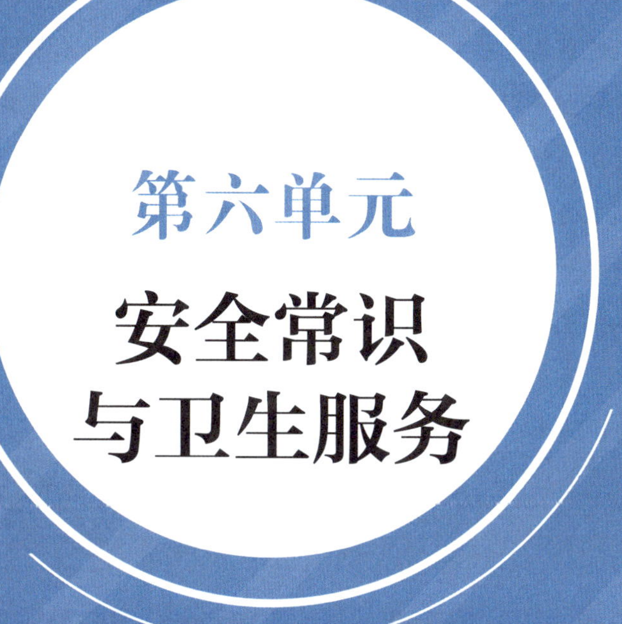

第六单元

安全常识与卫生服务

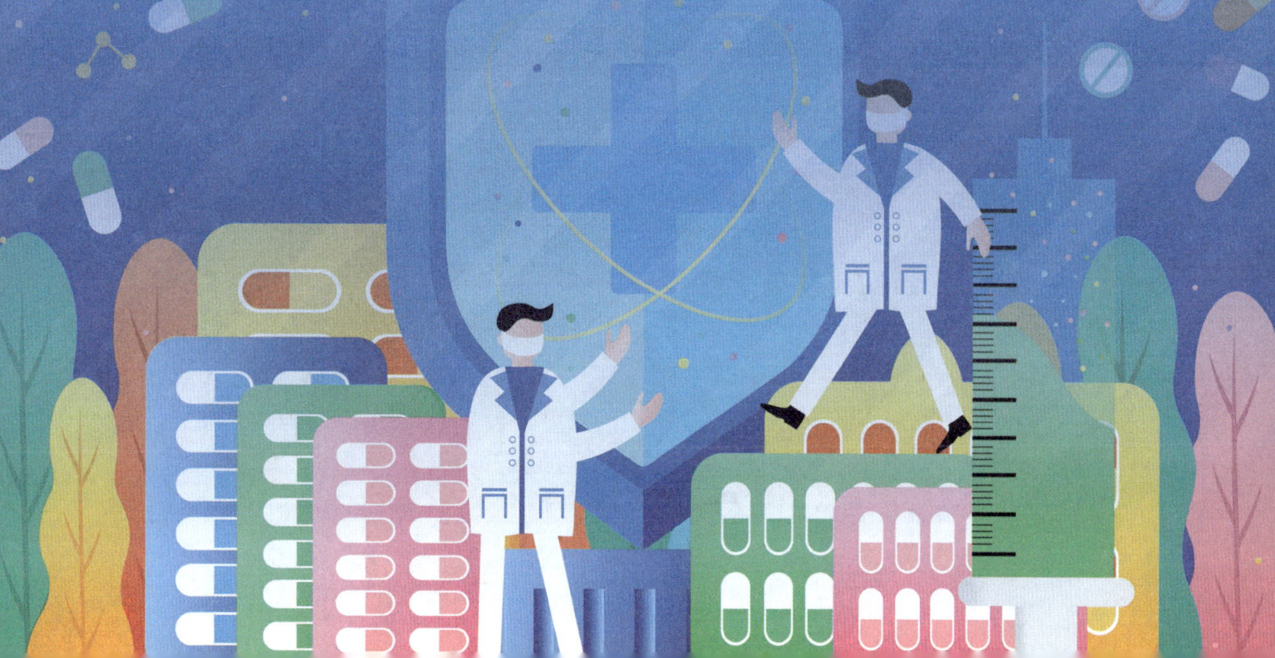

健康是我们每个人生活和全面发展的基础，健康的行为和生活方式可以使我们远离疾病和危险。在日常生活中，除了疾病、营养与食品卫生、环境污染、职业性有害因素、不良的行为和嗜好等会影响我们的健康，一些突发性事件也有可能对我们的身体造成严重的伤害，比如溺水、火灾、交通事故、触电等。珍爱生命，安全第一。只有增强遵纪守法观念，学习安全常识，掌握安全防范技能，提高安全防范意识，具备自我保护的能力，才能最大限度地维护个人的健康安全。

卫生服务是医院、妇幼保健院、疾病预防控制中心、社区卫生服务中心、乡镇卫生院等各级各类卫生服务机构使用各种卫生资源，向居民提供基本的医疗、预防、保健、康复服务的过程。当我们出现身体健康问题，发生疾病、受伤或意外伤害时，应该在第一时间寻求这些卫生服务机构的帮助。

生命只有一次，美丽而又脆弱，懂得珍爱生命才能绽放美好青春。

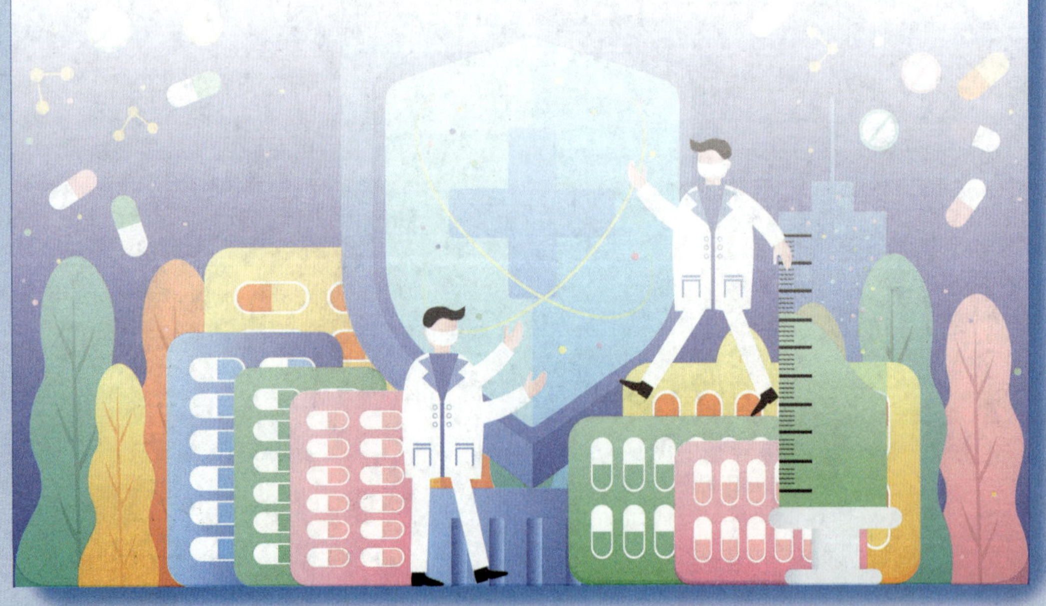

第15课 健康行为

生活情境

王同学在网上看到这样一个视频：一名实验室的工作人员点燃了一支香烟，之后用一种特殊的导管将香烟的烟雾完全收集起来，溶解在装有纯净水的吸管里，只见吸管里的纯净水逐渐变成了淡黄色。接下来他们将吸管里的溶液用针管注射到一只小白鼠体内，过了十几秒钟，这只小白鼠就出现了抽搐，全身剧烈地抖动。不到一分钟，小白鼠就死掉了。你知道导致小白鼠死亡的原因是什么吗？香烟里都有哪些对人体有害的成分？

对于生命来说，最为宝贵的财富是健康，这是任何物质财富都替代不了的。积极向上的良好行为可以促进健康，让我们的生命更有意义；而那些不良行为则会毁灭健康，甚至把我们带入犯罪的深渊。因此，保护自己的生命健康，首先要学会杜绝不良嗜好，抵制不良诱惑，养成良好的行为习惯。

拒绝烟草与电子烟

1. 烟草中的主要有害物质

◇ 尼古丁

尼古丁又称烟碱，属于神经毒素的一种，是主要的成瘾源。每支烟卷约含有 1 mg 尼古丁。

尼古丁可引起胃部疾病；引发气管炎；造成血压升高、心跳加快、心律不齐，诱发心脏病；可毒害脑细胞，出现中枢神经系统症状；可促进癌症形成。

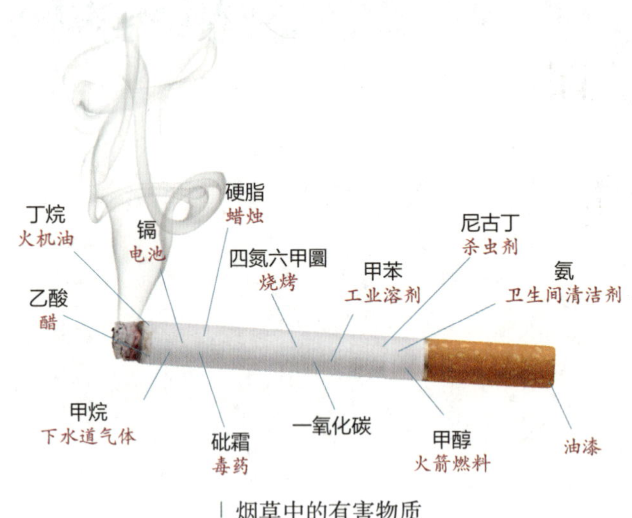

烟草中的有害物质

1 支香烟中的尼古丁可以毒死 1 只小白鼠。

25 g 烟草中的尼古丁可以毒死一头牛。

40～60 mg 纯尼古丁可以毒死一个人。

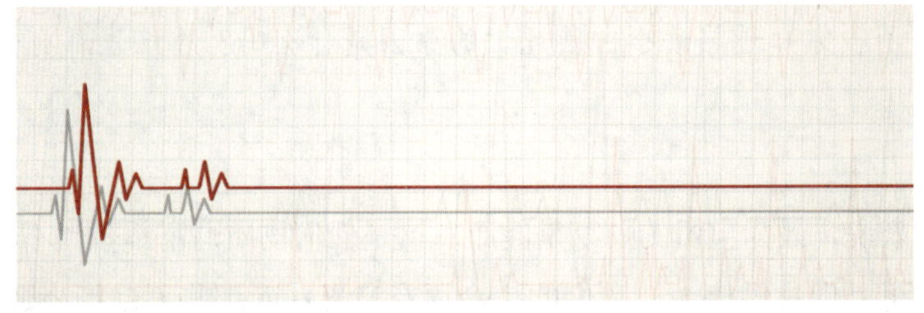

◇ 烟焦油

烟焦油含有多种致癌、促癌物质和致癌引发剂，能在它所接触到的组织中致癌。每支烟卷含 20～30 mg 烟焦油。烟焦油还可附着于吸烟者的气管、支气管和肺泡表面，产生物理、化学性的刺激，损害人体的呼吸功能。

◇ 一氧化碳

一氧化碳是一种无色无味的窒息性气体。人们常说的煤烟中毒，就是指一氧化碳中毒。吸烟时烟丝并不能完全燃烧，因此会有较多的一氧化碳产生。每支卷烟可产生一氧化碳 20～30 mL。一氧化碳与血红蛋白的亲和力比氧气高 250 倍，当人们吸入较多的一氧化碳时，一氧化碳与血红蛋白结合形成大量的碳合血红蛋白，而氧合血红蛋白大大减少，造成组织和器官缺氧，进而使大脑、心脏等多种器官产生损伤。

◇ 苯并芘

苯并芘是强致癌物。香烟中的苯并芘可以被吸烟者直接吸入肺部组织。燃烧一包香烟可产生 0.24～0.28 μg（微克）的苯并芘。

◇ 放射性物质

香烟烟雾中含 ^{210} 铝、^{201} 钋两种放射性同位素，吸烟时可被吸收入肺，并沉积在体内。它们不断放出射线，长期损伤肺组织。

◇ 刺激性化合物

烟草烟雾中含有多种刺激性化合物，如氰化氢、甲醛、丙烯醛等。它们破坏支气管黏膜，并减弱肺泡巨噬细胞的功能，使肺和支气管易发生感染。

◇ 有害金属

烟草中含砷、汞、镉、镍等有害金属，它们可以损伤组织器官，增加各种疾病的发生概率。

2. 电子烟中的主要有害物质

电子烟是一种模仿卷烟的电子产品，电子烟虽不含焦油，但仍含有尼古丁、香精、溶剂丙二醇等其他多种致癌物质。世界卫生组织专门对电子烟进行了研究，得出了明确的结论：电子烟有害公共健康。国家烟草专卖局发布的《电子烟管理办法》于 2022 年 5 月 1 日起施行，其中规定禁止向未成年人出售电子烟产品。

3. 吸烟的危害

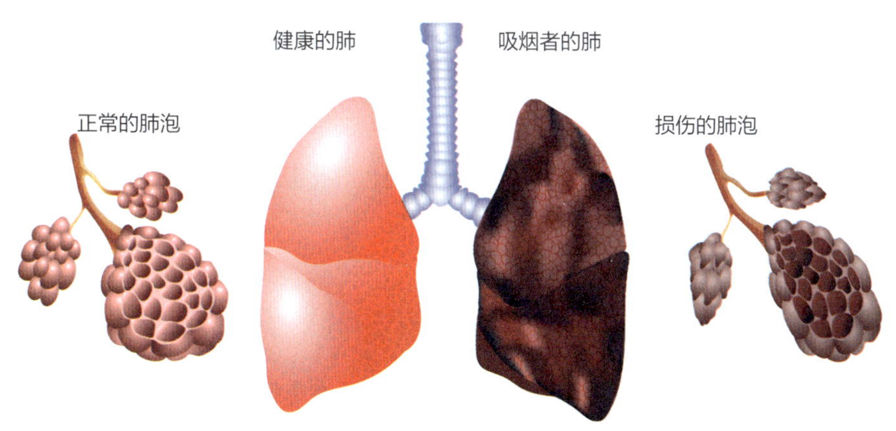

健康的肺与吸烟者的肺

◇ 诱发疾病

有吸烟习惯的人易患上呼吸道感染、支气管炎，甚至肺炎。

吸烟会导致多个组织器官癌症的发生概率提高，特别是鼻咽癌、肺癌、食管癌、膀胱癌、胃癌、胰腺癌等。

长期吸烟会加速动脉粥样硬化的发生发展和冠状动脉血栓形成。吸烟的年龄越早，烟量越大，其危险性越大。

吸烟可引起钙质丢失，影响骨骼发育，导致骨骼脆化变形，容易发生骨折。

吸烟对神经系统、呼吸系统及生殖系统均有一定程度的影响。

处于青春期的女性吸烟会引起生殖系统内分泌紊乱，出现月经不调、痛经。

知识拓展

烟草烟雾是指吸烟时产生的烟雾。气相成分占总量的92%，主要是一氧化碳、二氧化碳、氮氧化物、挥发性低分子烷烃和烯烃等；固相成分占总量的8%，为粒径0.1～2 μm的烟尘，冷凝即为烟焦油，每支纸烟产生20～35 mg烟焦油。烟焦油中含有苯并芘等多环芳烃类致癌物。动物实验证明，烟焦油涂抹皮肤可致皮肤癌，气管注入致肺癌，吸入烟草烟雾致肺腺瘤。流行病学调查表明，肺癌死亡率与吸烟程度呈正相关。开始吸烟的年龄越早，肺癌死亡率越高。吸烟者肺癌死亡率比不吸烟者高4～18倍。戒烟10年后肺癌死亡率明显下降。此外，吸烟者特别是吸斗烟及雪茄烟者口腔癌发生率也高于不吸烟者。

◇ 影响生活和学习

长期吸烟会导致注意力下降，影响学习效率和工作效率。

吸烟可引起味觉和体内的代谢变化，导致对食物选择及摄入量的变化，甚至造成饮食习惯的改变，影响营养均衡摄入。

吸烟成瘾可能引起思维的严重退化和智力功能的损伤。烟瘾越深，睡眠质量越差，容易产生疲倦、紧张不安、失眠等不适。

青少年吸烟容易成为违法犯罪行为的媒介，比如吸毒、抢劫、偷窃。

4. 如何戒烟

- 尽量不与有不良嗜好的人接触。
- 坚定戒烟意志，表明戒烟态度。坚决不随身携带香烟和打火机。
- 制订戒烟计划，列出戒烟理由，逐步减少自己吸烟的数量。
- 多参加一些文体运动，缓解精神紧张和压力，转移吸烟愿望。
- 采取一些替代吸烟的方法，如通过喝水、嚼口香糖等抑制吸烟冲动。
- 如自行戒烟效果不好可寻求专业医生的帮助。

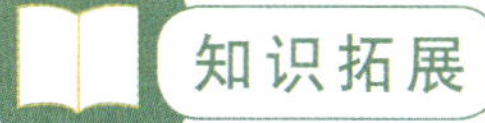

1987 年 11 月，世界卫生组织在日本东京举行的第六届吸烟与健康国际会议上建议把每年的 4 月 7 日定为世界无烟日，并从 1988 年开始执行。但从 1989 年开始，世界无烟日改为每年的 5 月 31 日，因为第二天是国际儿童节，希望下一代免受烟草危害。烟草依赖是一种慢性疾病，烟草危害是世界最严重的公共卫生问题之一，吸烟和二手烟问题严重危害人类健康。

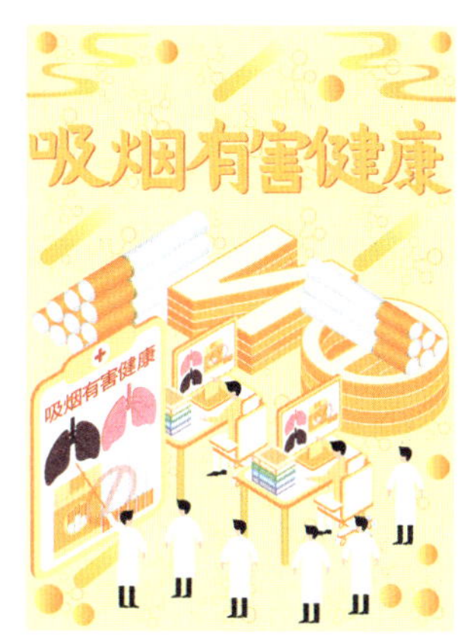

远离毒品

1. 毒品的种类

根据《中华人民共和国刑法》第三百五十七条，毒品是指鸦片、海洛因、甲基苯丙胺（冰毒）、吗啡、大麻、可卡因以及国家规定管制的其他能够使人形成瘾癖的麻醉药品和精神药品。《麻醉药品品种目录》和《精神药品品种目录》中列明了具体的药品名单。

传统毒品包括鸦片（俗称大烟）、吗啡、海洛因、大麻、杜冷丁、古柯、可卡因等。新型毒品包括甲基苯丙胺（冰毒、摇头丸）、氯胺酮（K 粉）、咖啡因、三唑仑（海乐神、酣乐欣）、安眠酮等。

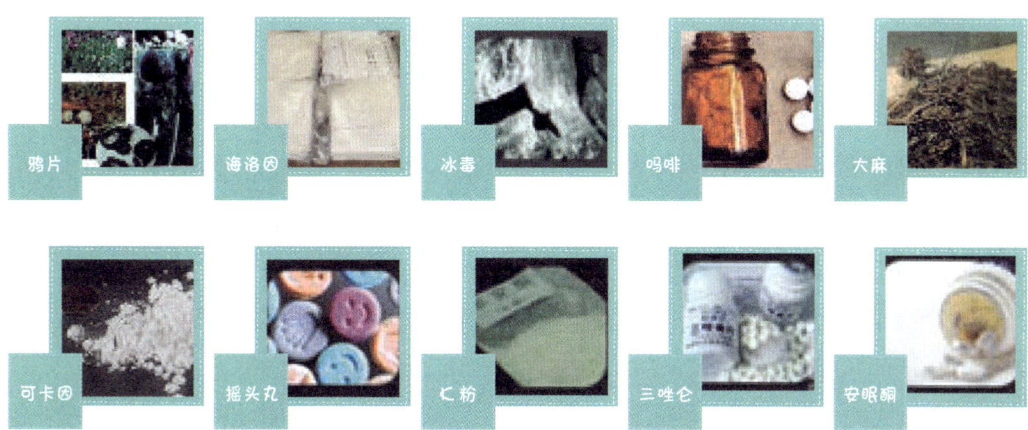

常见毒品种类

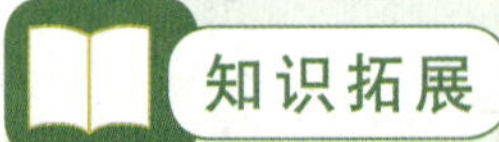

新型毒品大部分是通过人工合成的化学合成类毒品，而鸦片、海洛因等麻醉药品主要是罂粟等毒品源植物再加工的半合成类毒品，所以新型毒品又叫实验室毒品、化学合成毒品。

海洛因等传统毒品多采用吸烟式或注射等方法吸食滥用；新型毒品大多为片剂或粉末，吸食者多采用口服或鼻吸式，具有较强的隐蔽性。

海洛因等传统毒品吸食者一般是在吸食前犯罪，由于对毒品的强烈渴求，为了获取毒资而去盗窃抢劫、行凶杀人；冰毒、摇头丸等新型毒品吸食者一般是在吸食后出现幻觉、极度的兴奋、抑郁等神经精神症状，导致其行为失控而引发各种犯罪行为。

2. 毒品的主要危害

◇ 危害身心健康

毒品作用于人体，使人体机能产生适应性改变，形成在药物作用下的新的平衡状态。一旦停掉药物，生理功能就会发生紊乱，出现一系列严重反应，称为戒断反应，使人感到非常痛苦。用药者为了避免戒断反应，就必须定时用药，并且不断加大剂量，使吸毒者终日离不开毒品。

毒品进入人体后作用于人的神经系统，使吸毒者出现一种渴求用药的强烈欲望，产生强烈的精神依赖性，驱使吸毒者不顾一切地寻求和使用毒品。这是许多吸毒者在戒毒后复吸的原因。

不同的毒品摄入体内都会导致体内重要系统及器官受损，一些疾病则会乘虚而入，如急慢性肝炎、肺炎、败血症、心脏及肾脏功能衰竭、各种皮肤病、脑损害、中毒性精神病等。

◇ 导致传染病传播

由于注射器、针头、溶液、药品的污染，以及共用注射器，可造成艾滋病、乙型肝炎、丙型肝炎等传染病在吸毒者之间相互传播。

吸毒人群也是各种性病和感染性疾病传播的高危人群和重要感染源。

◇ 诱发违法犯罪

长期吸毒使吸毒者沉湎于虚幻的自我体验中而不能自拔，丧失对人际交往的兴趣，丧失对生活的热爱，在精神上越来越堕落，成为毒品的奴隶。

当无钱购买毒品时，就会不择手段地去偷、去抢，他们极易铤而走险，导致不良行为和犯罪行为的发生，危害家庭和社会，甚至出现残害亲人的家庭悲剧。

3. 青少年远离毒品“十不要”

- 不要因为遇到不顺心的事就试图以吸毒消愁解闷，要勇敢面对各种困难和挫折。
- 不要放任自己的好奇心。如果因为好奇以身试毒，一试必付出惨痛代价。
- 不要抱侥幸心理。吸毒极易成瘾，一次吸毒悔恨终生。
- 不要结交有吸毒、贩毒行为的人，交友要慎重。遇有亲友吸毒，一要劝阻，二要回避，三要举报。
- 不要去涉毒高危场所，不在涉毒高危场所停留。
- 不要听信吸毒是“高级享受”的谣言，吸毒一口，痛苦一生。
- 不要接受吸毒者的香烟或饮料，他们可能会诱骗你吸毒。
- 不要听信“毒品能治病”的谎言，吸毒摧残身体，根本不可能治病。
- 不要贪慕虚荣，以为“有钱人”才吸得起毒。吸毒是一种愚昧可耻的行为。
- 不要盲目仿效吸毒者，更不要“崇拜”吸毒者，这种心理既幼稚又糊涂。

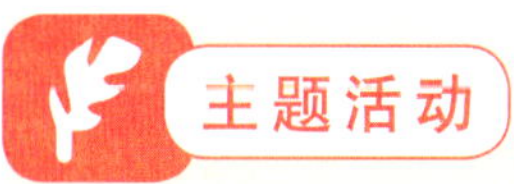

珍爱生命　远离烟草

| 活动准备 |

（1）分组。将全班同学分成 A、B 两组。每组指定 1 名同学作为记录员。

（2）资料搜集。小组成员搜集“吸烟有害健康”的相关知识和案例，包括图片、视频。

| 活动过程 |

（1）随机指定 A 组 1 位同学说出烟草中的一种有害物质及其对人体健康的危害，然后请这位同学随机指定 B 组 1 位同学继续说出烟草中的另一种有害物质及其对人体健康的危害……以此类推，直到两组同学都没有新的内容为止。

（2）现场记录。记录员记录两组同学的内容要点。

（3）活动结束时，汇总所记录的内容，由教师进行点评补充。

（4）活动结束后，制作《珍爱生命　远离烟草》健康教育宣传册，向身边人宣传“吸烟有害健康”。

第16课 意外伤害与现场急救

生活情境

小赵踢完球回到宿舍已经晚上9点多了，他感到有点饿，就从床底下拿出一个小酒精炉子给自己煮了包方便面。上铺的室友小魏探出头来问小赵："明天是周六，你去不去东山水库游泳？我已经约了3个同学一起去，我们上周去过一次，可爽了。"小赵说："可以呀，明天咱们一起去吧，把咱俩的电动车骑上，再把他们3个带上，又快又方便。"小魏说："没问题，我这会儿就跟他们说，明天一早咱们就出发。"如果你也是这个宿舍的同学，你会对小赵和小魏说些什么？

意外伤害是指外来的、突发的、非本意的、非疾病的使身体受到伤害的客观事件。也就是说，意外伤害的发生往往是在个体没有明显意识到危险的存在，由意料之外的突发事件造成的身体损伤，比如在溺水、火灾、交通事故、触电等突发事件中造成的身体损伤或死亡。

意外伤害的预防

据统计，意外伤害已经成为世界范围内未成年人生命健康的第一大"杀手"，我国未成年人死亡原因中有26.1%源于意外伤害，而我国每年由于意外伤害所导致的死亡人数平均在20万人以上。意外伤害除了导致人体损伤外，还可能造成精神创伤或心理障碍。

虽然意外伤害的发生具有偶然性，但是在我们的日常生活中有很大一部分悲剧和意外其实是可以预见的，更是可以避免的。例如，由于在宿舍私拉乱接电源线、违规使用大功率电器、使用不合格电器引发火灾造成的伤亡事件，如果我们自觉遵守国家的法律法规和学校的各项规章制度，从思想上牢固树立消防安全意识，火灾可能就不会发生；随意翻越护栏横穿马路被撞倒而骨折的行人，如果能够遵守交通规则，这样的事故也不会发生；曾经有学生在外出实习期间私自去当地水库游野泳而不幸溺亡，如果他能意识到这样做是很危险的行为，或掌握一些溺水的自救技能，这样的悲剧或许也不会发生……遗憾的是，生命只有一次，从来没有如果。

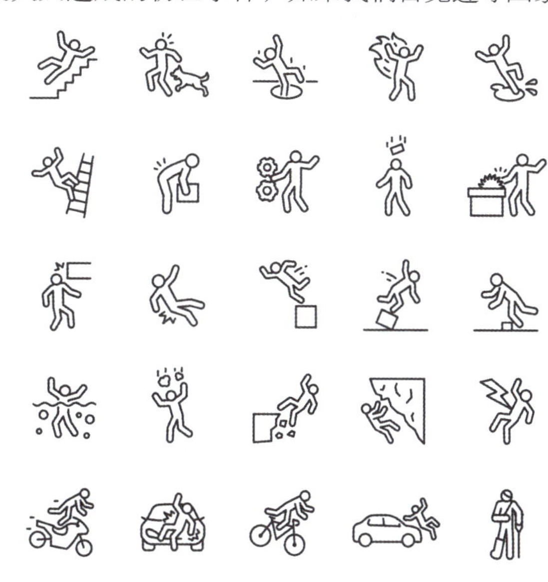

常见意外伤害

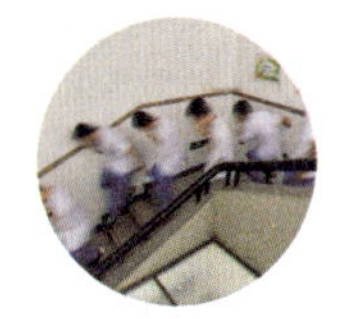

学校开展的安全教育：消防安全演习

教育干预　教育干预是指通过健康教育增强学生对意外伤害危险的认识，以改变不良的行为习惯，养成良好的生活方式，遵守法律法规，形成远离危险、避免伤害的自我保护意识，并具备一定的安全防范技能，如学校组织的消防安全演习。

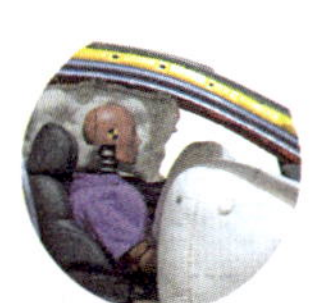

汽车上安装的安全气囊

工程干预　工程干预是指对我们生活和学习过程中触及的各种环境与各种用品的初始设计和工艺革新要充分考虑到安全性，以减少或消除各种意外伤害发生的危险。例如，在学校教学楼窗户安装护栏，室内装修时安装防触电开关，在汽车上安装安全气囊等。

对酒驾者追究刑事责任

强制干预　强制干预是指国家通过制定一系列的法律法规，对可能导致意外伤害危险的各种行为进行干预的措施。例如，驾驶摩托车必须佩戴头盔，对酒驾和醉驾依法追究刑事责任，对新建、扩建、改建的楼房进行消防验收等。

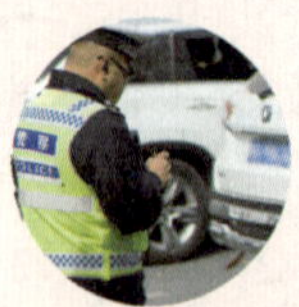
违章罚款

经济干预 经济干预是指通过经济鼓励手段或罚款来影响人们的行为和选择，以达到降低或消除意外伤害带来的危险。例如，保险公司通过减少收费鼓励安装自动烟雾报警器或喷水系统来预防火灾的发生，交警对违反交通规则的行人和司机进行罚款等。

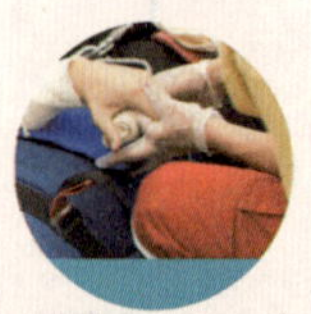
发生意外伤害后的紧急救护

紧急救护 意外伤害是不可能完全避免的，当伤害发生时，如当事者或周围的人掌握一些救护、自救的知识，能冷静、沉着、迅速地采取现场急救措施，往往能在很大程度上争取时间，减轻伤害程度，甚至避免伤残和死亡。例如，对溺水者进行心肺复苏，正确搬运摔伤或坠落的患者等。

常见意外伤害与现场急救

1. 溺水

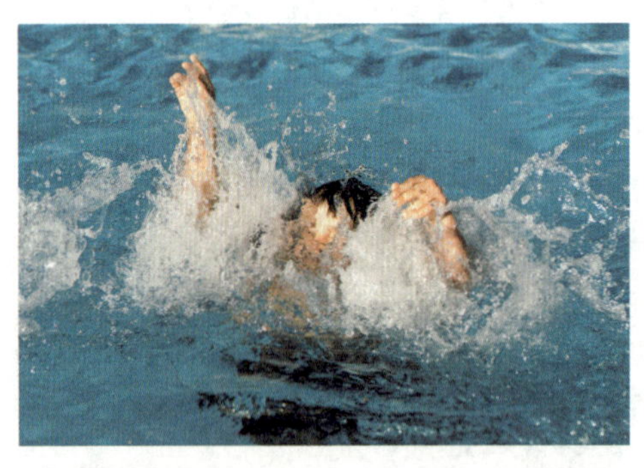

2020 年 6 月 21 日 15 时 30 分左右，重庆某村河坝水域有人落水，当地政府立即组织力量进行搜救。截至 22 日 7 时许，8 名落水学生全部打捞出水，均已无生命体征。经初步调查，溺水人员均为居住在附近的学生。他们周末放假自发相约，到宽阔的河滩处玩耍，其间有 1 名学生不慎失足落水，其余 7 名学生前去施救，造成施救学生一并落水。

◇ 溺水的预防

不要私自或结伴到野外水域玩耍。游泳应选择正规游泳场所。《体育场所开放条件与技术要求 第 1 部分：游泳场所》（GB 19079.1—2013）对游泳场所的安全保障措施给出了明确的规定，要求游泳场所配置救生观察台以及相关救生器材，对游泳救生员的数量也作出了规定。游泳前要做适当的准备活动，以防抽筋。切勿以为自己会游泳，在水中就很安全，在溺水者当中，多数是会游泳、水性好的人。

预防溺水“六不”原则

不私自下水游泳；

不擅自与他人结伴游泳；

不在无家长或教师带领的情况下游泳；

不到无安全设施、无救援人员的水域游泳；

不到不熟悉的水域游泳；

不熟悉水性不擅自下水施救。

◇ 现场急救要点

（1）自救。保持镇定，不要慌张，发现周围有人时立即呼救。

屏住呼吸，放松肢体，尽可能保持头向后仰、面部向上的仰泳体位，使口鼻露出水面，有节奏、缓慢地一吸一呼，防止体力丧失，等待救援。身体下沉时，可将手掌向下压。

如果在水中突然抽筋，可深吸一口气潜入水中，伸直抽筋的那条腿，用手将脚趾向上扳，以解除抽筋。

（2）急救。迅速拨打 110 或 120 寻求帮助。

将溺水者拖离溺水现场，清除其口和鼻腔内的水、泥及污物，保持呼吸道通畅。

判断溺水者有无意识，有无呼吸心跳。将溺水者放置于仰卧位，保持头后仰，检查颈动脉有无搏动。如有搏动，表明心脏尚未停跳，可仅做人工呼吸，每分钟 12～16 次。

如没有心跳呼吸，应尽快进行心肺复苏，在等待救护人员的过程中，争取时间进行现场抢救。

溺水者存在假死现象，心肺复苏时间要长些，不要轻易放弃。

知识拓展

心肺复苏，英文缩写为 CPR（Cardiopulmonary Resuscitation），是针对骤停的心脏和呼吸采取的救命技术，目的是恢复患者自主呼吸和自主循环。

心肺复苏基本步骤：

1. 立即呼叫120或999。

2. 判断意识。可用双手轻拍肩膀，呼叫姓名。

3. 检查呼吸。贴近施救对象口鼻，如未感到有气流或胸部无起伏，则表示已无呼吸。

4. 清除口中污物，开放气道。将施救对象仰卧后，用一只手压住患者额头，另一只手抬起患者下巴，使其头向后仰。

5. 口对口进行2次人工呼吸，注意胸廓的起伏，如果没有胸廓起伏，则需要重新开放气道，再重新给予人工呼吸。

6. 心脏按压。松解施救对象衣扣和裤带，施救者可在施救对象胸侧双膝跪地，胳膊与施救对象身体垂直，用左手掌跟紧贴施救对象的胸部（两乳头连线中点），两手重叠，左手五指翘起，双臂伸直，用上半身力量用力按压30次，对儿童及未成年学生按压频率每分钟100次，对成年人每分钟按压可达100～120次，按压深度为4～5 cm。并持续按该比例进行循环，直到施救对象恢复呼吸心跳。

7. 整理施救对象，等待专业救援人员到来。

8. 救援人员赶到，将患者转移至医院进行进一步施救。

2. 火灾

2016 年 8 月 17 日凌晨，某大学一学生在宿舍点燃蚊香后外出上网，因蚊香点燃了可燃物导致宿舍被全部烧毁，300 多人在浓烟中疏散、撤离，所幸没有人员受伤。就在此前，2016 年 8 月 14 日，该校 2 号公寓两名留校学生曾在走廊使用液体酒精炉吃火锅，在没有熄灭火焰的情况下添加酒精，导致发生火灾事故，造成两人烧伤，其中一人烧伤面积达 40%。

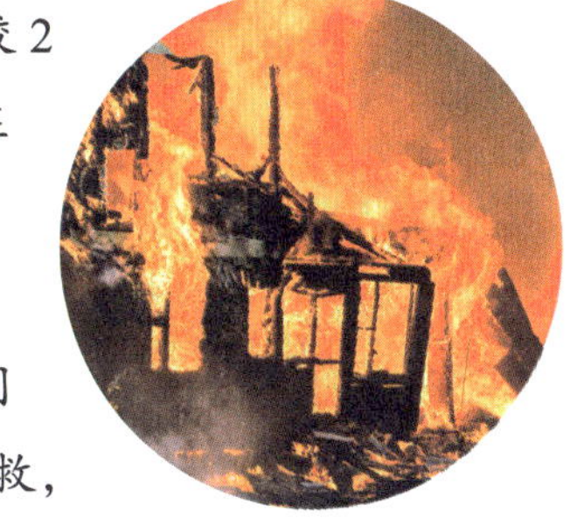

2022 年 2 月 27 日上午 9 时，某校女生宿舍三楼的一间寝室因学生违规使用电器引发火灾。消防救援人员及时扑救，学生被紧急疏散，未造成人员伤亡。

◇ 火灾的预防

校园火灾绝大多数发生在宿舍，预防校园火灾的关键是要消除宿舍火灾隐患。

不在宿舍乱拉临时电线，不私接电源。

不在宿舍使用电炉、电热棒等大功率电器设备。

不擅自使用液化气炉、酒精炉等可能引起火灾的器具。

宿舍内禁止吸烟。未熄灭的烟头或火柴梗掉在被褥等可燃物上，容易造成火灾。

不在室内使用明火，不携带易燃易爆危险物品进入宿舍。

不将台灯靠近可燃物。

做到人走断电源，人离开房间要关掉电器开关，拔下电源插头，确保电器彻底切断电源。

◇ 现场逃生要点

宿舍失火要尽快逃生脱险，决不可顾及财产，否则将殃及生命。

火势初起时，立即用灭火器、湿毛巾灭火自救，如火势已大，要立即撤离火场。

迅速拨打 119 火警电话。

当宿舍或楼道充斥大量浓烟，撤离时可将身上的衣服浇湿，要尽量低下身体弯腰快行，并用湿毛巾或衣物捂住嘴鼻。

不要盲目跳楼，住一层宿舍的人员可从窗口跳出去；住二层、三层宿舍的可用床单、被套、窗帘制成安全绳，从窗口缓缓下滑。

从高层宿舍下撤时，不要乘电梯，或可撤往楼顶平台，等待救援。火势逼迫时可用水冷却门窗，以呼喊、掷物、灯光等方式向救援人员示警求救。

当烟火封住宿舍门时，立即退回室内（最好是卫生间），将宿舍门紧闭，用湿衣被塞紧门缝，防止烟气侵入，等待救援。

身上着火，可就地打滚，将火压灭；也可用湿物覆盖在着火部位，或用水浇灭。切忌奔跑呼叫或用双手扑打火焰，这样会助长燃烧并引起头面部、呼吸道和双手烧伤。

3. 交通事故

2014 年 2 月 8 日 21 时，女学生崔某翻护栏横穿马路引发车祸，导致两辆正常行驶车辆发生碰撞。崔某受伤入院，不仅自己受伤致残，法院还判决由其承担 7 万余元的汽车修理费。

2022 年 7 月 18 日，暑假开始不久，某地就发生了一起令人悲痛的较大道路交通事故。4 名少年同骑一辆电动车与大型货车并排行驶，经过道路交叉口时，被右转弯的大货车撞倒碾压，导致 4 人全部死亡。

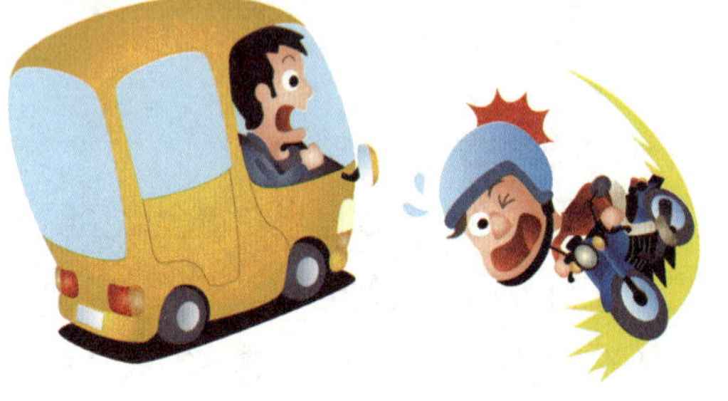

◇ 交通事故的预防

同学们要自觉学习交通安全常识，养成良好的交通安全意识，自觉遵守交通规则。

（1）行走安全。红灯停，绿灯行。不闯红灯，不乱穿道路，不在道路上嬉闹玩耍，不翻越护栏，不追车扒车，不抛物击车。

行人应走人行道，横穿马路时，应走人行横道（斑马线）。在有交通信号灯控制的人行横道，须按信号灯的指示通过；在没有交通信号灯控制的人行横道，须注意车辆，不要追逐猛跑。

在马路上行走，特别是过马路时，绝对不能看手机、听音乐。

遇到酒驾、飙车等交通违法行为和交通事故应主动报警。

（2）候车乘车安全。候车时应依次排队，站在道路边或站台上等候，不在车行道上停留，更不要站在道路中间拦车。不强行上下车，做到先下后上，按秩序上车。

乘车时不要把头、手、胳膊伸出车窗外，以免被对面来车或路边树木等刮伤；也不要向车窗外乱扔杂物，以免伤及他人。乘坐小型轿车要系好安全带。

乘坐公共汽车要坐稳扶好，没有座位时，要双脚自然分开，侧向站立，手应握紧扶手，以免车辆紧急刹车时摔倒受伤。

不乘坐超载车辆，不乘坐非法营运的车辆。

不要把汽油、爆竹等易燃易爆的危险品带入车内。

（3）骑车安全。根据我国相关法律规定，青少年年满 12 周岁方可骑行自行车上路，年满 16 周岁方可骑行电动（共享）单车上路，且必须佩戴头盔，严禁超载。

骑行电动车应注意观察，不得随意变道，不得违规载人，不能在道路上追逐打闹。

在自行车道上骑车，靠右行驶，不逆行，不双手离把，不车辆并行、互相追逐或曲折竞驶，不攀扶其他车辆或手中持物。

骑车拐弯前须减速慢行，向后瞭望，伸手示意，不突然拐弯。

不在机动车行道上停车或与机动车争道抢行。

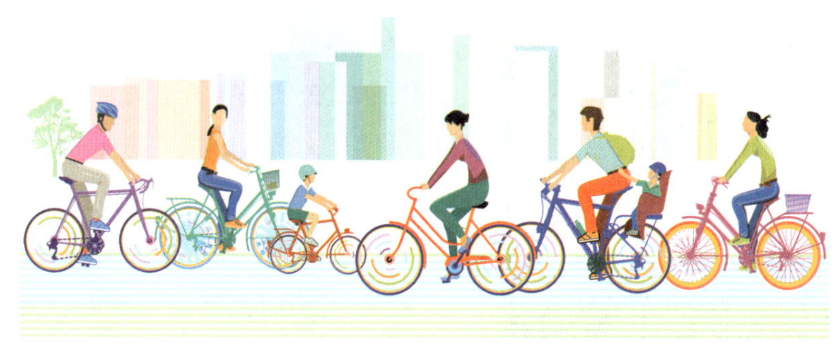

◇ 现场急救要点

发生交通事故后，应立即拨打 120 急救电话求救。同时要密切注意周围环境，防止发生二次交通事故。

对危及生命的损伤或开放性损伤病人，需在现场寻求帮助，进行紧急处理（包括通气、止血、包扎、固定及转运，急救原则为“先救命后救伤”）。

对不易搬动的伤者，要防止造成二次损伤，必须搬动伤员时，要注意保护脊柱和骨折的肢体。

开放性骨折可用干净的布压迫伤口止血，用消毒纱布固定患处。

千万不要试图把变形或弯曲的肢体弄直，也不要将突出伤口外的断骨塞回伤口内，以免感染。

4. 触电

2007年6月28日17时许，某高校宿舍内发生一起私接电线引发的触电事故，该校大三男生张某在私自接线时不慎触电，当场死亡。事发当天，张某下课后回到宿舍自习，因学习时需要使用笔记本电脑，为节省电池，张某利用在物理专业中学到的用电知识，找出两根铜芯电线，准备从头顶的吊扇电源上引出电线作为笔记本电脑的电源。但在其从吊扇电源处往外接线的过程中，左手拇指和中指不慎同时接触到了两根电线的外露铜线头，强大的电流瞬间将张某击倒在床上。一名舍友见状，立即拨打120急救电话，同时报告了学校老师。后张某经现场抢救无效死亡。

◇ 触电的预防

严禁在宿舍私自乱接电源，私自拆装用电装置。在宿舍内墙壁上所安装的插座仅限于学习所需。有些同学图一时方便，把乱拉私接的电源电线随意摆放在宿舍过道中间或床上，忽略了潜在的危险。

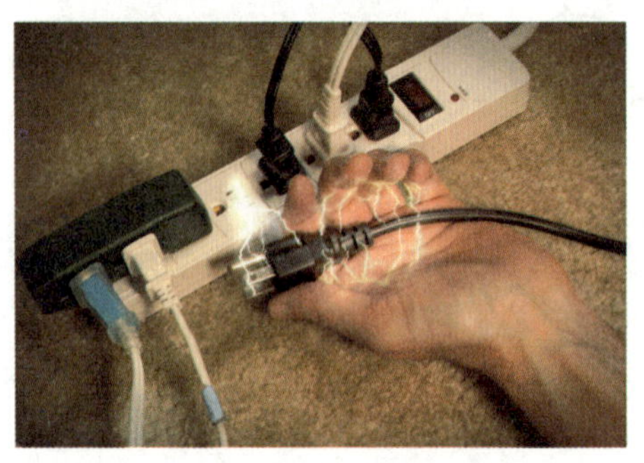

笔记本电脑、充电器等使用完毕后应拔掉电源插头或关闭接线板上的开关；插拔电源插头时不要用力拉拽电线，防止电线的绝缘层受损造成触电。宿舍或教室发生线路故障应及时报修，严禁私自尝试更换或维修。

在家里使用大功率电器时，要用相符合的电线和电源插座。在使用电气设备时要严格执行安全规程。不要随意玩弄电器，不能用湿手接触线路、电器和电源插座。

雷雨天应远离高压电杆、铁塔和避雷针。下雨时尽量避开会漏电的地方，不要倚靠公交广告牌、电线杆，雨后不涉水通过积水路段。

◇ 现场急救要点

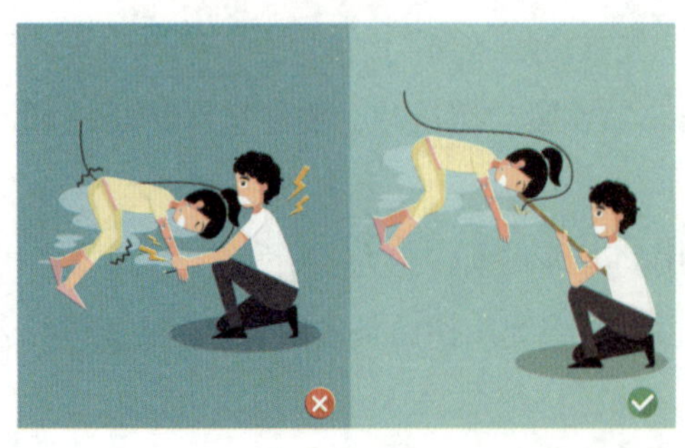

发现有人触电时，应立即切断电源，或者用长木棍、竹竿等把电线弄离人体，切不可心急，用手去拉触电者。

同时立即拨打120求救，这是触电后能否抢救成功的首要因素。

随后将触电者抬到通风处。如果触电

者还有意识，不要让其走路，触电后如果让患者立即走动，可能会引起二次伤害。

如触电者昏迷的同时呼吸停止或心脏停搏，应立即就地实施心肺复苏及人工呼吸。

5. 气管异物

2019 年 5 月 12 日，青岛一名 16 岁的男生误将笔帽吸入气管中，随后出现胸痛、胸闷的症状，后经急诊科医生及时抢救脱离了危险。事后询问该男生得知，他平时做作业时有咬笔杆的习惯，当时他正准备转身拿东西，一不留神就将套在笔杆上的笔帽吸入了呼吸道。

◇ 气管异物的预防

吃饭时不宜过快，避免进餐时谈笑，注意力要集中，尽量不要在行进中、车上或运动中吃东西。

食物宜去骨、去刺，减少异物进入食管的隐患。一旦遇有食管异物发生，尽快到医院就诊，千万别听信“偏方”，如强咽馒头、喝醋等，以免加重损伤，延误治疗。

改掉学习过程中咬笔，或是把回形针、橡皮等其他小物件咬在嘴里的习惯。

对于儿童来说，要避免在哭闹、玩耍、嬉笑的时候吃东西。不要让儿童嘴里含异物玩耍。

◇ 现场急救要点

如果出现异物阻塞呼吸道，轻者呼吸困难、缺氧发生紫绀，重者窒息而危及生命，要争分夺秒采取急救措施。

（1）儿童。施救者取坐位，可使儿童仰面朝上，让儿童背贴于施救者并坐在施救者的腿上，同时施救者用食指、中指、无名指 3 个手指按住儿童上腹，反复多次进行冲压，通过气流促使异物排出。或采取头低脚高位，让儿童头面部朝下，用右手轻拍其后背，以促进异物排出。

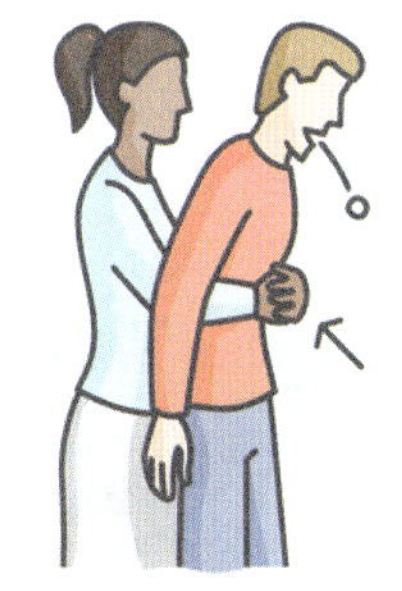

成人异物阻塞急救

（2）成人。病人取立位，施救者站在病人身后，一腿在前，插入病人两腿之间呈弓步，另一腿在后伸直，双臂环抱病人腰腹部，手握拳，拳眼置于脐上两横指的上腹部，另一手固定拳头，并突然、连续、快速、用力地向病人上腹部的后上方冲击，直到异物吐出。这样做的目的是利用冲击腹部膈肌下软组织，产生向上的压力，压迫双肺下部，驱使肺内残余气体形成气流冲向气管，促使异物排出。

（3）自我施救。用手或椅背、桌边顶在上腹部，快速而猛烈地挤压，通过增加胸腔内压配合咳嗽将异物咳出。

上述各法均可重复数次，直到异物排出气管。当外力作用于上腹部时，把横膈突然向上推，胸腔容积骤然变小，使肺内气体经气管冲向喉部，这时，猛烈的气流可将堵塞气管的异物驱赶出来。如病人出现呼吸心跳停止，应立即行心肺复苏。

6. 动物蜇咬

4 月下旬的一天，某校大二学生柳某某外出返校途中蹲在马路旁系鞋带，一只小狗冲了过来，他在用手驱赶小狗时，拇指划到了小狗的牙齿，肉皮虽破但没有出血。因为家庭经济情况不好，他没舍得去打狂犬疫苗。在他看来，没出血应该就不严重。5 月 15 日，柳某某突然出现身体不适，遂向老师请假去医院就诊，17 日其症状不仅没有减轻，反而开始不停呕吐并流口水，后被确诊为狂犬病，18 日死亡。

小刘家门口的树上不知什么时候出现了一个蜂窝。这天表弟来家里玩，两人合计把蜂窝捅下来看看里面有没有蜂蜜。去捅蜂窝的表弟穿了长衣、长裤，还戴了摩托车头盔，站在一边的小刘以为离远点就没事。没想到蜂窝一掉下来，马蜂四处飞散，小刘立马就被蜇了一下。十几分钟后，小刘全身起满红疹，并伴有发热、头痛等症状。所幸就医及时，经过抢救，小刘脱离了生命危险。

◇ 动物蜇咬的预防

对家养宠物，要注意避免过于逗乐，不要让其咬伤或抓伤自己。要及时给宠物打狂犬疫苗。在外不要接近陌生的宠物和看起来异常的宠物。

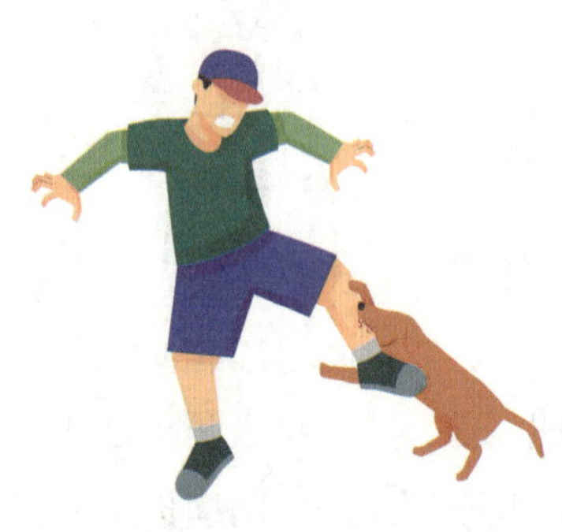

在野外活动时，可随身携带防蚊水、风油精或者香囊等，借以驱散毒虫。一些小动物常栖居于石板下、地窖中、柴草堆等隐蔽场所，要注意穿长裤、长靴，并戴好防护帽，发现小动物要及时避开，避免被咬伤、蜇伤。户外登山时携带手杖，除借力登山外，可用来驱虫、蛇。不要随意捅马蜂窝和其他小动物的巢穴。

◇ 现场急救要点

（1）宠物咬伤。被猫、狗、鼠、兔等宠物咬伤后，应立即就地用流动水清洗伤口 5~10 min。若伤口较深，要注意清洗深处。冲洗的水量要大，水流要急，最好是对着水龙头急水冲洗。猫、狗咬伤的伤口往往外口小、里面深，在冲洗时要把伤口扩大，让里面充分暴露，并用力挤压周围软组织。注意伤口不可包扎，除了个别伤口大，又伤及血管的需要止血外，一般不要上任何药物，也不要包扎。一定要在 24 h 内尽快注射狂犬疫苗。狂犬疫苗首次注射的最佳时间是被咬伤后的 48 h 内，如因诸多因素未能及时注射疫苗，应本着“早注射比迟注射好，迟注射比不注射好”的原则注射狂犬疫苗。

（2）蛇咬伤。被蛇咬伤，可先根据牙痕判断是有毒蛇还是无毒蛇。无毒蛇咬伤的有 1 排或 2 排细牙痕，而毒蛇咬伤则有一对大而深的牙痕，有时也有多个较大牙痕。

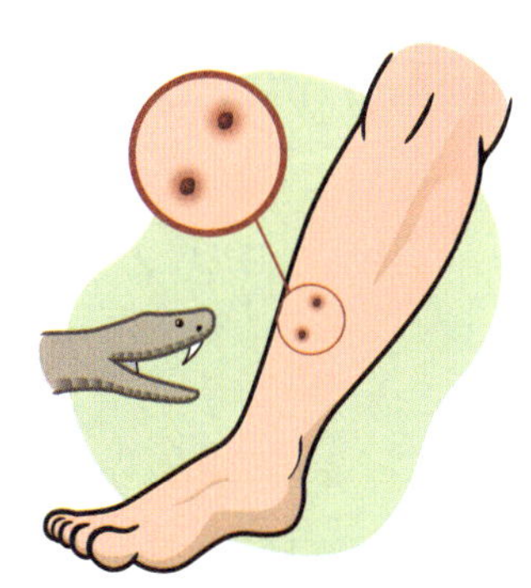

被毒蛇咬伤切忌惊慌奔跑，应立即停止伤肢活动，就地取材，用鞋带在伤口上方（近心端）的相应部位进行结扎。20 min 左右松解一次（约 2 min），以防长时间扎紧止血处造成局部组织缺血坏死。切开伤口，用干净水反复冲洗 10～20 min，千万不要反复挤压伤口。不要试图将毒液吸出来，也不要让伤者进食，或者饮用饮料。立即将伤者送往最近的医院急救。在保证安全的前提下，可拍摄蛇的照片，供医护人员判断它是否有毒。

（3）蜜蜂蜇伤。被蜜蜂蜇伤应及时拔出蜂刺，可用小针挑拨或胶布粘贴，取出蜂刺，切记不要挤压。之后用弱碱性溶液外敷，以中和酸性毒素。黄蜂蜇伤则用弱酸性溶液中和。对有全身症状者，须立即前往医院进行对症治疗。

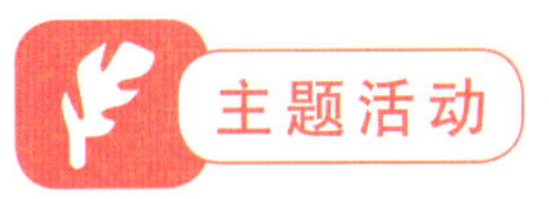

主题活动

发现身边的安全隐患

| 活动准备 |

教师和学生分别搜集安全事故案例，可以是短视频、新闻报道等。

| 活动过程 |

（1）学生观看安全事故案例短视频，阅读新闻报道。

（2）5～10 名学生为一组，每个人都说一说自己身边存在哪些安全隐患，或者讲一讲最近听说的安全事故。由组长进行记录、汇总。每个小组选派一名代表在全班做总结发言。

第17课 卫生服务

课间休息的时候，班主任通知大家本周五上午去市人民医院做体检，周六上午去社区卫生服务中心打流感疫苗。要求大家以班级为单位，由班干部带队前往。另外，本周日晚上的主题班会学校会邀请疾病预防控制中心的专家为大家做常见传染病防控知识的主题讲座，请大家提前安排好自己的时间。

医院、社区卫生服务中心、疾病预防控制中心都是维护我们健康的卫生服务机构，你知道他们的工作有什么不同吗？

目前我国承担卫生服务的主要机构包括各级医院（妇幼保健院）、疾病预防控制中心、社区卫生服务中心和乡镇卫生院，以及急救站等各级各类卫生服务机构。当我们身体出现疾病时，我们该寻求哪些卫生服务机构的帮助，这些机构又能为我们提供怎样的服务呢？

卫生服务机构

1. 各级医院（妇幼保健院）

《医疗机构管理条例》第三条指出："医疗机构以救死扶伤，防病治病，为公民的健康服务为宗旨。"这是我国各级医院的基本性质。也就是说，医院的主要职能就是以医疗服务工作为中心，一切为了病人，发扬救死扶伤、人道主义精神，强调治病救人。其中，公立医院是我国医疗服务体系的主体，是我们老百姓医治大病、重病和难病的

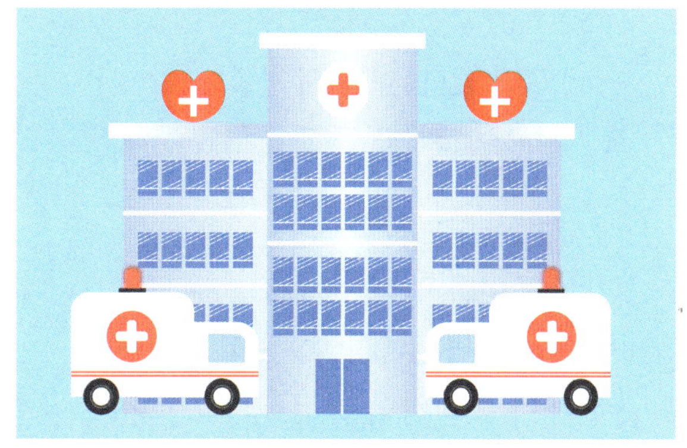

基本医疗服务平台。

一级医院是直接为社区提供医疗、预防、康复、保健综合服务的基层医院，是初级卫生保健机构，是以社区卫生服务中心和乡镇卫生院为主，直接对人群提供最基本的医疗卫生保健服务的基层医疗机构，为我们的常见病、多发病的治疗提供服务，发现疑难重症及时转往上一级医院。同时，一级医院承担慢性病的社区康复治疗工作。

二级医院是跨几个社区提供医疗卫生服务的地区性医院，是地区性医疗预防的技术中心，主要是县一级的医院。其主要功能是参与指导对高危人群的监测，接受在社区医院不能有效治疗和诊断的病人，对一级医院进行业务技术指导，并能进行一定程度的教学和科研。

三级医院是跨地区、省、市以及向全国范围提供医疗卫生服务的医院，如中国医学科学院北京协和医院、四川大学华西医院、复旦大学附属中山医院等都是全国著名的三级甲等医院。三级医院是具有全面医疗、教学、科研能力的医疗预防技术中心，整体技术水平高，综合实力强。其主要功能是提供专科（包括特殊专科）的医疗服务，解决危重疑难病症。也就是说，我们在一级、二级医院看不好的疾病可以转诊到三级医院寻求帮助。

2. 疾病预防控制中心

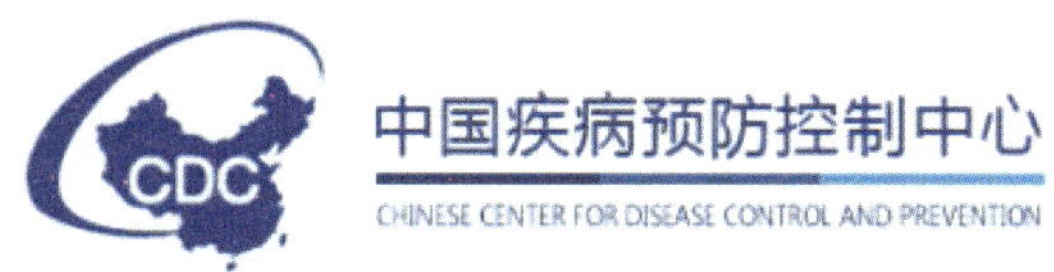

疾病预防控制中心是由政府举办的实施国家级疾病预防控制与公共卫生技术管理和服务的公益事业单位，其主要职能包括：

（1）疾病预防与控制。

（2）突发公共卫生事件应急处置。

（3）疫情及健康相关因素信息管理。

（4）健康危害因素监测与干预。

（5）实验室检测检验与评价。

（6）健康教育与健康促进。

（7）技术管理与应用研究指导。

3. 社区卫生服务中心

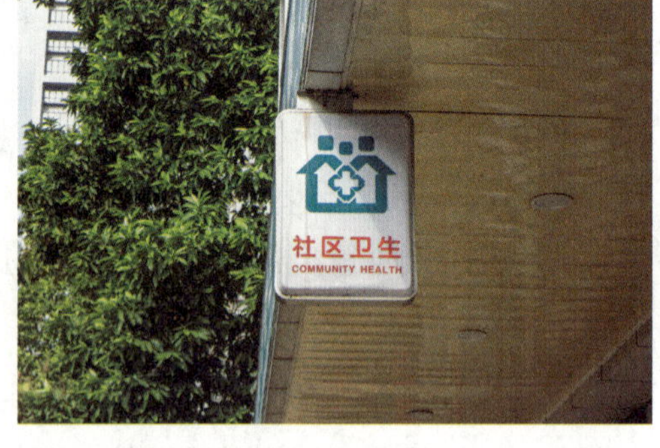

社区卫生服务中心是在政府领导、社区参与、上级卫生机构指导下，全科医师为骨干，合理有效使用社区资源和适宜技术为人们的健康服务的基层卫生机构。大家把社区医生称为我们的“健康守门人”。

社区卫生服务以人的健康为中心、家庭为单位、社区为范围、需求为导向，以妇女、儿童、老年人、慢性病人、残疾人、贫困居民等为服务重点，以解决社区主要卫生问题、满足基本卫生服务需求为目的。

知识拓展

“六位一体”的社区卫生服务有哪些？

◇ 预防服务　针对传染病开展计划免疫和预防接种；进行“五早预防”，即早发现、早报告、早隔离、早诊断、早治疗；针对非传染病开展健康教育、筛查体检。

◇ 医疗服务　社区卫生服务以常见病、多发病的诊疗为主。除在医院开展门诊和住院服务外，也包括家庭治疗、家庭康复、临终关怀等医疗服务。

◇ 康复服务　慢性病患者、残障人士临床治疗后的恢复、功能训练与重建。

◇ 保健服务　针对不同人群，比如孕产妇、老年人、婴幼儿进行健康保健管理。

◇ 健康教育服务　以社区人群为教育对象，以促进社区居民健康为目标，组织健康教育活动。其目的是发动和引导社区居民树立健康意识，关心自身、家庭和社区的健康问题。

◇ 计划生育技术指导　对社区育龄人群的计划生育和优生优育进行指导。

科学就医

科学就医是指合理选择利用医疗卫生资源，选择适宜、适度的医疗卫生服务。要树立预防为主的理念，生病后根据自己的实际情况选择医院和医生。

- 遵从分级诊疗，提倡“小病在社区、大病去医院、康复回社区”。

● 提倡定期健康体检，做到早发现、早诊断、早治疗。好多疾病早期并没有明显的体征和不适，如癌症、糖尿病、高血压，早期发现干预治疗往往效果明显，甚至能扭转病情。

● 鼓励预约挂号，分时段、按流程就诊。

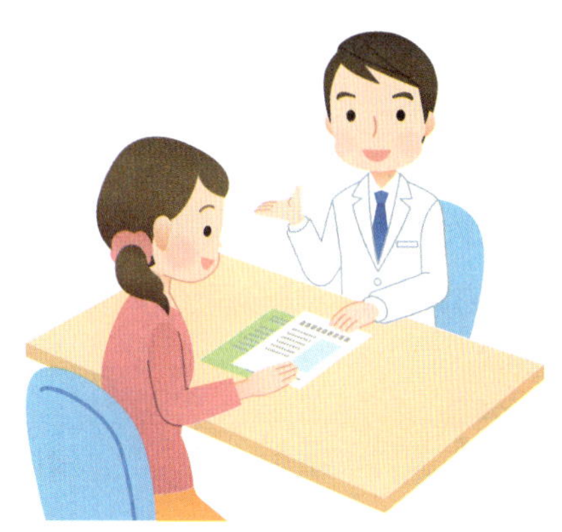

● 就医时要携带有效身份证件、既往病历及各项检查资料，如实陈述病情，让医生能够充分了解我们的病情，节省就诊时间，有利于疾病的诊断和治疗。

● 出现发热或腹泻症状，应到医疗卫生机构专门设置的发热或肠道门诊就医。同时做好个人防护，利己利人。

● 紧急情况下可拨打 120 急救电话，咨询医疗卫生信息可拨打 12320 卫生热线，也可直接在医院的官方微信公众号上选择服务。

● 要文明有序就医，严格遵守医疗机构的相关规定，共同维护良好的就医环境，不造谣、不传谣，尊重医生就是爱护自己。

● 参加适宜的医疗保险，了解保障内容，减轻疾病带来的经济负担。

人体的奥秘我们至今都没有完全掌握，疾病的发生发展也有许多未解之谜，医学能解决的健康问题是有限的，大家应当正确理解医学的局限性，理性对待诊疗结果。

我国的医疗保障制度

医疗保障制度是指一个国家或地区按照保险原则为解决居民防病治病问题而筹集、分配和使用医疗保险基金的制度，是减轻群众就医负担、增进民生福祉、维护社会和谐稳定的重大制度安排。

目前我国已经建立覆盖全民的基本医疗保障制度，即以城镇职工基本医疗保险和城乡居民基本医疗保险为主体，其他多种形式的补充医疗保险和商业健康保险为补充，城乡医疗救助兜底的多层次医疗保障体系。截至 2022 年末，我国医疗卫生机构总数 1 032 918 个，卫生人员总数 1 441.1 万人。覆盖城乡的医疗卫生服务三级网络不断健全，90% 的家庭 15 分钟内能够到达最近的医疗点。基本医疗保险参保人数 134 592 万人，参保率稳定在 95% 以上。

1. 职工基本医疗保险

职工基本医疗保险是所有用人单位，包括企业、机关、事业单位、社会团体、民办非企业单位及其职工，参加的基本医疗保险。

2. 城乡居民基本医疗保险

城乡居民基本医疗保险是整合城镇居民基本医疗保险和新型农村合作医疗两项制度，建立的统一的城乡居民基本医疗保险制度，覆盖除职工基本医疗保险应参保人员以外的其他所有城乡居民。

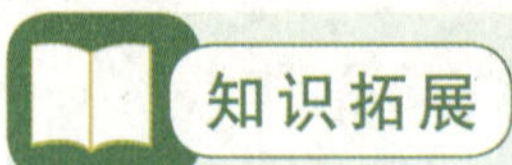

中国特色医疗保障制度建设路线图

党的十九大报告提出，实施健康中国战略，全面建立中国特色基本医疗卫生制度、医疗保障制度和优质高效的医疗卫生服务体系。2020 年发布的《中共中央 国务院关于深化医疗保障制度改革的意见》提出，加快建成覆盖全民、城乡统筹、权责清晰、保障适度、可持续的多层次医疗保障体系。党的二十大报告将“健康中国”作为我国 2035 年发展总体目标的一个重要方面，对推进健康中国建设作出全面部署，把保障人民健康放在优先发展的战略位置，完善人民健康促进政策。到 2030 年，全面建成以基本医疗保险为主体，医疗救助为托底，补充医疗保险、商业健康保险、慈善捐赠、医疗互助共同发展的医疗保障制度体系，待遇保障公平适度，基金运行稳健持续，管理服务优化便捷，医保治理现代化水平显著提升，实现更好保障病有所医的目标。

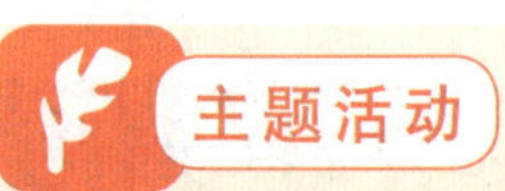

科学就医早知道

|活动准备|

教师和学生分别收集不同医疗卫生服务机构的就医服务资料，如科学就医宣传资料、就医流程图或导诊视频。

|活动过程|

（1）统一观看视频资料。

（2）5～10 名同学为一组，分享交流自己所找到的资料，有就医经历的同学可以介绍就医的具体流程，由组长汇总记录，并选派一名代表做总结发言。